DORES CRÔNICAS

Um guia para tratar e prevenir

Dados Internacionais de Catalogação na Publicação (CIP)
(Câmara Brasileira do Livro, SP, Brasil)

Catalano, Ellen Mohr
  Dores crônicas: um guia para tratar e prevenir / Ellen Mohr Catalano, Kimeron N. Hardin; [tradução: Sonia Augusto].– São Paulo: Summus, 2004.

  Título original: The chronic pain control workbook
  Bibliografia.
  ISBN 85-323-0741-8

  1. Doenças crônicas 2. Dor - Prevenção e controle 3. Dor crônica - Tratamento I. Hardin, Kimeron N. II. Título.

03-7316   CDD-616.0472
                                                       NLM-WB 176

Índice para catálogo sistemático:

1. Dores crônicas: Prevenção e controle: Medicina   616.0472

Compre em lugar de fotocopiar.
Cada real que você dá por um livro recompensa seus autores
e os convida a produzir mais sobre o tema;
incentiva seus editores a encomendar, traduzir e publicar
outras obras sobre o assunto;
e paga aos livreiros por estocar e levar até você livros
para a sua informação e o seu entretenimento.
Cada real que você dá pela fotocópia não autorizada de um livro
financia o crime
e ajuda a matar a produção intelectual de seu país.

DORES CRÔNICAS

Um guia para tratar e prevenir

ELLEN MOHR CATALANO, M.A.
& KIMERON N. HARDIN, Ph.D.

Com introduções de Harold Carron, M.D., e Dennis C. Turk, Ph.D.
e contribuições de Robert W. Allen, M.D., Douglas DeGood, Ph.D.,
Catherine Geiser, R.D., Richard Gevirtz, Ph.D., William Stewart, Ph.D.,
Dorothy Waddell, M.D., Stephen Wegener, Ph.D., e Christine Zampach, M.Ed., P.T.

Do original em língua inglesa
THE CHRONIC PAIN CONTROL WORKBOOK - SECOND EDITION
A step-by-step guide for coping with and overcoming pain
Copyright © 1996 by Ellen Mohr Catalano e Kimeron N. Hardin
New Harbinger Publications, Inc.
5674 Shattuck Avenue
Oakland, CA 94609
Direitos desta tradução adquiridos por Summus Editorial

Capa: **Raghy**
Tradução: **Sonia Augusto**
Revisão técnica: **João Augusto Figueiró**
Editoração e fotolitos: **All Print**

*ATENÇÃO: Este livro não pretende substituir
orientação ou tratamento médico. Se você
tem algum problema de saúde, recomendamos
uma opinião especializada antes de iniciar os exercícios.*

Nota à Edição Brasileira:

*A editora optou por manter a referência às
instituições norte-americanas mencionadas
no livro, uma vez que a eventual consulta a
essas instituições pode interessar aos
profissionais da área.*

Summus Editorial

Departamento editorial:
Rua Itapicuru, 613 – 7º andar
05006-000 – São Paulo – SP
Fone: (11) 3872-3322
Fax: (11) 3872-7476
http://www.summus.com.br
e-mail: summus@summus.com.br

Atendimento ao consumidor:
Summus Editorial
Fone: (11) 3865-9890

Vendas por atacado:
Fone: (11) 3873-8638
Fax: (11) 3873-7085
e-mail: vendas@summus.com.br

Impresso no Brasil

Agradecimentos

Gostaria de agradecer às seguintes pessoas que graciosamente dedicaram seu tempo e sua energia para a produção desta segunda edição: John Rowlingson, M.D., diretor do Centro de Controle da Dor na Universidade da Virgínia; Lee Adams, LPC e terapeuta de Biofeedback, no Centro de Controle da Dor na Universidade da Virgínia; e dras. Martha Brown Menard e Betty Seignor, massoterapeutas. E por fim, agradecimentos eternos a meu marido Glenn por seu constante apoio emocional e a nossa filha Rubina, que nos últimos tempos me ensinou muito sobre paciência ao lidar com as mudanças na vida.

Ellen Mohr Catalano

Gostaria de agradecer aos grandes amigos Ranjan Sharma, M.D., seu conselho técnico; Rob Allen, M.D., sua ajuda editorial; e a Randy Callahan, sua liderança e humor. E também a meus pais, Norman e Martha Hardin, seu entusiasmo e incentivo com relação a este projeto. Finalmente, agradecimentos carinhosos a Willian Watson, que é uma fonte infinita de inspiração, apoio, música e força, o qual ofereceu maravilhosas contribuições editoriais e ótima crítica teórica.

Kimeron N. Hardin

Gostaríamos de agradecer a Pat Fanning, Matthew McKay, Kirk Johnson, Farrin Jacobs, Lauren Dockett e a todos da New Harbinger Publications a paciência, o apoio e o entusiasmo por este projeto.

Este livro é dedicado à memória de Nowell Bryant, Ph.D., que de fato se importava com fazer a diferença, e que foi um exemplo engrandecedor para as outras pessoas.

Sumário

Prefácio à edição brasileira 9

Apresentação 17

Apresentação à primeira edição 19

1   Aprendendo a enfrentar a dor 21

2   Teorias da dor 31

3   Exercício 41

4   Dor e controle básico do estresse 55

5   Técnicas avançadas de controle do estresse 65

6   Técnicas psicológicas para o controle da dor crônica 81

7   Lidando com os outros 97

8   Reabilitação profissional e dor crônica 109

9   Centros de dor e grupos de apoio 119

10 Sono e dor crônica 125

11 Alimentação e dor crônica 141

12 Medicação e controle da dor 153

13 Dores nas costas e no pescoço 171

14 Fibromialgia 191

15 Dor miofascial 199

16 Dores de cabeça 207

17 Distúrbios temporomandibulares 217

18 Artrite 231

19 Síndrome do intestino irritável 243

20 Dor neuropática 253

21 Recaída e recuperação 259

Apêndice 261

Prefácio à edição brasileira

A publicação do livro *Controle a dor antes que ela assuma o controle* pela Summus Editorial em 1998 inaugurou no Brasil a publicação de livros sobre o tema "dor", dirigido aos pacientes e à população em geral. Depois daquela publicação, grandes avanços foram conquistados no Brasil relacionados à melhoria no tratamento de pacientes com dor e de pessoas com doenças sem recursos curativos (cuidados paliativos). O constante esforço dos coordenadores do Programa Nacional de Educação em Dor e Cuidados Paliativos da Associação Médica Brasileira, criado em 1996, resultou, em outubro de 2001, na criação da ONG Aliviador (www.aliviador.com.br) dedicada a promover melhor ensino e sensibilizar e informar a comunidade a respeito dos recursos e dos direitos que ela possui, além de estimular órgãos governamentais e não-governamentais a oferecer assistência mais adequada aos doentes. Esta entidade não governamental e sem fins lucrativos vem colaborando de forma significativa para melhorar o atendimento de pacientes e para uma formação e capacitação mais adequada dos profissionais de saúde. Uma outra grande conquista foi a publicação em janeiro de 2002 da Portaria GM/MS nº 19 de 03/01/2002, proposta pelo diretor do Conselho Científico dessa ONG ao Ministério da Saúde, criando o Programa Nacional de Assistência à Dor e Cuidados Paliativos do Ministério da Saúde. Assim, o Brasil passou, nos últimos anos, a ser o primeiro país no mundo a contar com um programa nacional de educação nessas áreas sediado na sua associação médica, como também o pioneiro na existência de um programa de assistência com abrangência federal em um ministério da saúde. Vários livros foram publicados, dirigidos a profissionais de saúde, médicos, psicólogos, dentistas, pacientes e população em geral. Vários eventos, cursos, congressos, palestras foram realizados ao longo de todo o país, resultando num significativo aumento do interesse pelo assunto em vários setores da comunidade. Diversos serviços relativos à dor e aos cuidados paliativos foram criados no Brasil. A Secretaria Municipal de Saúde de São Paulo implantou um programa assistencial em âmbito municipal (iniciativa também inédita no mundo) e um maciço apoio à divulgação do assunto foi dado pelas diferentes mídias – leigas e especializadas –, de modo que a população teve a oportunidade de aproximar-se um pouco mais do adequado conhecimento dos recursos diagnósticos e terapêuticos existentes e ser bem informada. Por que tanta preocupação com esses assuntos?

A dor é um problema grave de saúde pública, que afeta mais da metade da população geral e é responsável pela maioria das visitas feitas ao sistema de saúde (75%-80%) sendo a principal causa de sofrimento, incapacidade e graves repercussões psicossociais e econômicas. A área de cuidados paliativos, constantemente negligenciada por grande parte das autoridades e dos profissionais de saúde, também é um problema que afeta grande parte da população. O sistema de ensino da área da saúde tem repetidamente negligenciado o ensino dessas duas áreas (dor e cuidados paliativos) na formação acadêmica de seus alunos e hoje, no país, ainda são poucos os centros públicos e privados que se dedicam de forma adequada à assistência à dor e aos cuidados paliativos. No plano da gestão, também há uma evidente precariedade da organização do sistema de saúde, tanto público como privado, de uma rede de bons serviços e de oferta dos recursos que hoje estão disponíveis às pessoas que padecem de dor ou que têm doenças incuráveis – incurável não é intratável. As queixas dolorosas, sobretudo crônicas, são reconhecidamente responsáveis por altos índices de busca de assistência à saúde no mundo inteiro. Bilhões de dólares são destinados ao seu alívio e outro tanto investido na pesquisa à procura de respostas que promovam o retorno ao bem-estar. Desde os primórdios da história humana inúmeros recursos são dirigidos para enfrentar o sofrimento que a elas se associa. O problema é amplificado nos casos em que a dor se torna crônica, pois associados ao sintoma primário da dor, outros fatores conjugados favorecem a sua manutenção, facilitação ou são responsáveis por seu desencadeamento e incremento. As atividades da vida diária, do lazer, bem como as ocupacionais e relacionais, acabam por comprometer o estado geral da doença. Componentes psicológicos e comportamentais, afetivos, psicossociais e cognitivos corroboram com o agravamento ou a melhora dos sintomas. Ao lado destes, aspectos simbólicos e imaginários estão presentes na composição da síndrome dolorosa, intervindo decisivamente sobre o efeito das estratégias curativas e inclusive modificando a sua efetividade. Deste modo, o mero conhecimento dos mecanismos biológicos da dor é insuficiente para a completa compreensão das síndromes de dor crônica freqüentemente encontradas no sistema de saúde. Aspectos psicológicos, como depressão, ansiedade, sentimentos de incapacidade, medo da mobilização e da atividade física, e aspectos sociais, como ganhos secundários (a maior atenção, por exemplo), afastamento e evitação de atividades desagradáveis, aposentadorias e indenizações, podem ter papel relevante na iniciação e perpetuação dos sintomas. Fatores psicológicos e sociais estão envolvidos no desenvolvimento de comportamentos doentios, caracterizados por uma desproporção entre sinais objetivos escassos, queixas exacerbadas e alegação de incapacidade.

A história da assistência organizada às pessoas com dor é recente e os rápidos avanços acontecidos em tão pouco tempo pressagiam tempos melhores para todos os pacientes com dor crônica. Antes de 1960 praticamente não existiam especialistas em dor ou serviços especializados no tratamento específico da dor. Somente um livro versando sobre dor havia sido escrito – o clássico *Management of pain*, de John Bonica, que foi publicado pela primeira vez em 1953. Nessa época havia praticamente o trabalho de uma só pessoa. Não havia revistas dedicadas à dor, nenhum laboratório de pesquisa dedicado ao assunto e nenhum programa de apoio financeiro à pesquisa e ao treinamento de profissionais. Em 1960, Bonica tornou-se o chefe da Anestesiologia da Universidade de Washington e começou sua campanha internacional pró-pesquisa e assistência à dor. Nesse período ocorreu uma eclosão de centros médicos acadêmicos e uma rápida expansão dos institutos nacionais de saúde nos Estados Unidos, havendo abundância de fundos para pesquisa e treinamento de pessoal. Programas de pesquisa dedicados à dor surgiram em vários locais do mundo. Em 1965, Melzak e Wall publicaram a teoria da comporta (ou do portão) na revista *Science* – um marco na pesquisa e assistência. Seu impacto nas atividades clínica e científica foi enorme e, pela primeira vez, reconheceu-se que o sistema nervoso era capaz de modular a informação sensorial dolorosa.

Em maio de 1973, Bonica convocou o Simpósio Internacional de Dor em Issaquah, Washington. O movimento da Dor decolou a partir dessa época, grandemente, mas não exclusivamente, por seus esforços. A International Association for the Study of Pain (IASP) surgiu desse encontro, a qual também determinou o lançamento de sua revista, *Pain*, e suas forças-tarefas, de vários comitês, de congressos trienais e representações nacionais da IASP em vários países. Outras revistas sobre dor foram lançadas em vários locais do mundo, e a abordagem biopsicossocial da dor se tornou uma alternativa ao conceito derivado do modelo biomédico tradicional. A necessidade de tratamento multidisciplinar para a dor tornou-se parte integrante do movimento mundial da Dor. O Instituto Nacional de Saúde Americano começou a reconhecer que a pesquisa sobre dor estava dentro de suas obrigações e passou a encorajá-la. Treinamento e programas de educação contínua tornaram-se muito mais comuns. Artigos de pesquisas sobre dor rapidamente aumentaram em número e qualidade; alguns poucos livros de medicina passam a identificar a dor como um sintoma clínico importante. No final dessa década, em 1979, surge no Hospital das Clínicas da Faculdade de Medicina da Universidade de São Paulo o Centro Multidisciplinar de Dor, seguindo essa filosofia multidisciplinar de manejo da dor.

A pesquisa sobre dor explodiu entre 1980 e 1990, como ocorreu com todos os demais aspectos das neurociências. Os padrões para o treinamento clínico e os cuidados com os pacientes foram estabelecidos. Nessa década, o número de livros e artigos científicos relacionados à dor continua a crescer em todo o mundo. Os cuidados paliativos transformaram-se em uma especialidade por si só, e devido à rápida expansão da população de idosos foi apoiada em muitos países. O cuidado com a dor foi envolvido num problema muito mais amplo: a politização dos cuidados com a saúde. Muitas novas organizações e associações na área de dor foram lançadas, tanto no âmbito dos profissionais como dos pacientes. Nunca tantos artigos sobre dor apareceram na imprensa leiga. Estratégias de cuidados de saúde alternativos foram largamente utilizadas para o manejo da dor. A abordagem da biologia molecular para o processo da nocicepção e para a modulação central da dor expandiu o nosso conhecimento de suas bases biológicas.

Na década de 1990, a biologia molecular da dor prosperou lançando estarrecedores *insights* sobre as bases celulares e da membrana celular na transmissão da informação nociceptiva (dolorosa). Ao mesmo tempo, técnicas sofisticadas e poderosas de imagem, como o Petscan e a Ressonância Nuclear Magnética Funcional, ofereceram nova visão do funcionamento do cérebro no plano cognitivo e psicológico. Os cientistas básicos promulgaram a idéia de que seus estudos dos mecanismos da nocicepção levariam a um adequado entendimento da gênese da dor. O estudo dos mecanismos da modulação descendente e dos processos cognitivos e afetivos envolvidos desenvolveu-se menos rapidamente, por razões metodológicas, conceituais e financeiras.

O modelo biopsicossocial encontrou, mais do que nunca, aceitação disseminada como a melhor maneira de conceituar os problemas clínicos associados à dor. A "guerra do ópio" mudou de lugar. Saiu da China e entrou na América do Norte, onde o debate sobre o uso adequado de narcóticos para pacientes com dor crônica foi baseado em pouca informação científica, mas em muitos preconceitos dos observadores. Ainda estamos procurando uma abordagem equilibrada, e diretrizes baseadas em resultados permanecem somente uma esperança.

Dor, sofrimento, comportamentos dolorosos, déficit e incapacidade também se tornaram foco de acalorados debates. As ligações entre esses fenômenos são mais débeis do que muitos gostariam de acreditar e sistemas de determinação de incapacidade para o trabalho representam um problema universal das nações desenvolvidas. Tentativas de racionalizar e tornar mais eqüitativas as redes sociais de apoio oferecidas àqueles que não podem ou não poderão trabalhar têm encontrado resistência por parte daqueles com interesses e direitos adquiridos na preservação do *status quo*. Muitas das questões relacionadas a esse aspecto da dor e sua avaliação envolvem disciplinas que são muito mais amplas do que um indivíduo possa dominar adequadamente. A maioria das disciplinas relacionadas à dor, aos seus déficits e às incapacidades associadas falha em perceber o papel dos afetos, do ambiente e das conseqüências antecipadas pelos pacientes sobre esses fenômenos.

A perspectiva futura é a de que as neurociências continuarão a desenvolver-se exponencialmente, levadas, em parte, pelo desejo das indústrias farmacêuticas de criar novas drogas mais lucrativas. Algumas das áreas que se desenvolverão incluem os mecanismos periféricos que traduzem o dano tissular (a lesão) em nocicepção, tendo como foco os canais de membrana celular e os receptores exclusivos do sistema nociceptivo (doloroso), e as alterações íntimas que ocorrem nos casos de dor por lesão do sistema nervoso. Novos moduladores da comunicação entre as e dentro das células nervosas serão descobertos. Dificuldade maior será encontrada nos estudos da medula espinhal e do cérebro relacionados à modulação da informação sensorial, incluindo a dor. Técnicas modernas de imagem oferecerão melhor entendimento da relação entre o cérebro e os comportamentos. A dor será vista como um produto da mente consciente e não somente como uma simples resposta passiva do cérebro a um estímulo externo. Melhores modelos de estudo para muitos estados dolorosos humanos serão desenvolvidos e a experimentação animal auxiliará os pesquisadores a desenvolver novos tratamentos.

Todavia, o passo clínico mais importante é o desenvolvimento de diretrizes clínicas baseadas em pesquisas de resultados. As diretrizes de consenso tradicionalmente utilizadas não serão mais suficientes. A maior parte da energia do "movimento da dor" deverá se concentrar nesse tema, pois será a estratégia mais importante para manter o manejo da dor viável. Neste ínterim, precisamos nos mover em direção a tratamentos com base em protocolos de modo que os resultados possam ser comparados em estudos multicêntricos. Está claro que o auto-relato do paciente é importante, mas não suficiente. O estado funcional, a utilização do sistema de saúde e a situação de trabalho também devem ser avaliados. Devemos, ainda, ser cuidadosos para manter a necessária flexibilidade com essas diretrizes para nos ajustarmos à nossa limitada capacidade de diagnosticar precisamente as causas das condições dolorosas. Diferentes pacientes podem necessitar estratégias de tratamento muito variadas, mesmo que eles apresentem diagnósticos semelhantes ou idênticos. Na realidade, diversos mecanismos geradores de dor existem dentro de uma mesma rubrica diagnóstica clínica. Um julgamento inteligente deve acompanhar as diretrizes terapêuticas. No tratamento da dor crônica com opióides isso é ainda mais importante.

A terapêutica da dor integra um aspecto global de quanto cuidado com a saúde cada país deseja financiar e quem decidirá quais tratamentos serão financiados. Se não nos alinharmos com aqueles que tomam essas decisões críticas, as clínicas de dor e os profissionais de saúde que se dedicam ao seu tratamento poderão ser deixados de lado do clube dos provedores de serviços de saúde. Precisamos provar a validade de nosso trabalho, demonstrando resultados positivos e mantendo a demanda dos pacientes por nossos serviços. O tratamento da dor deve implicar algo mais do que simplesmente dar remédios, realizar procedimentos ou oferecer técnicas de *biofeedback*. Essas tecnologias são parte legítima do que pretendemos ofertar aos nossos pacientes, mas os clínicos que oferecem somente esses serviços devem ser vistos como especialistas a serem consultados quando a necessidade determina. Eles não devem ser colocados na posição de coordenar os cuidados do paciente com dor crônica. Colocado de outra maneira, o tratamento da pessoa com dor crônica significa muito mais do que controle de sintomas. Ele também representa restabelecimento do funcionamento normal desse indivíduo.

A determinação do déficit e das incapacidades secundárias à dor representa um problema de grande magnitude nas sociedades desenvolvidas. O "sistema de incapacidades" foi planejado para lesões visíveis: o dano ao corpo deve ser visto e medido, o déficit avaliado pelo médico e o benefício das incapacidades baseado nesse déficit mensurável. Evidentemente, necessitamos elaborar uma base conceitual bem melhor para lidar com os aspectos sociais e econômicos da dor.

Ao redor do mundo, principalmente em países desenvolvidos, os pacientes são afligidos por lesões sutis nas quais o déficit não pode ser medido. A educação médica não oferece treinamento para os alunos avaliarem adequadamente esses pacientes, e eles não são solicitados a fazer isso: é um problema político. Esse problema é um bom exemplo da medicalização da vida moderna. O reconhecimento de que estar incapacitado é um fator de comorbidade para a maioria das doenças deveria levar a mudanças na forma como os provedores de serviços de saúde e os administradores e políticos da área da saúde pensam a questão da incapacidade.

O caminho futuro é bastante claro. Precisamos oferecer tratamento humano e cuidadoso, baseado nas melhores informações científicas disponíveis, ao mesmo tempo em que procuramos melhorar a nossa base de conhecimentos por meio de ensaios clínicos adequadamente conduzidos. É essencial que preservemos o papel de bons cuidadores, que tem sido o traço isolado definidor da prática clínica. Certamente não tem sido a nossa tecnologia que tem sustentado a existência contínua dos profissionais de saúde desde o início da história registrada.

Precisamos lutar por financiamentos e fundos para tratamentos mais abrangentes da dor, não somente para procedimentos a fim de tratar aqueles que sofrem. O tratamento da dor deve ser incluído em qualquer tipo de plano de saúde organizado por um país ou uma companhia seguradora. Diretrizes terapêuticas devem ser desenvolvidas com base em estudos de resultados, custos e riscos. É claro que não há uma maneira única de tratar todos os pacientes, mas passos racionais no sentido de um determinado resultado preestabelecido devem constituir o padrão.

Finalmente, a *educação deve representar o maior esforço*. Precisamos começar educando os pacientes sobre os cuidados de saúde e suas bases racionais. Depois devemos encorajar todas as escolas da área da saúde a incorporar em seu currículo nuclear as ciências básicas relevantes ao melhor entendimento da dor. A educação clínica também deve ser amplificada para dar ao tratamento da dor a posição proeminente que ele merece. Além disso, todo programa de treinamento para clínicos deve adotar padrões para a educação da adequada terapêutica da dor em suas disciplinas. Finalmente, precisamos de um pequeno número de centros de excelência dedicados ao treinamento de alta qualidade das próximas gerações de profissionais de saúde que irão avaliar e tratar a dor. Todos esses esforços exigirão fortes lideranças no âmbito da dor e, como pessoas dedicadas a esse tema, devemos formar um *front* coordenado e bem orquestrado para os que não entendem o que fazemos e por que o fazemos.

E, afinal, a dor será abolida? A abolição da dor aguda pós-operatória e pós-traumática é hoje um resultado possível em decorrência da explosão de nosso conhecimento relativo aos mecanismos envolvidos na gênese da dor. O problema está em desenvolver um método de eliminação temporária da dor, já que a perda permanente de toda a percepção de dano dos nossos tecidos é reconhecida como potencialmente letal e socialmente inviável e insustentável. Crianças nascidas com incapacidade congênita de perceber danos ao seu organismo desenvolvem problemas articulares graves, infecções, lesões importantes na córnea e estratégias de auto-agressão como forma de manipular seus pais e seu ambiente. A grande maioria dessas crianças não sobrevive até a fase adulta e os que conseguem habitualmente são deformados física e socialmente.

Bloqueios regionais periféricos da nocicepção ou da função do corno posterior da medula oferecem uma grande promessa para promover o bem-estar dos que sofreram cirurgias ou traumas. Drogas que modificam o processamento central e inibem a transmissão no corno posterior da medula também poderão, em breve, estar disponíveis. O uso mais disseminado de estratégias psicoterápicas para reduzir a ansiedade e o medo também reduzirá a dor associada à cirurgia e aos traumatismos. Essas estratégias serão introduzidas por especialistas no assunto, mas rapidamente penetrarão a província de todos os profissionais de saúde que lidam com pacientes com dor. O uso contínuo dessa combinação de estratégias não dependerá do tipo de tratamento da dor, mas seu desenvolvimento e refinamento ocorrerão essencialmente em laboratórios de pesquisa.

Com o tratamento da dor crônica não será muito diferente. Nós ainda temos muita luta a enfrentar com os médicos desinformados, com profissionais de saúde de modo geral, com advogados, administradores e gestores do sistema de saúde, políticos e membros da comunidade em geral. "Especialistas em dor" também caem nessa categoria. Existem tantas controvérsias relacionadas à natureza da dor crônica que é ingênuo pensar que mais ciência isoladamente resolverá o problema. A natureza complexa da dor crônica relacionada ao dano dos tecidos, lesões do sistema nervoso, a estados afetivos e interações com o ambiente irá, muito provavelmente, retardar sua resolução pela divisão em componentes contornáveis que possam ser abordados por meio de técnicas farmacológicas, psicológicas e intervenções físicas. Outro tema importantíssimo é a necessidade que todos os provedores de serviços de saúde têm de dar continuidade ao seu trabalho cotidiano, a despeito da ausência de evidências irrefutáveis da eficácia do que eles estão fazendo. Nossa ignorância a respeito da história natural e da evolução espontânea da dor crônica torna os estudos de resultado das intervenções propostas ainda mais difíceis. Finalmente, há um problema epistemológico da natureza inerente e da gênese da dor crônica. Partindo da premissa de que esse seja um problema das sociedades industrializadas, o tratamento não deve focar somente o indivíduo em sofrimento, mas deve ser dirigido também para a estrutura social e o ambiente físico no qual o indivíduo trabalha e vive. Este é um ponto de vista de ordem superior e está fora da visão costumeira da medicina, em geral, e dos "especialistas em dor", em particular. É tentador prever que a dor crônica será vista como um "efeito colateral", uma seqüela da sociedade industrializada do século XXI e talvez daquelas que a seguirem.

Certamente, algumas dores crônicas, como as que se associam ao câncer ou decorrentes de uma lesão definida ao sistema nervoso, têm sua origem no interior do paciente e podem ser abordadas pela pesquisa, tanto clínica como básica. Temos, em relação a essas dores, todo o direito de esperar que abordagens da biologia molecular irão clarificar sua etiologia e levar ao desenvolvimento de terapias bem-sucedidas. É importante que profissionais de saúde dedicados à dor e aos centros de assistência especializados focalizem a sua atenção nesses pacientes e no desenvolvimento de novas formas de tratamento baseadas nos avanços das ciências básicas.

Acreditamos que a adequada assistência à pessoa com dor é função de todo médico, e mais, de todo profissional de saúde. Cremos, ainda mais, que essa deve ser também uma ocupação dos gerenciadores, administradores, políticos, advogados, legisladores, religiosos que de algum modo se preocupam com o sofrimento humano. Infelizmente, em muitos países predomina o sistema de saúde orientado para o procedimento e voltado exclusivamente ao problema manifesto. Desse modo, tem sido difícil alargar os horizontes daqueles que pagam as contas e são responsáveis pela tomada de decisões políticas na saúde. Além disso, os recursos financeiros da indústria manufatureira de equipamentos e medicamentos exercem potente influência sobre as decisões administrativas e sobre os legisladores. Até que um movimento preocupado com o melhor tratamento das pessoas com dor tenha uma única voz, estamos correndo o risco de cairmos ou na assistência controlada pelos custos ou na modalidade que remunera por procedimentos. As políticas relacionadas a esse tema foram identificadas há anos, mas nenhuma resolução parece iminente. Para que o tratamento da dor sobreviva como uma disciplina médica, ainda temos que trabalhar duramente.

Os médicos entraram no último milênio como sacerdotes e o deixaram transformados em pregadores leigos do sistema de assistência social. Hoje temos, em geral, uma medicina técnica e desumanizada desprovida de uma linguagem cultural e sem uma filosofia consistente. Embora a medicina possa florescer cientificamente no século XXI e os médicos possam ser substituídos progressivamente por técnicos em saúde, os pacientes, entretanto, ainda necessitarão de um médico empático, generoso, que apóie sua perseverança, coragem, esperança e confiança. Esperamos que o tratamento da dor faça parte do repertório desse cuidador.

O lançamento do presente livro pela Summus Editorial traz uma inestimável contribuição, tanto aos pacientes como aos familiares e profissionais de saúde, ao possibilitar que o paciente saia da posição passiva e assuma a co-responsabilidade por seu tratamento por meio do emprego adequado das modalidades terapêuticas nele contidas. Oferecendo preciosas informações sobre a dor e técnicas para controlá-la, instrumenta o doente para melhor enfrentá-la, a estar mais preparado para dialogar com os assistentes do sistema de saúde bem como a reivindicar atendimento adequado de seus gestores.

João Augusto Bertuol Figueiró
Coordenador do Programa Nacional de Educação em Dor e
Cuidados Paliativos da Associação Médica Brasileira,
Assessor do Ministério da Saúde para o Programa Nacional
de Assistência à Dor e Cuidados Paliativos do
Ministério da Saúde,
Assessor da Secretaria Municipal de Saúde de São Paulo
para o Programa Municipal de Assistência à Dor e
Cuidados Paliativos da SMS/SP e
Diretor do Conselho Científico da ONG Aliviador.

Apresentação

Os registros humanos mais antigos já mencionam a dor. Ainda assim, em muitos casos, a dor continua a resistir a todos os esforços para controlá-la, apesar dos avanços na compreensão da anatomia e da fisiologia básicas, e dos tratamentos médicos e cirúrgicos cada vez mais sofisticados.

Para os indivíduos que sentem dor crônica, a persistência dos sintomas desagradáveis se transforma num pesadelo infindável. Eles já passaram por inúmeras avaliações diagnósticas, ações médicas e numerosos tratamentos, mas sem resultado. Os profissionais de saúde sentem-se cada vez mais frustrados, e, não raro, as pessoas que sentem dor ouvem que terão de "aprender a viver com ela [a dor e os problemas que a acompanham]". Essa é uma mensagem especialmente desalentadora, pois a pessoa que sente dor não deseja ouvir que não existe nada a fazer, que sua dor é crônica e portanto interminável. Elas não querem aprender a viver com a dor, visto já estarem fazendo isso há algum tempo; ao contrário, querem viver *sem dor*.

A presença da dor afeta todas as áreas da vida da pessoa que a sente – familiar, profissional, social e de lazer –, além do aspecto físico. A situação parece não ter esperança. Elas sempre esperam que os profissionais de saúde lhes tragam algum alívio, mas parece que eles desistiram delas, e assim essas pessoas se sentem desamparadas. A dor incessante se transforma no principal foco de suas vidas. Sua presença é sentida 24 horas por dia, 365 dias por ano, e não há um fim à vista. Como disse um paciente, a vida dessas pessoas "desabou". Não causa surpresa saber que elas sentem uma grande diversidade de emoções negativas – frustração, raiva, ansiedade e depressão.

Quando as pessoas com dor crônica reclamam, os outros lhes dizem que elas precisam aprender a viver com "isso"; a implicação é que a responsabilidade é delas. Contudo, muitas vezes há pouca informação ou apoio para ajudar quem sofre de dor a aprender "como viver com isso". Esse é exatamente o objetivo básico deste livro.

Os objetivos do texto incluem: a) ajudar as pessoas com dor crônica a saírem do papel passivo de paciente e se tornarem homens e mulheres ativos e cheios de recursos, ou seja, a não se considerarem mais pacientes ou sofredores; b) ensinar esses indivíduos a assumir a responsabilidade por melhorar a qualidade de suas vidas; c) ensinar o que podem fazer para aliviar alguns dos problemas criados pela presença da dor; e d) ensinar métodos práticos que podem ser usados para ajudar a reduzir a intensidade da dor que experimentam.

Esses itens são descritos mediante informação básica sobre os aspectos físicos da dor e seu impacto nas vidas das pessoas e de sua família, tratamentos convencionais e estratégias específicas que os pacientes podem usar em sua vida cotidiana. A informação é essencial, pois o conhecimento pode reduzir o estresse adicional criado pela ambigüidade e estranheza do desconhecido associadas à dor incessante. As coisas sempre parecem piores quando são vagas e pouco entendidas. A informação pode proporcionar uma base para que as pessoas (observe-se que não usamos aqui as palavras paciente ou sofredor) assumam maior responsabilidade por suas vidas. A informação é essencial para as pessoas com dor crônica, mas pode não ser suficiente.

O presente livro traz também estratégias úteis de autocontrole que, se forem adotadas pelo indivíduo, podem reduzir a perturbação emocional e física que acompanha a dor crônica. Além disso, algumas das técnicas incluídas podem realmente provocar uma diminuição na intensidade da dor. O benefício adicional é que conforme o indivíduo obtém maior controle, sua auto-estima se elevará. Portanto, a ênfase do livro não está apenas em ensinar as pessoas a viver com a dor, mas, a assumir a responsabilidade por sua vida, a crescer como indivíduo, e em última instância, a recuperar seu auto-respeito.

O texto que se segue tem muito a oferecer às pessoas com dor crônica, mas os benefícios não vão acontecer sem esforço. Elas precisam aceitar a responsabilidade, assumi-la. Precisam usar a informação disponível e serem ativas e cheias de recursos próprios. Alguns dos que vivem com os problemas da dor crônica podem conseguir usar a informação contida no texto por si mesmos, outros se beneficiarão do uso do livro em colaboração com um profissional de saúde. Os amigos e parentes podem se beneficiar dos *insights* a respeito das diversas síndromes dolorosas, dos tratamentos e dos métodos de auto-ajuda.

Este manual pode ser usado de modo flexível e em colaboração entre os profissionais de saúde e a pessoa que sente dor, tendo em vista o objetivo de melhorar o funcionamento físico e emocional. Os profissionais de saúde podem considerar útil sugerir um capítulo específico como complemento ao tratamento.

A informação referente às síndromes dolorosas e ao seu impacto, com estratégias específicas de auto-ajuda incluídas na edição original deste livro, tem trazido muitos benefícios para um grande número de pessoas que sente dor crônica. Esta edição, extensamente revista e ampliada, proporciona informação atualizada e também inclui um conjunto de estratégias de autocontrole comprovadamente úteis. Assim, ela deve ser um recurso valioso para os profissionais de saúde e também para as pessoas que precisam aprender a viver com diversas síndromes dolorosas.

Dennis C. Turk, Ph.D.
Instituto de Avaliação e Tratamento da Dor
Centro Médico da Universidade de Pittsburgh

Apresentação à primeira edição

A dor é uma experiência pessoal. Normalmente ela se inicia com um ferimento ou uma doença. O desconforto que ela produz com o movimento ou em repouso é ampliado pela resposta emocional do paciente diante do significado, da persistência, da intensidade e dos aspectos debilitantes da experiência. A maioria das dores agudas tem uma duração limitada, responde ao tratamento, e, normalmente, pode ser curada. Mas por razões desconhecidas à ciência médica, a dor pode persistir depois da cura, apesar da ausência de qualquer patologia demonstrável. Esse tipo de dor crônica é pouco entendido tanto pelo paciente quanto pelo profissional que o trata.

Com suas exigências e a imposição de repouso, a dor crônica provoca os problemas adicionais de fraqueza ou atrofia muscular, encurtamento dos tendões e dos ligamentos e imobilidade das articulações. As atividades físicas normais passam então a ser dolorosas, limitando ainda mais a capacidade de funcionamento do indivíduo. Sem alívio à vista, na busca pela cura, muitos pacientes caem nas armadilhas do consumo médico, da dependência exagerada dos medicamentos, da depressão e do retraimento social. Os relacionamentos familiares e sexuais em geral são prejudicados pela dor incessante que acomete a pessoa.

Este texto foi escrito para os pacientes de dor crônica, mas oferece aos diversos profissionais de saúde uma abordagem racional à compreensão da dor crônica e de seu controle. Em todo o livro, é enfatizado o aspecto essencial, isto é, o paciente precisa assumir a responsabilidade por realizar seu próprio tratamento. Essa responsabilidade pode ser assumida ao se estabelecer objetivos realistas e aprender habilidades específicas.

Embora existam poucos estudos monitorados sobre o controle de qualquer síndrome de dor crônica – nem mesmo uma convergência de opiniões quanto ao valor de uma intervenção terapêutica específica –, este manual se baseia em muitos anos de experiência de especialistas no cuidado de pacientes com dor crônica. Os programas descritos reforçam o fato de que a dor crônica raramente é curada, e a pessoa precisa "aprender a controlar a dor, em vez de deixar que a dor a controle" como uma alternativa à incapacitação. O texto abrange o desenvolvimento de habilidades de convivência por meio do controle do estresse e treinamento de relaxamento, e examina abordagens à reabilitação física pelos exercícios apropriados, e uso de mecânica corporal para evitar mais danos.

Diversos capítulos são dedicados aos problemas mais comuns de dor: a dor nas costas e no pescoço é a primeira da lista. Também são detalhadamente tratadas as dores de cabeça, a dor temporomandibular, a artrite, a dor abdominal e nevralgias.

Este texto tem uma abordagem pragmática. Os motivos para os tratamentos específicos de auto-ajuda são explicados, os passos a serem dados são detalhados e exploram-se as medidas de apoio adicionais que vão aumentar a resposta do paciente ao tratamento. O livro deve funcionar como um instrumento útil para os profissionais de saúde que trabalham com pacientes de dor crônica. Muitos pacientes de dor encontrarão respostas para suas perguntas e um melhor entendimento a respeito da dor crônica e de seu controle.

Harold Carron, M.D.
Professor clínico de Anestesiologia
Consultor de dor
Centro Médico e Instituto Nacional de Saúde da
Universidade Georgetown
Washington, DC

1

Aprendendo a enfrentar a dor

Este guia talvez lhe tenha chamado a atenção porque você sofre de dor crônica ou conhece alguém que apresenta esse quadro. Portanto, sabe que lidar com a dor crônica pode ser terrivelmente difícil, emocional e fisicamente.

Dores crônicas – um guia para tratar e prevenir é planejado para ajudá-lo avaliar sua situação específica, aprender métodos para lidar com a dor crônica e experimentar algumas novas opções que talvez ainda não tenha considerado. Ainda mais importante, cada capítulo o incentiva a examinar como sua dor afeta todo seu modo de ser. Quase todas as pessoas que sofrem dor, quando iniciam o tratamento, acreditam que sua dor é um problema isolado, sem nenhuma relação com o restante de suas vidas. Mas a habilidade real para conviver com sua dor começa quando você aprende a ver a maneira como ela se entrelaça com suas reações físicas e emocionais.

Fisicamente, à medida que a dor permanece, muitas vezes você começa a evitar até mesmo o menor movimento por medo de se machucar novamente; prende sua respiração e tensiona os músculos, antecipando a dor, como se a tensão e a constrição a impedissem de reaparecer. A dor o desperta no meio da noite, o que torna difícil levantar-se da cama de manhã, além de muitas vezes você se sentir grogue e semi-alerta durante o dia. A dor interfere em seu trabalho e em sua vida doméstica; ela está em sua mente quase todo o tempo. Muitas vezes seus amigos e sua família não conseguem compreender, pois não há evidência de ossos quebrados nem músculos distendidos, e você ainda tem a aparência de sempre. Entretanto, olha-se no espelho e vê as olheiras e a aparência pálida e sofrida de um rosto que está lutando contra a dor.

As dificuldades físicas da dor crônica podem fazer com que você se afaste dos amigos e da família. Isso alimenta ainda mais seus sentimentos de frustração, isolamento e solidão. As pessoas dizem: "Experimente banhos quentes...", "Faça exercícios...", "Use gelo...". E você experimenta, mas, ao primeiro sinal de dor sente-se inseguro, fica pensando se já não fez demais e pára o tratamento, com medo de causar um dano ainda maior. Permanece muito quieto e aguarda, esperando que apareça alguém com a cura, ou pelo menos com uma resposta definida, para que você possa sair desse círculo vicioso de dor.

Emocionalmente, aqueles que sofrem de dor crônica podem sentir-se deprimidos com relação à perspectiva de recuperação. Você pensa consigo mesmo: "Isso nunca vai melhorar", e algumas vezes perde a esperança de voltar a ser como era antes, capaz de desfrutar, capaz de ser espontâneo. Outras, você simplesmente se sente apavorado, você imagina que a dor vai continuar até que não consiga agüentar mais ou enlouqueça, até que perca tudo o que ama ou considera importante na vida. Talvez se sinta ressentido por isto estar acontecendo em sua vida, por sua dor torná-lo fraco, inaceitável ou incapaz. Ou você pode voltar-se contra os outros, culpando-os por não o ajudar, ou por colocá-lo numa situação difícil.

Seus relacionamentos familiares e profissionais sofrem em conseqüência disso. Sua família deseja que você fique bem, mas se sente desamparada. Eles podem tentar apoiá-lo, ou se voltar contra você ou culpá-lo quando você ficar bravo ou reclamar. As crianças podem ficar confusas com a mudança de ritmo na casa – "Por que a mamãe está em casa e não vai trabalhar?". Ou talvez as crianças e seu marido comecem a sentir-se negligenciados e extenuados porque sua dor demanda tanto tempo, atenção e dinheiro. Quem vive com dor crônica ou atende pacientes de dor crônica provavelmente tem consciência das frustrações enfrentadas ao se ajudar uma pessoa a adaptar-se às principais perturbações que a dor provoca na vida. Você pode sentir-se manipulado, paralisado, ou desanimado em seus esforços de ajudar a pessoa a conviver com a dor.

Quando você está envolvido na dor, é difícil tomar decisões como tomava antes. Se ficou sem trabalhar por algum tempo, pode ser cada vez mais difícil imaginar a volta ao trabalho. Sabe que se voltar terá de enfrentar seu chefe e solicitar algumas mudanças para que você possa continuar a realizar seu trabalho, e não tem certeza de qual será a reação dele. Além de tudo isso, você se consultou com vários médicos ou com profissionais de saúde a respeito de sua condição, e acabou descobrindo que cada um tem uma opinião diferente. Ninguém concorda a respeito da maneira de tratar sua dor, ou de como e quando você pode voltar ao trabalho.

Tradicionalmente, os médicos têm obtido bons resultados no tratamento de sintomas, na cura de problemas agudos, na pesquisa e na prescrição de medicamentos, bem como no aperfeiçoamento das técnicas de diagnóstico. Mas a dor crônica freqüentemente escapa por entre as frestas da ciência médica moderna. Um sintoma de dor pode ser diagnosticado de uma maneira na clínica A, porém, de outra no hospital B. Algumas vezes, os médicos têm dificuldade para comunicar-se claramente uns com os outros ou com seus pacientes. Não é incomum encontrar uma pessoa que sinta dor crônica e tome um remédio prescrito por um médico e um diferente prescrito por outro, e os médicos tampouco ter idéia de que seu paciente está recebendo medicamentos conflitantes. Com freqüência, um médico não consegue diagnosticar seu problema e o encaminha a outro, que o conduz a outro departamento que, por sua vez, o guia a outro lugar, até que você começa a sentir-se como uma batata quente que é jogada de um lado para o outro. Você espera que os médicos saibam o que fazer e sente uma frustração crescente à medida que percebe que não será curado, nem o médico em quem você confiou realmente tem uma resposta. Os médicos, que enxergam ou ao menos sentem sua frustração, reagem de diversas maneiras – alguns se esforçam cada vez mais para ajudá-lo, outros ficam na defensiva, e outros prescrevem ainda mais medicamentos ao se sentirem desconfortáveis diante de sua dor.

No tratamento tradicional, o médico carrega o fardo do controle. Ele precisa *fazer algo* para aliviar sua situação. Mas a abordagem tradicional ao controle da dor crônica está sendo rapidamente substituída por uma estratégia nova e mais efetiva que envolve o trabalho com a pessoa *inteira*, e não apenas com os sintomas. Estão sendo desenvolvidos métodos que tentam devolver-lhe o controle da dor. Pílulas estão sendo substituídas pelo desenvolvimento de habilidades – gerenciamento do estresse, auto-hipnose, *biofeedback* e exercício, entre muitos outros. Você pode internalizar essas habilidades, isto é, aprendê-las tão bem que elas se tornam naturais a seus olhos. Desse modo, você será capaz de controlar efetivamente sua dor.

Essas abordagens *não* têm o objetivo de substituir seu médico. Elas são apresentadas aqui como alternativas que você deveria incluir como parte de um plano completo de tratamento – um plano que você e seu médico podem elaborar juntos. No processo, você passará a depender menos dos médicos e mais de si mesmo. Descobrirá que a maioria dos profissionais prefere trabalhar com pacientes bem-informados a respeito de sua condição, que estejam dispostos a experimentar diversas abordagens de tratamento e tenham optado por assumir responsabilidade pelo controle de sua própria dor.

Embora a grande amplitude desse tema obrigue a explicações simplificadas e breves de diversas técnicas, o presente livro vai proporcionar uma visão abrangente que o ajudará a escolher entre as opções disponíveis para o controle da dor. Você estará numa posição melhor para fazer perguntas mais pernitentes a seu médico ou profissional de saúde, e também para planejar um programa de tratamento que supra suas necessidades. As leituras adicionais sugeridas ao final de cada capítulo o ajudarão a aprofundar os tópicos que mais o interessem.

Este livro inclui quatro áreas básicas:

1. controle físico da dor, incluindo intervenções médicas, exercício e gerenciamento do estresse;
2. controle psicológico da dor, incluindo o exame das atitudes e crenças a respeito da dor crônica;
3. informações que podem ajudar você a conviver com a dor e com as mudanças que ela provoca em sua vida, como higiene do sono, dicas de nutrição e grupos de apoio;
4. técnicas para controlar condições específicas de dor, com informação básica sobre tratamentos médicos e medicações atuais.

A maioria das pessoas acha útil começar pelo controle físico. Quando a dor está constantemente lembrando-o de sua presença, pode ser extremamente difícil concentrar-se em outra coisa. Essa seção foi planejada para lhe ensinar exercícios e técnicas de relaxamento que são úteis para atravessar os momentos difíceis de modo que você possa avançar para os outros aspectos do enfrentamento. Leia primeiro o Capítulo 2 que traz os termos médicos e as práticas atuais no tratamento da dor crônica. Os Capítulos 3 e 4 devem ser lidos cuidadosamente, pois abordam exercícios e habilidades básicas de gerenciamento de estresse, e são indispensáveis. Os alongamentos passivos e os exercícios de fortalecimento no Capítulo 3, as técnicas básicas de relaxamento com uso da respiração e o relaxamento progressivo no Capítulo 4, complementam-se e estabelecem uma base firme para as demais habilidades que você aprenderá neste livro. Quando estiver à vontade com o relaxamento, estará pronto para experimentar as técnicas avançadas de relaxamento no Capítulo 5 e prosseguir para a seção do livro que aborda o controle psicológico.

Os Capítulos 6 e 7 examinam algumas atitudes e crenças comuns a respeito de dor crônica e lhe ensinam habilidades efetivas para lidar com as situações relacionadas à dor. No Capítulo 6 você começará aprendendo a identificar suas mensagens internas e suas respostas à dor, examinando seus pensamentos negativos e como eles podem impedir seu progresso. No Capítulo 7 você vai aprender a lidar produtivamente com muitas das situações interpessoais enfrentadas pelas pessoas que sentem dor, por meio do treinamento de assertividade e da administração de conflitos.

Os Capítulos 8 e 9 vão ajudar na motivação quanto ao uso dos recursos que se encontrarem disponíveis, como centros de dor, grupos de apoio, o sistema de reabilitação profissional mantido pelo governo dos EUA, e outros programas que têm o objetivo de ajudar na tomada de decisões quanto à carreira profissional e às maneiras de cuidar da saúde. Acrescentamos novos capítulos a essa segunda edição para abordar áreas que são problemáticas para a maioria das pessoas que sofre de dor crônica, incluindo hábitos de sono, no Capítulo 10, e alimentação, no Capítulo 11.

A segunda parte do livro é dedicada a condições específicas de dor crônica. Você pode escolher os capítulos que abordam suas questões específicas. O último capítulo contém palavras de incentivo para que você continue a aprender e a usar essas novas habilidades.

Aqui também cabem algumas palavras de incentivo. Pense no controle da dor como sendo o aprendizado de uma nova habilidade. Você se lembra de quando aprendeu a andar de bicicleta? Queria descer a rua de bicicleta com os garotos mais velhos. Você sabia que havia chegado a hora de aposentar o seu triciclo, mas as duas rodas pareciam um enorme desafio. Tentava equilibrar-se desajeitadamente no selim, ao mesmo tempo que procurava o pedal com o pé e imaginava se conseguiria aprender. Você pode até ter pensado em desistir, no entanto, lembrou-se de seu objetivo principal: andar com os garotos mais velhos. Assim continuou tentando, e dos movimentos desajeitados e de uma infinidade de tombos, acabou surgindo um senso de equilíbrio. Seu corpo finalmente aprendeu a harmonizar-se com as rodas e o quadro embaixo dele. Você trabalhou duro para chegar lá, mas sabia que valia a pena.

Existe uma analogia muito próxima entre o controle da dor crônica e o processo de aprendizado pelo qual você passou com sua bicicleta. No início sua dor parece ser um obstáculo insuperável, e o tempo necessário para "removê-lo" parece imensurável. Talvez você tenha vontade de desistir antes mesmo de começar. Os exercícios podem parecer desajeitados, ou o menor exercício pode agravar sua dor a ponto de você ter de parar. Pode se encontrar distraído demais para tentar os exercícios de redução do estresse, ou sentir-se totalmente tolo ao fazê-los. Ou talvez você não saiba como encaixar tudo em seu estilo de vida. No entanto, tem seu objetivo básico em mente: quer melhorar. E assim você persevera.

Um passo crucial no controle da dor é formular metas claras e realistas, e mantê-las o tempo todo em sua mente. Metas realistas são adequadas e atingíveis. Você pode se esforçar e alcançá-las. Se nunca praticou corrida de fundo, não diga a si mesmo que será um maratonista um ano depois de sua lesão. Você vai se desapontar, com certeza, se prometer a si mesmo que ficará *totalmente* livre da dor, que ela nunca o incomodará novamente. Mas a situação será muito diferente se você prometer a si mesmo que vai persistir em seu programa, não vai desistir ao primeiro sinal de dor, e também se estiver consciente de que terá recaídas ocasionais com as quais poderá lidar. Você terá metas realistas e maior probabilidade de ser bem-sucedido.

Estas são três metas gerais para qualquer pessoa que tenha dor crônica e esteja buscando ajuda:

1. obter informação básica sobre os melhores métodos de controlar sua dor;
2. diminuir ao mesmo tempo, o nível de dor que você está sentindo e o uso inadequado de intervenções médicas;
3. esforçar-se para conseguir voltar às atividades de forma parcial ou completa.

A primeira meta começa com a leitura deste livro e com a criação de um plano de controle de dor com seu médico ou terapeuta de dor. A segunda é procurar sentir menos dor, usando intervenções médicas e psicológicas específicas. Por exemplo, trabalhando em conjunto com seu médico, você pode implementar um plano de tratamento em que você use uma combinação de bloqueio de nervos, medicamentos apropriados, exercício e estratégias de redução do estresse como auxílio para conviver com a dor e prosseguir com os outros objetivos de sua vida. Para buscar essa meta de um modo eficiente, é importante que você diminua a quantidade de tempo que passa indo de um médico a outro em busca da cura perfeita. O uso inadequado de intervenções médicas, ou a troca constante de médico, desperdiça muito tempo e energia – e você pode usar melhor esse tempo na busca das metas números dois e três. Finalmente, você pode atingir sua terceira meta usando os recursos que estiverem disponíveis – como fisioterapia e reabilitação profissional – para ajudá-lo a voltar à atividade parcial, ou até mesmo completa.

Como acontece com todos os grandes objetivos, você perceberá a utilidade de formular algumas minimetas para ajudá-lo a realizar seu programa geral. Minimetas são tarefas ou atividades distribuídas cronologicamente e que têm um período de tempo especificado. Por exemplo, para alcançar sua segunda meta geral – diminuir o nível de dor –, você poderia formular uma minimeta de fazer várias respirações profundas, diafragmáticas, a cada vez que começar a sentir dor. Outra minimeta poderia ser permitir-se seguir esse processo passo a passo, no ritmo que seu corpo permitir, e não se obrigar a ir mais rápido do que seja possível.

Entretanto, lembre-se, não exigir de si mesmo um desempenho perfeito é um aspecto que revela que o controle da dor crônica e aprender a andar de bicicleta são coisas diferentes. A perseverança teimosa funcionava quando você era criança. Mas com a dor crônica, esforçar-se demais para controlar sua dor é como dizer a si mesmo: "Apresse-se e relaxe". Pressionar-se demais é contraproducente. Em vez disso, adote uma atitude de "perseverança passiva", que lhe permita experimentar o controle *com o passar do tempo*. Gradualmente, todas as peças irão para o lugar certo, e partes do quebra-cabeça vão se encaixar. Mas a mudança vai exigir algum tempo, paciência e uma mente aberta. Você também vai precisar de um plano para alcançar suas metas.

No início pode ser útil seguir um plano de ação escrito. A menos que você já tenha experiência no controle da dor, pode não estar realmente pronto para sentar-se e formular um plano. Conforme avançar neste livro, anote as idéias que gostaria de incluir em seu plano. Sugerimos que leia todo o livro uma vez, escolhendo as seções com as quais gostaria de trabalhar, e depois escreva um contrato para si mesmo, usando o seguinte formato.

Um Plano de Ação para Dor Crônica

Meta 1. Obter informação a respeito dos melhores métodos para controlar a dor

Atividade 1.   *O quê:*   Procurar uma clínica de dor ou uma instituição especializada em controle da dor. Pesquisar o quadro de médicos disponíveis em minha região. Perguntar aos amigos, localizar um médico a uma distância razoável. Marcar uma ou duas visitas de acompanhamento.

                 Quando: Ligar nesta semana e marcar a consulta para a primeira data possível. Não adiar.

Atividade 2.   *O quê:*   Marcar uma consulta com meu médico habitual para discutir minhas preocupações e descobrir quais são os recursos de controle de dor disponíveis em minha região.

Atividade 3.   *O quê:*   Descobrir onde posso aprender sobre gerenciamento do estresse, auto-hipnose, *biofeedback* ou outras técnicas que me ajudem a lidar com a dor. Marcar uma consulta e fazer pelo menos duas ou três tentativas.

Meta 2. Diminuir o nível de dor – controle físico

Atividade 1.   *O quê:*   Começar o programa de exercícios especiais para as costas.

                 Quando: De manhã, logo depois do banho.

                 Onde: No carpete macio do quarto.

Atividade 2.   *O quê:*   Tomar o antiinflamatório receitado por meu médico.

                 Quando: Quatro vezes ao dia.

Atividade 3.   *O quê:*   Usar o aparelho de estimulação nervosa elétrica transcutânea.

                 Quando: Duas horas depois do almoço, quando a dor é pior.

                 Onde: Em casa ou no escritório.

Meta 3. Diminuir o nível de dor – treinamento de relaxamento

Atividade 1.   *O quê:*   Relaxamento muscular progressivo.

                       Quando: Uma vez pela manhã, uma vez à tarde ou à noite.

                       Onde: Na poltrona confortável do escritório.

Atividade 2.   *O quê:*   Auto-hipnose.

                       Quando: Logo depois do relaxamento muscular progressivo.

                       Onde: Na poltrona.

Meta 4. Diminuir o nível de dor – controle psicológico

Atividade 1.   *O quê:*   Aprender a lidar com minha raiva e frustração, confrontando os pensamentos negativos e lembrando dos pensamentos de convivência.

                       Quando: Todas as vezes em que perceber que a raiva está aumentando.

Atividade 2.   *O quê:*   Aprender a lidar com minha ansiedade, confrontando qualquer pensamento catastrófico.

                       Quando: Todas as vezes em que começar a sentir-me ansioso com relação a minhas costas.

Atividade 3.   *O quê:*   Aprender a dizer não e a estabelecer limites.

                       Quando: Todas as vezes em que as pessoas me pedirem para ir além de meus limites.

                       Onde: No consultório do fisioterapeuta, em casa quando meu marido/minha esposa me pedir para fazer determinadas tarefas e quando estiver negociando minha volta ao trabalho com meu chefe.

Meta 5. Voltar às atividades de forma parcial

Atividade 1.   *O quê:*   Combinar que voltarei a trabalhar meio período dentro de quatro semanas.

                       Quando: Agora.

Atividade 2.   *O quê:*   Conseguir modificações nas minhas tarefas: sem viagens, sem carregar pesos durante os dois primeiros meses.

                       Quando: Agora.

Atividade 3.   *O quê:*   Explorar a possibilidade de uma transferência permanente para um "cargo administrativo interno" na fábrica.

                       Quando: Agora.

Seu Plano

Meta 1. Obter informação a respeito dos melhores métodos para controlar a dor

Atividade 1.   *O quê:* _____

                       Quando: _____

                       Onde: _____

Atividade 2. *O quê:* _____

Quando: _____

Onde: _____

Atividade 3. *O quê:* _____

Quando: _____

Onde: _____

Meta 2. Diminuir o nível de dor – controle físico

Atividade 1. *O quê:* _____

Quando: _____

Onde: _____

Atividade 2. *O quê:* _____

Quando: _____

Onde: _____

Atividade 3. *O quê:* _____

Quando: _____

Onde: _____

Meta 3. Diminuir o nível de dor – treinamento de relaxamento

Atividade 1. *O quê:* _____

Quando: _____

Onde: _____

Atividade 2. *O quê:* _____

Quando: _____

Onde: _____

Atividade 3. *O quê:* _____

Quando: _____

Onde: _____

Meta 4. Diminuir o nível de dor – controle psicológico

Atividade 1. *O quê:* _____

Quando: _____

Onde: _____

Atividade 2. *O quê:* _____

Quando: _____

Onde: _____

Atividade 3. *O quê:* _____

Quando: _____

Onde: _____

Meta 5. Voltar às atividades de forma parcial

Atividade 1. *O quê:* _____

Quando: _____

Onde: _____

Atividade 2. *O quê:* _____

Quando: _____

Onde: _____

Atividade 3. *O quê:* _____

Quando: _____

Onde: _____

Depois de ter esboçado um plano, mostre seu contrato a um médico ou profissional de saúde que considera ser capaz de lhe dar um retorno útil e ajudá-lo a estabelecer metas realistas. Também pode ser útil mostrar seu contrato a sua esposa/seu marido ou a um amigo que possa apoiá-lo e incentivá-lo.

Uma observação final

Não desista! A informação apresentada aqui foi obtida com centenas de pessoas que sofrem de dor crônica e aprenderam a viver com ela. Elas foram incentivadas a procurar apoio quando as coisas ficam difíceis e estabeleceram para si mesmas um plano viável para conviver com a dor. Depois de aplicar alguns ou todos os princípios apresentados neste manual, elas nos disseram que aprenderam o seguinte:

- a olhar a dor de outra forma;
- a relaxar e a diminuir a dor;
- a tomar novas decisões baseadas nas mudanças que a dor provocou em suas vidas;
- a estabelecer metas realistas;
- a diminuir a perturbação que a dor causou.

O ser humano é cético por natureza, o que o tentaria a dizer: "Você pode ter entrevistado centenas de pessoas que sentem dor, mas elas provavelmente não tinham o mesmo tipo de dor que eu sinto". Ou você pode dizer de imediato: "Com certeza este livro não tem nada que seja aplicável a mim". Mostrar-se cético é um efeito colateral inerente às situações estressantes. Mas deixe de lado suas dúvidas e pense que a leitura deste livro pode trazer uma possibilidade de mudança em sua vida.

Leitura complementar

BRESLER, D. *Free yourself from pain*. Nova Iorque: Simon and Schuster, 1986.

CAUDILL, M. A. *Controle a dor antes que ela assuma o controle*. São Paulo: Summus, 1998.

KABAT-ZINN, J. *Full catastrophe living: using the wisdom of your body and mind to fight stress, pain and illness*. Nova Iorque: Dell Publishing/Bantam Doubleday, 1991.

KANE, J. *Be sick well*. Oakland, CA: New Harbinger Publications Inc., 1991.

KLEIN, R. A. & LANDAU, M. G. *Healing the body betrayed*. Mineápolis: Chronimed Publishing, 1992.

KUSHNER, H. *When bad things happen to good people*. Nova Iorque: Avon Books, 1983.

MARCUS, N. & ARBEITER, J. *Freedom from pain*. Nova Iorque: Simon and Schuster, 1994.

POLLIN, I. & GOLANT, S. *Taking charge: overcoming the challenges of long-term illness*. Nova Iorque: Times Books, Random House, 1994.

WALL, P. D. & JONES, M. *Defeating pain: the war against a silent epidemic*. Nova Iorque: Plenum Press, 1991.

2

Teorias da dor

Certa vez, uma paciente de *biofeedback*, com um problema de dor no pescoço, marcou uma consulta com Ellen para aprender como controlar a dor. No início de seu programa, Ellen lhe disse que explicaria as teorias da dor de modo simples e breve. A paciente respondeu: "Que bom. Esta dor acabou comigo. Estou exausta demais para ouvir qualquer explicação longa".

Este capítulo aborda as teorias da dor e será curto e simples. Mas nenhuma simplificação pode evitar o fato de que a dor é uma interação extremamente complexa da mente e do corpo. Entre as muitas teorias e tratamentos sugeridos para a dor crônica, existe uma regra básica comum:

Quando você tem dor crônica, sua mente e seu corpo estão ambos incluídos.

Primeiro, entenda os cinco conceitos básicos:

1. A dor aguda é um sinal de que o corpo sofreu uma lesão, de alguma maneira. Ela é um alarme que exige atenção imediata. A sensação de dor aguda o protege de chegar perto demais de uma chama ou de andar com um pé fraturado. Queimaduras e ossos quebrados são exemplos de dor aguda.

2. A dor aguda é diferente da dor crônica. O termo *agudo* vem da palavra latina para "agulha" e basicamente significa "aguçada". Quando a dor aguda acontece em conseqüência de um ferimento, de um osso quebrado, ou de uma mordida, ela exige atenção imediata por causa do dano causado ao tecido. Quando recebe um tratamento médico adequado, o ferimento fecha, o osso se consolida e normalmente a dor desaparece. O termo *crônico* é derivado da palavra grega para "tempo". A dor crônica é uma dor persistente que tende a ser constante e pode se transformar num padrão de sensações dolorosas que persistem muito depois do ferimento inicial. Uma doença crônica se arrasta por meses ou anos. É comum você receber cuidados médicos decisivos para sua dor aguda, mas o tratamento da dor crônica pode se transformar num labirinto de mal-entendidos e diagnósticos equivocados.

3. A dor crônica é real. Todas as dores são reais, quer sejam agudas ou crônicas. Sua dor pode não ser óbvia para outra pessoa, mas você sabe quando sente dor.

4. A dor é uma experiência subjetiva. Cada pessoa é um indivíduo único, e cada um lida com a dor de uma maneira própria. Você provavelmente já presenciou algumas pessoas gritando com o que parece um pequeno machucado, enquanto outras pessoas são estóicas e apenas "mordem os lábios". Nos próximos capítulos essas variações na reação à dor serão examinadas segundo uma perspectiva física e também emocional.

5. A dor crônica é influenciada pelo ambiente. A dor crônica não é um problema simples, pois envolve muito mais do que o dano ao tecido e a incapacidade física. Ela pode ser afetada adversa ou positivamente por sua família, seu trabalho e seu mundo em geral. Os fatores ambientais e emocionais na figura a seguir podem frustrar os esforços de tratamento e confundir e deprimir não apenas o paciente, mas também sua família e o profissional de saúde.

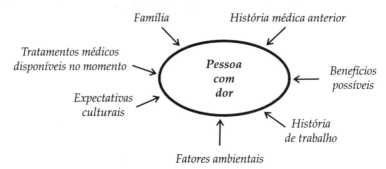

Além da fisiologia da dor

A dor tem sido objeto de estudo e de controvérsia durante séculos, mas apenas nas últimas décadas a pesquisa cuidadosa revelou novos conceitos esclarecedores sobre nossa percepção e nossa reação à dor. Em 1956, um pesquisador chamado Beecher comparou as reações à dor de soldados em batalha com as reações de um número comparável de civis que estavam prestes a passar por uma cirurgia. Surpreendentemente, ele descobriu que os soldados com ferimentos graves reclamavam menos de dor e precisavam de menos medicação do que os civis. Para os soldados, seus ferimentos graves significavam o fim da batalha e a volta à segurança do hospital. Para os civis, seus ferimentos significavam a remoção da segurança de casa e a ansiedade de estar no hospital enfrentando uma cirurgia. Segundo o dr. Beecher, os soldados revelavam menos dor porque tinham uma ansiedade reduzida. Esse estudo clássico mostrou que existe mais na dor que a mera sensação. Um doloroso ferimento de guerra significa o fim da batalha e uma passagem de volta para casa. A dor da cirurgia significa a doença e um futuro incerto. O significado da dor afeta a experiência da dor.

Teoria da especificidade

Até recentemente, a dor era considerada um mecanismo direto – um indivíduo se fere e a mensagem é transmitida diretamente ao cérebro. Esse conceito simples de estímulo-resposta, conhecido como a *teoria da especificidade*, ainda é ensinado em algumas escolas de medicina. A teoria supõe que a intensidade da dor é diretamente proporcional à dimensão do dano. Em outras palavras, se você tem um ferimento óbvio, deve sentir dor; um ferimento que não pode ser visto é improvável que doa tanto. A teoria supõe que se a cirurgia ou a medicação puder eliminar a causa da dor, ela deve desaparecer. Mas quando a dor se arrasta e parece não haver resposta médica óbvia para ela, o conceito de estímulo-resposta da dor é claramente uma explicação inadequada.

Uma abordagem mais ampla

As teorias mais recentes mostraram que a experiência da dor não é um relacionamento causa-e-efeito simples entre o corpo e a mente. Em vez disso, é uma rede complexa de sinais de dor, transmissores químicos, emoções e pensamentos que envolvem diversas rotas de dor. Essas rotas podem transmitir o sinal de dor ou na velocidade do raio ou lenta e continuamente. Muitas vezes, as rotas podem continuar a transmitir um sinal de dor depois que o ferimento está supostamente curado, ou mesmo quando o local ferido foi inteiramente removido (como no caso da dor do membro-fantasma). O conceito de *imprinting*, bastante recente, pode dar uma explicação. O sistema nervoso está "condicionado" a transmitir algumas mensagens de dor, ou seja, por alguma razão a dor permanece "marcada" nas vias de condução dolorosas, induzindo o sistema nervoso central a reter por algum tempo a memória dela. A teoria supõe que de algum modo o sistema nervoso fica marcado ou continua sintonizado na dor. Isso pode ocorrer mediante uma perturbação no equilíbrio dos transmissores neuroquímicos que carregam as mensagens de dor. Com base na teoria do *imprinting*, os pesquisadores se dedicaram à pesquisa da medula espinhal para o tratamento da dor aguda e da dor crônica.

Algumas vezes a sensação de dor é transformada durante seu caminho de modo que quando alcança o cérebro, ela é percebida como uma sensação diferente de dor, ou o cérebro envia mensagens de volta à área lesionada para bloquear a sensação de dor. Isto é, existe um movimento contínuo de *feedback* da dor para o cérebro e vice-versa.

Esse movimento fluido e constantemente mutável pode ser impedido ou aliviado pela cirurgia e por medicamentos. Um cirurgião pode danificar um nervo, na intenção de interromper a transmissão da dor, ou você pode tomar remédios para tentar bloquear a dor. Mas, com muita freqüência, a dor acaba voltando de alguma maneira mesmo depois da cirurgia. Quando o efeito do remédio diminui, você descobre que precisa tomar doses cada vez mais elevadas. Como os remédios e a cirurgia são caros, na maioria dos casos você acaba ficando com a alternativa que normalmente é a última a ser oferecida, mas que se constitui na melhor – mudar internamente esse movimento fluido da dor para o cérebro ao mudar *sua atitude para com a dor*. Você pode mudar a maneira em que sente a dor ao mudar a forma em que seu corpo e seu cérebro a sentem. Para fazer isso, será útil saber especificamente o que acontece com as sensações dolorosas, de um ponto de vista fisiológico, de modo que você saiba por que as sensações de dor podem ser alteradas internamente. As descrições simplificadas das rotas de transmissão da dor apresentadas a seguir mostram como suas atitudes podem fazer a diferença e explicam como terapias de bloqueio nervoso, a acupuntura e a estimulação nervosa podem funcionar. Para entender os fenômenos da dor em seu corpo, examinaremos mais detalhadamente a fisiologia da dor.

Vias dolorosas – subindo e descendo

Subindo: dor rápida e dor lenta. A dor começa com uma ocorrência física – um corte, uma queimadura, um rompimento ou uma batida. As terminações nervosas, ou *receptores de dor*, na periferia de seu corpo (membros e órgãos) percebem a dor. Os receptores enviam a informação de dor de um feixe de fibras nervosas para outro até as células na medula espinhal, de onde a mensagem é então transmitida ao cérebro. Esse caminho é chamado *trato ascendente*.

Este processo pode acontecer em diversas velocidades uma vez que as fibras nervosas que transmitem as mensagens de dor têm tamanhos diversificados. As fibras nervosas A-beta, de diâmetro grande, transmitem a dor rapidamente na rede de cabos. Isso é geralmente chamado "dor rápida". Você a percebe como uma dor que inclui uma sensação de *pressão*. Duas fibras nervosas de diâmetro menor, A-delta e C transmitem a informação da dor numa velocidade mais lenta. A dor A-delta é percebida como uma dor *aguda e penetrante* a exemplo de um corte ou uma queimadura. A dor da fibra C é *entorpecida e contínua*, e geralmente é chamada "dor lenta" ou dor secundária. Por ser alguém que sofre de dor crônica, você está bastante familiarizado com a dor das fibras C lentas – a sensação *entorpecida e contínua* que normalmente é associada aos problemas crônicos.

A medula espinhal é o caminho central pelo qual todas as mensagens de dor passam, indo e vindo do cérebro. Quando você dá uma topada no dedo do pé e seus nervos periféricos dão o alarme, a dor é transmitida imediatamente pelas fibras nervosas de seu pé e sua perna até uma área especial na medula espinhal, chamada *substância gelatinosa*. As células na substância gelatinosa transmitem essa mensagem de "dor rápida" no trato de dor, ou feixe *neoespinotalâmico*. A viagem termina em locais específicos no cérebro, o tálamo e o córtex. O córtex é a parte do cérebro em que ocorre a maioria dos processos de pensamento. Uma mensagem de dor chega e o córtex faz com que você diga "ai!" e comece a esfregar a área afetada.

A dor crônica, ao contrário, tende a mover-se em outro trato, mais lento, chamado feixe *paleoespinotalâmico*. Essa "dor lenta" tende a ser entorpecida, contínua, ardente e espasmódica. Inicialmente ela viaja pela mesma via que a dor rápida: pela medula espinhal. Contudo, uma vez lá, a mensagem de dor lenta se separa no tronco cerebral para dirigir-se a seu destino final numa parte diferente do cérebro, o *hipotálamo* e as estruturas *límbicas*. O hipotálamo é a glândula responsável por instruir a glândula pituitária a liberar determinados hormônios de estresse. Algumas vezes ele é chamado "câmara de processamento" central do cérebro. Nas estruturas límbicas suas emoções são processadas. Seu envolvimento no processo ajuda a explicar como seus sentimentos podem influenciar sua dor. Para mais detalhes sobre as vias dolorosas, ver Capítulo 12.

Descendo. Do mesmo modo que existe um movimento da "dor para o cérebro", existe também um movimento do "cérebro para a dor" que tenta agir contra a mensagem de dor que está tentando subir. Você provavelmente já ouviu a respeito de atletas que sofrem uma contusão ou distensão durante um jogo, mas continuam em campo, aparentemente sem serem afetados, até que o jogo termine. Ou ainda do estudo mencionado anteriormente sobre os soldados feridos na batalha que não reclamavam da dor em virtude do alívio de estarem fora do campo de batalha. Nos dois casos, o cérebro instrui o corpo a não registrar ou não dar atenção à dor até um período mais prolongado.

Esse caminho descendente do cérebro é chamado *trato descendente*; o cérebro o usa para enviar substâncias químicas e impulsos nervosos de volta às células na medula espinhal para agir contra a mensagem de dor enviada pelos receptores de dor. O dr. John Rowlingson, diretor do Centro de Controle da Dor do Departamento de Anestesiologia da Universidade da Virgínia, observa que, embora se saiba pouca coisa sobre esses sistemas descendentes, eles têm uma natureza preponderantemente química e podem ser descritos como uma ação central para modificar as mensagens de dor que chegam à medula espinhal e ao cérebro. Isso poderia explicar por que terapias que agem basicamente no cérebro funcionam tão bem para controlar a dor, como é o caso da hipnose, do *biofeedback* e da estimulação cerebral.

Neurotransmissores

Outro elo essencial necessário para estabelecer a cadeia de eventos da dor é a presença de substâncias químicas dentro de cada célula do trato nervoso. Essas substâncias são chamadas *neurotransmissores*. Elas podem passar a mensagem de dor adiante em seu caminho ou garantir que ela seja bloqueada. Os neurotransmissores podem agir como analgésicos ou produtores de dor. Um neurotransmissor bastante conhecido é a *serotonina*, uma das substâncias químicas mais importantes envolvidas no alívio da dor.

Existe um grupo de neurotransmissores que se acredita serem os analgésicos naturais do corpo, chamados *endorfinas* ou *encefalinas*. Essas substâncias são produzidas no cérebro e podem ter um efeito tão poderoso quanto a morfina e a heroína. Novas pesquisas indicam que pessoas diferentes produzem quantidades variadas desses analgésicos naturais, o que pode explicar por que algumas pessoas sentem mais dor do que outras. Por exemplo, quando um atleta se fere durante uma competição, ele pode estar produzindo endorfinas suficientes para superar a mensagem de dor.

A Teoria da Comporta

Você alguma vez bateu a perna e depois esfregou-a instintivamente para melhorar a sensação? Provavelmente notou que, ao fazer isso, a perna pareceu doer um pouco menos. Por que esse fato ocorre?

Em 1965, os doutores Melzack e Wall propuseram a hipótese de que existem "comportas" nos feixes de fibras nervosas na medula espinhal, que podem se abrir para permitir que os impulsos de dor cheguem a seu cérebro ou fechar-se para interrompê-los. A Teoria da Comporta propõe que uma quantidade suficiente de estímulos pode fechar a passagem da sensação de dor. De modo mais específico, as fibras nervosas de diâmetro grande fecham o portão para as fibras de diâmetro pequeno, de modo que a dor A-beta supere a dor das fibras A-delta e C. Esse mecanismo de comportas também pode ser influenciado por outros fatores, como as mensagens enviadas do cérebro instruindo que algumas comportas se fechem para a sensação de dor.

O ato de esfregar depois de ter batido a perna é uma sensação de dor breve transmitida rapidamente pelas fibras grandes; ela cancela a dor aguda de bater sua perna, que é transmitida lentamente pelas fibras pequenas. O resultado é que você sente mais o esfregar do que a dor aguda. Esse mecanismo explica por que os estimuladores e a acupuntura podem ser tão eficazes no controle da dor – eles operam no mecanismo de comportas, impedindo a passagem das sensações de dor mais lentas.

Muitos estudos tentaram provar a Teoria da Comporta, mas nenhum mostrou conclusivamente que todas as facetas da teoria são válidas. Ainda assim, a importância dessa teoria não deveria ser menosprezada, pois ela serviu para estimular muitos conceitos a respeito da dor e nos ajudou a chegar às conclusões que temos hoje sobre o tratamento efetivo da dor crônica.

Estratégias de tratamento da dor

Com freqüência você lê nos jornais e nas revistas acerca de alguma nova técnica para controlar a dor crônica. Algumas dessas técnicas acabaram de surgir, enquanto outras existem há séculos. Algumas têm uma natureza conservadora, ao passo que outras desafiam sua imaginação para descobrir qual sua conexão com o controle da dor. Você pode recorrer a um massagista, fazer hidromassagem numa jacuzzi, ser operado por um cirurgião, receber uma receita de medicamentos prescrita por um médico, ser exercitado por um fisioterapeuta, manipulado por um terapeuta muscular, recorrer a um hipnotizador, ser analisado por um psiquiatra, modificado comportamentalmente por um psicólogo, ou reabilitado por uma assistente social. As possibilidades são estarrecedoras, e as explicações são tão confusas e conflitantes, que você pode ter vontade de desistir antes mesmo de começar.

Para guiá-lo nesse labirinto, esta seção discute as técnicas em geral associadas a um ambiente médico, como os bloqueios nervosos e estimuladores elétricos. O próximo capítulo aborda as técnicas físicas, como o exercício, e os quatro capítulos seguintes tratam das técnicas psicológicas como o relaxamento e o treino de assertividade.

Reserve algum tempo para discutir com seu médico qualquer das técnicas descritas neste livro que você deseje usar. Tente obter o máximo de informações possível a respeito de cada técnica, para saber com o que está se envolvendo. Não tenha medo de fazer perguntas! Se seu médico for muito apressado para explicar ou não conhecer algo, vá em busca de outra opinião. Este livro é planejado para que você fique mais bem informado e se motive a assumir a responsabilidade por seu processo de cura.

Saiba também que nem todas as técnicas funcionam para todos. O que funciona para seu melhor amigo pode não ser a chave para sua recuperação. Você pode saber instintivamente que determinada técnica não é para você, embora possa se adaptar facilmente a outras. Ou pode experimentar tudo para poder formar sua própria opinião. De qualquer modo, o processo de controle da dor leva tempo.

ELLEN MOHR CATALANO E KIMERON N. HARDIN

Explore todas as suas opções e decida o que funciona melhor para você. Ainda mais importante, mantenha a mente aberta, seja paciente e persistente.

Aparelhos de estimulação elétrica

Em uma clínica de dor é freqüente a indicação para o uso de um aparelho de estimulação elétrica a fim de aliviar a dor. Um aparelho comumente encontrado tem o formato de uma caixinha e é conhecido como *aparelho de estimulação nervosa elétrica transcutânea* (pela pele) – TENS. A caixinha é um transmissor que pode ser carregado no bolso ou pendurado em seu cinto. Ele transmite impulsos elétricos por meio de fios a eletrodos que são presos com fita adesiva na pele ao redor da área acometida pela dor. Quando a unidade está ligada, a maioria das pessoas sente um zumbido elétrico ou uma sensação de formigamento, cuja intensidade pode ser controlada por um botão na caixa transmissora.

O aparelho é planejado para trabalhar com o princípio da Teoria da Comporta, discutido anteriormente. Um impulso elétrico é transmitido por intermédio dos tratos de fibras nervosas grandes, o que por sua vez inibe a transmissão da dor pelos tratos de fibras nervosas pequenas. Em outras palavras, você sente uma sensação de formigamento em vez de uma sensação de dor. Você pode aumentar ou diminuir a intensidade da sensação de formigamento conforme sua dor aumenta ou diminui.

O aparelho também funciona de dois outros modos. Primeiro, além de inibir a sensação de dor, a sensação de formigamento também ajuda a distraí-lo da dor. Segundo, alguns pesquisadores consideram que a estimulação nervosa elétrica transcutânea estimula a liberação de endorfinas no cérebro e na medula espinhal. Como mencionado anteriormente, as endorfinas são o analgésico natural de seu corpo.

Algumas pessoas descobrem que períodos curtos de estimulação podem proporcionar horas, dias ou semanas de alívio da dor. Outras descobrem que precisam usar o aparelho regularmente para obter algum alívio. A estimulação diária algumas vezes proporciona um aumento gradual de alívio da dor no decorrer de um período de semanas ou meses. Uma grande vantagem do aparelho de estimulação nervosa elétrica transcutânea é que depois que você localizou o ponto de seu corpo que lhe dá maior alívio da dor, você pode usar esse método em casa ou no trabalho conforme for necessário, o que lhe dá um controle significativo sobre sua própria terapia da dor.

Os aparelhos de estimulação nervosa elétrica transcutânea são simples e fáceis de usar e podem ser comprados por intermédio da maioria dos departamentos de suprimentos médicos. Algumas pessoas são acometidas por irritação na pele por causa da pasta do eletrodo ou da fita adesiva. Seu médico pode lhe indicar tipos de pasta hipoalergênica ou de fita adesiva não abrasiva. Esses aparelhos são seguros e não têm efeitos colaterais importantes mesmo com o uso contínuo. Apesar disto, é importante saber que você pode optar por uma estimulação periódica, em vez de diária e contínua, para que seu corpo não se adapte à mensagem. Discuta esse ponto com seu médico.

Os aparelhos de estimulação nervosa elétrica transcutânea são mais úteis quando usados em associação com outras formas de terapia geralmente encontradas nas clínicas de dor que utilizam métodos diversificados, como exercício, fisioterapia, uso de medicação apropriada e técnicas de relaxamento.

Uma evolução do conceito do aparelho de estimulação nervosa elétrica transcutânea é a estimulação da medula espinhal e do cérebro para aumentar a estimulação do sistema nervoso a partir de locais diferentes. Isso pode ser obtido com a implantação de eletrodos permanentes, similares ao marcapasso que é usado para regular os ritmos cardíacos.

Acupuntura

A acupuntura é um método antigo e comprovado pelo tempo para o controle de doenças e de dor, descoberto na China por volta de três mil anos antes de Cristo. O folclore chinês diz que um guerreiro descobriu o princípio da acupuntura durante uma batalha. Uma flecha atingiu sua perna, e ele descobriu que o ferimento causado por ela fez diminuir a dor de outro ferimento no ombro.

A acupuntura trabalha com o princípio de *meridianos*, ou linhas imaginárias, que percorrem o corpo e representam órgãos internos e o torso. Considera que pontos sobre essas linhas estão conectados a diferentes partes do corpo. Por exemplo, um ponto na pele entre o polegar e o indicador conecta-se a diversas partes da cabeça para o controle das dores de cabeça; um ponto na perna é específico para o controle dos distúrbios gástricos. Quando um desses pontos é estimulado por uma agulha de acupuntura ou é massageado profundamente (acupressura), uma dor de cabeça ou de estômago pode ser aliviada. Na prática, uma agulha muito fina de metal ou de ouro é inserida no ponto de acupuntura e girada suavemente. A agulha de ponta arredondada abre a pele em vez de furá-la, e assim reduz a possibilidade de infecção. Algumas agulhas são giradas por breves períodos de dez a vinte minutos e depois removidas; outras são deixadas por um período de tempo mais longo.

Você se lembra da Teoria da Comporta? Aqui está outra aplicação direta dela. A estimulação das agulhas desencadeia uma série de impulsos elétricos que viaja pelos tratos de fibras nervosas grandes, interrompendo as sensações mais dolorosas enviadas pelos tratos de fibras pequenas. A acupuntura provoca uma sensação de formigamento, ao mesmo tempo agradável e de aquecimento, muito semelhante à produzida pelo aparelho de estimulação nervosa elétrica transcutânea.

Existem mais três explicações para a eficácia da acupuntura. Primeira, foi demonstrado que a acupuntura melhora a circulação nos tecidos: muitas vezes os efeitos de problemas circulatórios numa área com lesão podem aumentar a dor e retardar o processo de cura. Segunda, a acupuntura pode liberar a tensão no músculo ao redor do ponto de acupuntura. Terceira, a pesquisa recente sugere que a acupuntura estimula a produção de endorfinas, o analgésico natural, no cérebro e na medula espinhal.

Um método relacionado à acupuntura contribuiu para aumentar ainda mais o interesse ocidental por esse campo. A eletroacupuntura envolve a estimulação dos tecidos do corpo por meio de agulhas ligadas a estimuladores alimentados por bateria. Na China moderna esse método é usado para produzir uma analgesia intensa durante cirurgias. "Os vídeos dessas cirurgias são muito contundentes, e provocaram a percepção de que, se a acupuntura pode produzir analgesia suficiente para a cirurgia, ela certamente deve ser efetiva para todos os tipos de dor crônica" (Melzack e Wall, 1982).

Consulte seu médico para obter ajuda ao contatar um especialista treinado e licenciado em acupuntura.

Pontos-gatilho

Quando um ponto-gatilho é pressionado, ele causa muita dor, algumas vezes reproduzindo uma sensação exata de dor crônica. Os pontos-gatilho nos músculos ou ligamentos também podem ser identificados por espasmos ou contrações musculares. Sabe-se que eles se localizam acima ou perto do ponto no músculo em que os nervos motores estão mais intensamente ativados (e assim produzem dor).

Embora o mecanismo exato dos pontos-gatilho seja desconhecido, eles provavelmente são causados por um estresse direto ao músculo como trauma (rompimento durante um ferimento), tensão crônica, postura anormal ou fadiga muscular. Algumas vezes os pontos-gatilho permanecem dormentes durante muitos anos depois da cura de um ferimento. Você pode não ter nenhuma queixa de dor crônica, mas sem saber está acumulando pontos-gatilho latentes. Eles podem ser ativados pela tensão crônica de hábitos de vida sedentários, pequenos estresses da vida cotidiana, ansiedade, ou alongamento excessivo ou fadiga muscular.

Acredita-se que os pontos-gatilho têm localização semelhante à dos pontos de acupuntura. Um estudo feito por Melzack, Stillwell e Fox (1977) mostrou que cada ponto-gatilho tem um ponto de acupuntura correspondente e existe uma correlação íntima entre as síndromes de dor associadas a cada ponto. Em outras palavras, o mundo médico ocidental dá a esses pontos nomes diferentes dos usados pelo mundo médico oriental, mas eles representam os mesmos mecanismos nervosos subjacentes. Contudo, os pontos de acupuntura não devem provocar dor ao serem pressionados, e assim diferem dos pontos-gatilho nesse aspecto.

Muitas vezes aplicam-se injeções nos pontos-gatilho para aliviar a dor. Elas são uma forma de bloqueio de nervos. Ver Capítulos 14 e 15 para mais detalhes a respeito dos pontos-gatilho.

Bloqueios de nervos

Quando tem dor crônica, você é impelido a tensionar seus músculos numa tentativa de se proteger contra a dor. Essa resposta comum e automática pode levar ao *ciclo dor-espasmo-dor*. Por causa disso, seus músculos permanecem num estado tenso ou contraído, o fluxo de sangue no músculo diminui e sua postura pode se tornar anormal. Em outras palavras, seus músculos se tornam imóveis e inflexíveis, e isso contribui ainda mais para a dor.

Os bloqueios anestésicos locais dos nervos e as injeções nos pontos-gatilho podem interromper esse ciclo. Um anestesiologista especialmente treinado na área de controle da dor injeta uma solução anestésica local na área dolorosa, fazendo com que as fibras nervosas fiquem entorpecidas ou anestesiadas e parem de enviar sinais de dor. Com certeza você sentirá alívio em sua dor imediatamente depois de cada injeção. Esse é um bom momento para fazer exercícios suaves de alongamento para melhorar a mobilidade, relaxar os músculos e retornar à postura normal. Algumas vezes a mera inserção da agulha pode ajudar a aliviar a dor, como faria uma agulha de acupuntura.

Se você tem dor aguda, o efeito do bloqueio de nervos freqüentemente será mais longo do que a duração do estímulo doloroso de seu ferimento ou corte cirúrgico. Contudo, o bloqueio anestésico local para a dor crônica muitas vezes não produz benefícios a longo prazo. Uma exceção é o uso repetido de bloqueios para a causalgia (dor ardente) ou para sintomas similares à causalgia como os da síndrome complexa de dor regional na qual muitas vezes pode ser obtido o alívio permanente da dor, se esta for tratada no início. Ver Capítulos 12, 13 e 20 para mais informações sobre bloqueios de nervos.

Terapia de calor e frio

Retornar ao movimento pleno ou pelo menos mais livre é um objetivo importante do controle da dor crônica. O ciclo dor-espasmo-dor, discutido anteriormente, reforça a imobilidade – você se prepara para a dor e mantém seus músculos tensionados por longos períodos de tempo, o que contribui para o aumento da dor e faz com que mesmo a atividade mais simples passe a ser algo difícil ou desagradável. Um fisioterapeuta ou um especialista em fisiologia do exercício pode ajudar você a reverter esse processo, aumentando gradualmente sua mobilidade mediante exercícios de força e de flexibilidade. O exercício é uma parte de grande importância no controle da dor (ver Capítulo 3, dedicado a esse assunto).

Outras formas de fisioterapia podem ser úteis como tratamentos auxiliares numa abordagem múltipla ao controle da dor. Tanto a terapia de calor quanto a de frio reduzem a tensão ou o espasmo muscular. Se você experimentar o calor, o fisioterapeuta geralmente vai aplicar compressas quentes por vinte minutos embaixo de seis ou oito camadas de toalhas. Compressas frias também são aplicadas por vinte minutos, mas sob duas camadas de toalhas. Uma massagem de cubo de gelo consiste em esfregar levemente a área dolorosa com um cubo de gelo por pelo menos dez minutos ou até que esta fique entorpecida. Em um estudo, a massagem com cubo de gelo foi considerada mais efetiva que a compressa fria porque ela estimula mais intensamente a área dolorosa, e esfria os tecidos mais rapidamente.

Tanto a terapia de calor quanto a de frio reduzem os espasmos musculares e o inchaço de um ferimento ou uma inflamação. Ambas também diminuem o número de impulsos nervosos da área dolorosa para a medula espinhal, o que significa que menos informações das fibras pequenas (que levam a mensagem da dor) estão disponíveis para abrir a comporta da dor.

Você pode decidir por si mesmo qual temperatura lhe traz mais alívio. Ambos são considerados métodos igualmente efetivos de redução da dor.

Massagem

A massagem pode ser uma experiência relaxante e revitalizante e um acréscimo excelente a um programa de controle da dor. Seus efeitos terapêuticos incluem acalmar os músculos doloridos e aumentar o bem-estar emocional.

Seus benefícios estão recebendo uma ampla aceitação na comunidade médica à medida que cada vez mais pesquisas revelam o poder curativo da massagem para dores agudas ou crônicas. Martha Brown Menard combina seu Ph.D. em pesquisa educacional com a prática da massagem. Seu estudo dos efeitos da massagem em pacientes que haviam passado por histerectomia conduziu a várias descobertas importantes: primeira, depois de quatro dias de uma massagem diária com 45 minutos de duração, as pacientes no grupo de massagem produziram metade do nível de cortisol urinário das pacientes no grupo que não se submeteu a massagem. O cortisol, produzido pelas glândulas supra-renais, é um dos hormônios que seu corpo produz em resposta ao estresse. As pacientes do grupo de massagem também relataram uma redução na dor e no estresse. Igualmente importante foi o fato de que as pacientes do grupo de massagem não tiveram nenhuma consulta médica adicional nas quatro semanas após sua alta.

A massagem pode estimular o fluxo sanguíneo e liberar as toxinas dos músculos e tecidos. Ela também pode ajudar a quebrar o ciclo dor-espasmo-dor, relaxando os músculos que estão tensos ou em espasmo, aumentando a circulação, melhorando o fluxo de oxigênio e de nutrição para a área dolorosa, aumentando a amplitude de movimento e descobrindo e relaxando os pontos-gatilho. Para trabalhar sistematicamente com cada músculo de seu corpo, seu terapeuta corporal pode usar um toque leve ou uma massagem de ação profunda, dependendo do que ele considera certo para você e para seu nível de conforto. Os pontos-gatilho, que muitas vezes reaparecem nos mesmos lugares, são aliviados pela pressão sustentada. À medida que você descobre quais são aqueles que contribuem para sua dor, pode aprender a massageá-los para ajudar a diminuir a dor.

Muitas vezes você começa a perder o tono muscular apenas três semanas depois de um ferimento. A massagem pode ajudar a compensar a falta de exercício e de contração muscular no caso das pessoas que tiveram de permanecer inativas em virtude de um ferimento, uma doença ou da idade. Portanto, a massagem não é um substituto para o exercício, mas pode ajudar a prevenir ou reduzir a atrofia muscular nesse período.

Talvez, o mais importante seja que a massagem aja num nível emocional. Como a dra. Menard vê em sua prática e em sua pesquisa, as pessoas que sentem dor muitas vezes têm sentimentos intensos de solidão e isolamento. A massagem pode se transformar numa maneira de ajudar a pessoa a expressar o que está acontecendo em sua vida e a sentir que está sendo cuidada. A massagem ajuda a criar sentimentos de aceitação, segurança, cuidado e confiança.

Um terapeuta bem treinado vai perguntar sobre seu histórico médico para determinar a natureza aguda ou crônica de seu problema, a extensão da medicação utilizada, ou outra informação pertinente. A massagem é geralmente contra-indicada nos casos de inflamação, edema (inchaço), hérnia de disco, febre, e outras condições que exijam que você espere até que sua natureza aguda tenha desaparecido.

Você pode massagear a si mesmo, especialmente no caso de dor no pescoço e dor de cabeça. Isto o ajudará quando estiver se sentindo tenso; mas para uma experiência mais relaxante e efetiva, experimente deixar que sua esposa/seu marido, um amigo em quem você confie, ou terapeuta corporal o massageie. Contudo, assegure-se de que eles ouçam seu *feedback* e não massageiem forte demais as áreas doloridas ou com espasmos. Você espera que sua massagem seja uma experiência agradável.

Seus recursos internos

Este capítulo tratou das abordagens médicas ao problema da dor, desde o alicerce básico da anatomia da dor até a atual tecnologia médica dos bloqueios de nervos e dos aparelhos de estimulação nervosa elétrica transcutânea. Esses métodos podem ser considerados abordagens "externas" – algo é feito a você, como uma massagem com gelo ou um bloqueio de nervos. É claro que esses são elementos extremamente importantes em qualquer esforço de controle da dor.

Entretanto, existe um elemento ainda mais importante no controle da dor – gerenciar seus recursos "internos". Nos capítulos seguintes, você verá como identificar e usar seus próprios recursos internos para reduzir a dor por meio de relaxamento e exercício.

Para mostrar como essas abordagens podem ser aplicadas, voltemos ao caso da mulher com o problema de pescoço descrito na abertura deste capítulo. Ela pode assegurar-se de que não está inconscientemente antecipando sua dor no pescoço nem contribuindo para o ciclo dor-espasmo-dor ao manter o pescoço, ombro e braço contraídos. Pode usar um aparelho de estimulação nervosa elétrica transcutânea ou um bloqueio de nervos para obter algum alívio da dor de modo que possa alongar suavemente seus músculos e aumentar a circulação e flexibilidade. Pode tomar determinados medicamentos prescritos por seu médico especificamente para o alívio da dor. Ou pode enviar mensagens calmantes, livres de dor para sua área dolorosa, distraindo sua atenção da dor e focando-se em algo agradável com a ajuda do treino de relaxamento ou da auto-hipnose. Todos esses são meios válidos e efetivos para reduzir a dor. Eles podem ser usados isoladamente ou combinados entre si. Se você mantiver sua mente aberta com relação a eles, poderá descobrir qual dessas abordagens funciona melhor no seu caso.

Leitura complementar

ARONOFF, G. (ed.). *Evaluation and treatment of chronic pain.* 2. ed. Baltimore: Williams & Wilkins, 1992.

CLAIRE, T. *Bodywork: what type of massage to get and how to make the most of it.* Nova Iorque: William Morrow and Co. Inc., 1995.

GOLEMAN, D. & BENNETT-GOLEMAN, T. *The relaxed body book.* Garden City, NY: Doubleday, 1986.

HENDLER, N. *How to cope with chronic pain.* rev. Ed. Boca Raton, FL: Cool Hand Communications Inc., 1993.

HORAY, P. & HARP, D. *Hot water therapy: how to save your back, neck & shoulders.* Oakland, CA: New Harbinger Publications Inc., 1991.

KRIEGER, D. *The therapeutic touch.* Nova Iorque: Simon and Schuster, 1992.

LIDELL, L. *et al. The book of massage.* Nova Iorque: Simon and Schuster, 1984.

MELZACK, R. & WALL, P. *The challenge of pain.* Ed. rev. Nova Iorque: Penguin Books, 1991.

MENARD, M. B. "Massage therapy for chronic pain: an overview of research and practice". Trabalho não publicado apresentado na Virginia Psychological Association Fall Convention, 15 de outubro de 1993.

RAJ, P. P. (ed.). *Practical management of pain.* 2. ed. St. Louis: Mosby Year Book, 1992.

RUHNKE, A. & WURZBURGER, A. *Body wisdom: simple massage and relaxation techniques for busy people.* Boston: Charles Tuttle Co., 1995.

STERNBACK, R. (ed.). *The psychology of pain.* 2. ed. Nova Iorque: Raven Press, 1986.

WOOLF, C. & CHONG, M. Preemptive analgesia-treatment postoperative pain by preventing the establishment of central sensitization". *Anesthetic Analgesia,* 77; pp. 362-379, 1993.

3

Exercício

Ellen Mohr Catalano, M.A. e Christine Zampah, M. Ed., P.T.

Fazer exercício se tornou um modismo em vários países, com inúmeras campanhas de *marketing* sobre as roupas certas a serem usadas, o tipo certo de lugar para fazê-lo e a companhia certa que deve estar presente. Com tantos fatos e opiniões envolvendo o assunto, não é surpresa que as pessoas estejam confusas a respeito do modo correto de fazer exercício. Na verdade, encontrar seu próprio caminho diante dos fatos e das estatísticas pode parecer uma tarefa tão árdua que talvez você desista antes de começar a exercitar-se. Se acrescentar o fardo da condição de dor crônica, a incerteza a acerca do que fazer em sua condição passa a ser totalmente compreensível.

Mas uma coisa é óbvia, mesmo em meio às inúmeras teorias de pesquisa, promoções de Hollywood e sugestões das revistas, o exercício é extremamente importante. Se você tem dor crônica, o exercício deve ser uma parte importante de sua vida.

As pesquisas mostram que as pessoas que introduzem gradualmente o exercício em sua rotina diária depois de um ferimento, uma distensão ou luxação (a) voltam mais rapidamente a um estilo de vida normal; e (b) conservam mais consistentemente uma vida livre de dor. Os exercícios graduais de alongamento e fortalecimento ajudam a recondicionar os músculos, o que por sua vez ajuda na cura e na reabilitação, previne a recorrência do ferimento e alivia o estresse da dor crônica.

Avalie seus hábitos de exercício. Você leva uma vida sedentária? Se você tem dor crônica, comprometeu-se consigo mesmo a mexer seus músculos pelo menos um pouco todos os dias?

Algumas pessoas descobrem que avaliar honestamente seus hábitos de exercício ajuda a motivá-las a iniciar um programa regular. Registre as atividades de exercício que fez na semana passada no formulário a seguir. Tenha certeza de que incluiu suas atitudes em relação ao exercício. Algumas vezes os pensamentos automáticos negativos podem se transformar em obstáculos para começar algo novo. Será produtivo descobri-los no início de seu programa de exercícios e aprender a afastá-los para que você possa evitar desestimular a si mesmo. Exemplos de pensamentos negativos:

- "Meus pais eram gordos, portanto tenho grande chance de também ser."
- "Nunca vou aprender a conviver com tanta dor – o exercício vai deixar isso ainda pior."
- "Eu não tenho tempo."

Para mais informações sobre os efeitos do pensamento negativo sobre a dor crônica, consulte o Capítulo 6. Por enquanto, anote suas atividades e seus pensamentos no formulário e converse com um amigo ou parente que faça exercício regularmente. É provável que essa pessoa tenha tido pensamentos iguais ou parecidos antes de exercitar-se e pode entender o que você sente.

Formulário Pré-Exercício referente à Semana Passada

Dia	Atividade física	Atitudes

Quando começar a exercitar-se

Às vezes o movimento pode piorar a dor, e por isso a reação natural da maioria das pessoas que sentem dor é contrair ou proteger os músculos contra a dor, mantendo-os numa posição rígida. Na verdade, durante os estágios iniciais de uma condição de dor aguda, a inatividade e a contração funcionam de uma maneira positiva. O movimento vigoroso durante um estágio inicial pode agravar ainda mais um músculo rompido, um ligamento ou um disco saliente pelo aumento do inchaço e da inflamação, que podem interferir com o processo de cura. Contudo, quando a dor passa para o estágio crônico, o hábito de proteger-se, natural no estágio agudo, não tem mais utilidade. Nesse momento você terá de reaprender como se mover sem contração para que padrões de movimento mais normais possam ser estabelecidos, e sua dor diminua.

Para permitir que a cura máxima ocorra, a chave é um programa de movimento suave do corpo, incluindo a área lesionada. Os atletas conseguem voltar ao campo ou à quadra num período curto de tempo, em parte devido aos exercícios de movimento suave executados sob a orientação de um fisioterapeuta, de um treinador ou de um especialista em fisiologia do exercício. O movimento permite que os tecidos feridos se curem e retomem seu comprimento adequado aumentando o fluxo de sangue para a área machucada, o que pode promover uma cura mais rápida. Repouso na cama, elevação de um membro ferido e gelo podem ser úteis na dor aguda, especialmente nas primeiras 24 ou 48 horas. Um antiinflamatório ou analgésico recomendado pelo médico também pode ser útil. O calor pode ser usado depois do período de 48 horas para diminuir a dor.

Se a dor se tornou crônica (depois de aproximadamente três meses), é ainda mais importante mexer e exercitar a área dolorosa para aumentar sua mobilidade, flexibilidade e circulação. O movimento é a chave para que você volte a um funcionamento saudável. Antes de começar a aumentar seu nível de atividade e exercício, siga estas sugestões:

1. consulte seu médico antes de iniciar qualquer programa de exercícios. Ele pode lhe indicar um fisioterapeuta, um especialista em fisiologia do exercício ou um treinador habilitado para ajudá-lo a começar de um modo seguro;
2. se você costumava se exercitar regularmente antes da contusão, não espere ser capaz de voltar imediatamente ao mesmo ritmo extenuante de exercício. Tenha paciência e aumente gradualmente sua força e tolerância. A cura e o processo de convivência levam tempo, e você pode se contundir novamente se se pressionar demais;
3. informe-se. Aprenda a respeito de seus músculos e de como eles trabalham para mover ou sustentar o corpo. Você demorou para aprender como seu corpo responde à dor e ao estresse; agora dê a si mesmo algum tempo para aprender como se movimentar e se exercitar, e incorpore esse conhecimento em sua vida cotidiana.

Um pouco de anatomia muscular básica

Um músculo é um tipo forte de tecido corporal que pode se contrair e relaxar quando instruído pelos nervos, para ajudar seu corpo a mover-se e suas articulações a manter a estabilidade. Um *espasmo muscular* acontece quando um músculo fica continuamente contraído devido à tensão ou a um trauma (ferimento). Você pode provocar um espasmo muscular se fechar o punho e mantiver sua mão e seu braço contraídos pelo tempo que puder. Ao final sua mão e seu braço começarão a tremer e você terá uma sensação ardente de cãibra. Esse incômodo também pode ser sentido no ombro, nas omoplatas e no pescoço. O oxigênio e o sangue não conseguem se movimentar pelo músculo para remover o acúmulo de resíduos, sob a forma de ácido lático, pois você está apertando o músculo. O ácido produz dor quando se acumula no tecido, causando a ardência e a cãibra. Os músculos que estão cronicamente em espasmo, ou contraídos por causa da contração, tornam-se curtos e fracos. Eles mantêm a tensão e perdem tanto a capacidade de relaxar completamente quanto a de soltar a dor.

Quando um músculo é *distendido*, em geral ele está exageradamente alongado devido ao esforço excessivo. Uma *distensão* na verdade se refere ao rompimento parcial dos ligamentos, as fibras elásticas e resistentes que mantêm os ossos presos às articulações. As luxações, bem como as distensões, tendem a desaparecer espontaneamente em alguns dias ou semanas, com repouso, movimento suave e sem uso de peso do músculo ou da articulação envolvidos, gelo nas primeiras 24 ou 48 horas, alternando com calor, se desejado, e massagem suave.

Um músculo saudável pode se alongar ou contrair e depois retornar a um estado normal de repouso. Um músculo contundido ou em espasmo encontra-se *curto* ou *fraco*. Um músculo encurtado não consegue suportar grande quantidade de movimento nem carregar muito peso. Sua energia esgotou-se porque seu suprimento sanguíneo está na verdade sendo expelido. Um músculo *distendido* também se encontra fraco e não consegue dar o apoio necessário à coluna e às articulações. Por exemplo, as pessoas com barrigas pronunciadas têm músculos abdominais fracos e distendidos. Os músculos das costas são obrigados a compensar para mantê-las eretas e podem também entrar em espasmo ou ficar fatigados. Alongar um músculo encurtado ajuda a aumentar seu comprimento bem como seu suprimento de sangue. Fortalecer um músculo distendido para que ele volte a ter o comprimento adequado pode ajudar a aumentar a força das fibras, o que ajuda no movimento e no apoio. É por isso que um programa equilibrado de exercícios inclui tanto o alongamento quanto o fortalecimento, realizados com a postura correta, para ajudar os músculos contraídos a se tornarem mais flexíveis e os músculos distendidos, mais fortes e a voltar ao comprimento normal.

Postura correta

A postura incorreta é um dos principais responsáveis pela dor nas costas e no pescoço. Muitas vezes ela é aprendida na infância, quando é comum que se ordene às crianças: "Fique em pé reto, ponha o peito para fora e a barriga para dentro!". As duas ordens podem colocar a coluna em posições pouco naturais, o que é capaz de cansar e distender os músculos e as articulações das costas.

Sua coluna está desequilibrada sempre que perde as curvas naturais – a curva cervical e a curva lombar. A postura incorreta distorce essas curvas naturais ao distribuir a pressão desigualmente na coluna, forçando as vértebras, as articulações e os músculos.

Você pode testar sua postura, ficando de pé com as costas contra a parede. Coloque a mão na parte inferior de suas costas. Você deve sentir apenas um pequeno espaço entre suas costas e a parede. As pessoas com postura incorreta, ou se deixam inclinar relaxadamente para a frente, com os ombros caídos e as costas curvadas, ou então arqueiam as costas, colocando o peito para a frente e as nádegas para cima. As duas posturas desequilibram a coluna e forçam os músculos e as articulações. Enquanto você estiver de pé contra a parede, encaixe sua pélvis, mantendo-a inclinada para trás (ver a figura a seguir) e sinta como a curva lombar em suas costas é parcialmente reduzida. Essa é a postura correta e equilibrada.

Aqui estão cinco regras simples e de bom senso para corrigir a postura incorreta. Você se surpreenderá ao ver quanto elas ajudam a aliviar a dor nas costas e a prevenir mais problemas.

1. Encolha levemente o queixo.
2. Relaxe os ombros e os braços.
3. Encolha o estômago (na posição de inclinação pélvica para trás).
4. Tensione as nádegas.
5. Dobre levemente os joelhos.

Se você praticar essas regras, vai adquirir o hábito de encolher a barriga em vez de relaxá-la. Você pode praticar a postura correta em qualquer lugar, mas dê atenção especial a ela enquanto estiver no trabalho, especialmente quando estiver sentado ou em pé por longos períodos. Se você tiver de ficar de pé por algum tempo, apóie um dos pés numa caixa baixa ou num banquinho.

Exercícios

Fazer alongamento adequado e na dimensão correta é uma parte crucial de qualquer programa de exercícios. Muitas contusões ou recorrências de lesões acontecem durante o exercício porque o músculo está "frio" e não se encontra no comprimento adequado. Os músculos também precisam ser aquecidos antes de fazer um trabalho rápido ou pesado. Seu corpo é como um carro; ele precisa ser aquecido antes de você dirigir depressa.

Os músculos devem estar ativos fisicamente, do contrário, tornam-se atrofiados – pequenos e fracos. Alongar e fortalecer auxilia os músculos a voltar a um tamanho mais normal, aumentando sua tolerância e capacitando-os a suportar mais torções, giros e movimentos súbitos.

O alongamento adequado inclui um "alongamento estático". Isso quer dizer um alongamento lento, suave e contínuo, no qual se sente o mínimo de desconforto. Faça movimentos sem saltos rápidos. Movimentos abruptos apenas rompem as fibras musculares, o que provoca mais dor. Já lhe aconteceu alguma vez ter de correr de repente para pegar o ônibus e sentir uma cãibra aguda na panturrilha ou no pé? Sua perna não estava pronta para a ação, o que resultou num espasmo. Mesmo músculos que estejam em boa forma podem ter cãibras ou espasmos se forem sujeitos a um choque súbito como uma torção ou uma corrida rápida. Entretanto, músculos condicionados vão suportar melhor o choque e voltarão ao estado normal mais rapidamente do que os músculos fora de forma.

Inclinação Pélvica para Trás*

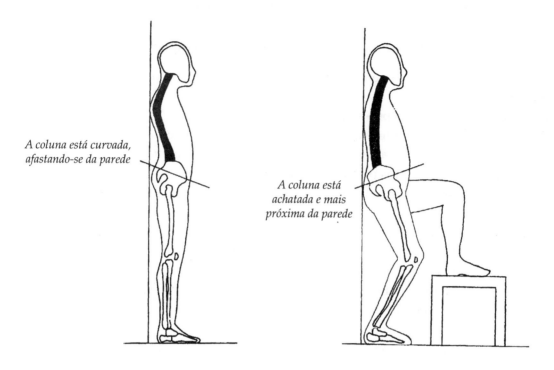

Posição pélvica desequilibrada *Inclinação pélvica para trás, equilibrado*

1. Fique em pé com as costas e nádegas contra uma parede.
2. Coloque as mãos entre a parede e a curvatura de suas costas.
3. Coloque um pé sobre o assento de uma cadeira à sua frente.
4. Observe que sua pélvis se inclina para cima e suas costas ficam mais retas e mais próximas da parede do que estavam quando os dois pés estavam no chão.

Você agora está na posição de inclinação pélvica para trás.

5. Tensione os músculos do estômago e das nádegas para manter suas costas nessa posição.
6. Mantenha essa posição pélvica equilibrada enquanto abaixa sua perna até o chão.
7. Ande pelo recinto mantendo essa posição.

Faça alongamento durante pelo menos cinco a dez minutos antes de começar seus exercícios de condicionamento. Se você está começando a fazê-lo, mantenha cada posição por vinte segundos. Alongue-se até sentir uma resistência suave, *e não dor*. Conforme você for se familiarizando com os alongamentos e com as respostas de seu corpo, aumente gradualmente o tempo de alongamento até alcançar de trinta a sessenta segundos. Às vezes é aconselhável primeiro alongar-se suave e lentamente, soltar e, depois, repetir o alongamento, mantendo-o por um tempo mais longo e pressionando um pouco mais além do primeiro alongamento. Em seu popular manual *Alongue-se*, Bob Anderson nos lembra que o objetivo do alongamento é reduzir a tensão muscular e promover um movimento mais livre –

---

* Extraído de IMRIE, David. *Goodbye backache*. Toronto: Prentice-Hall/Newcastle Publishing, 1983.

não se forçar na tentativa de uma flexibilidade tão extrema que o faça se arriscar a um alongamento exagerado e a uma contusão. A chave é a regularidade e o relaxamento.

Dez Regras para um Alongamento Adequado

1. O objetivo do alongamento é recuperar a flexibilidade perdida devido à inatividade ou a ferimento.
2. Faça alongamentos estáticos – sem movimentos abruptos.
3. Comece suave e lentamente. Movimente-se mais lentamente do que você acha que precisaria. Faça dez minutos de alongamento lento antes de começar qualquer exercício de fortalecimento.
4. Mantenha os alongamentos pelo menos por vinte segundos.
5. Alongue-se até sentir uma resistência suave, não dor. Ao menor sinal de dor, diminua o alongamento.
6. Não jogue a cabeça ou o corpo de lá para cá. Mova-se lenta e cuidadosamente mesmo quando estiver se posicionando para o próximo exercício. A postura correta e o alinhamento do corpo são chaves para não se contundir.
7. Continue respirando durante os alongamentos. Comece e termine as sessões de exercício com cinco a dez respirações diafragmáticas profundas e lentas.
8. Evite exercitar-se logo depois de uma contusão aguda.
9. Várias sessões curtas são mais positivas do que algumas poucas sessões longas. É melhor para seu corpo fazer seis alongamentos, seis vezes por dia, do que fazer 36 alongamentos de uma só vez.
10. Consulte seu médico se a dor persistir por mais de dois dias, ou se os sintomas piorarem imediatamente depois do exercício e não melhorarem no dia seguinte.

Os exercícios de fortalecimento e alongamento a seguir foram escolhidos entre as recomendações dos especialistas, visando à força e à flexibilidade gerais do corpo. Contudo, é sempre bom consultar seu médico, fisioterapeuta ou treinador antes de experimentar qualquer deles. O profissional especializado lhe dirá se você tem um problema específico que precise de atenção especial ou se seu tipo de dor musculoesquelética responde bem a esses tipos de exercício.

Uma maneira segura de começar é no chão *apenas* com um alongamento suave, até que você e seu médico sintam que você está preparado para passar aos exercícios de fortalecimento, que só deverão ser feitos depois de você ter-se aquecido com o alongamento. Acrescente mais repetições à sua rotina diária de exercícios à medida que se familiarizar com esses exercícios e sentir que sua força e flexibilidade estão aumentando.

Consulte o Capítulo 13 para obter mais informações acerca de como se exercitar.

Lembre-se, se você não estiver acostumado com os exercícios, provavelmente sentirá alguma tensão e dor no início. Isso se deve ao rompimento e à reconstrução microscópicos normais das fibras musculares associados a qualquer exercício. Contudo, se a dor persistir por mais de dois dias, ou se seus sintomas piorarem imediatamente depois dos exercícios e ainda no dia seguinte, consulte seu treinador. Volte um pouco atrás em sua rotina de exercícios e diminua o número de repetições de cada exercício. Mas não pare completamente. Continue movendo-se, mesmo que suave e vagarosamente. O movimento ajudará a diminuir a dor e o estresse e manterá o oxigênio curativo e os nutrientes sanguíneos circulando por seu corpo. Com persistência relaxada e tempo, você conseguirá mover-se mais livremente de novo.

Os exercícios a seguir são planejados para serem feitos na seqüência em que são apresentados, mas depois de consultar seu profissional de saúde, você poderá acrescentar, retirar, ou modificar os exercícios, com base em suas necessidades e nas reações de seu corpo. A seqüência completa vai demandar aproximadamente vinte minutos no início, mas exigirá mais conforme seus alongamentos aumentarem além de vinte segundos cada. Lembre-se de fazer seus exercícios pelo menos uma vez por dia.

Alongamentos das pernas

1. *Alongamento do tornozelo e da panturrilha* (sentado ou deitado). Gire lentamente os tornozelos, com os pés relaxados, primeiro no sentido horário e, depois, anti-horário, oito vezes em cada direção.

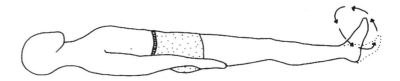

2. *Alongamento dos tendões das pernas.* Coloque o pé esquerdo contra o interior de sua coxa direita. Dobre lentamente a perna que estiver esticada para fora, mantendo o joelho voltado para o teto. Incline-se para a frente, dobrando o quadril até que você sinta o alongamento na parte de trás das pernas (tendões). Mantenha por vinte segundos. Repita três vezes de cada lado.

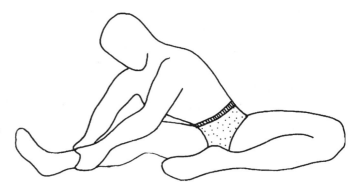

3. *Alongamento do flexor dos quadris.* Prenda suas mãos por baixo do joelho. Puxe a perna na direção do peito, mantendo a parte inferior das costas no chão e a outra perna ligeiramente dobrada. Mantenha por vinte segundos. Repita três vezes de cada lado. *Alongamento avançado do flexor do quadril*: Para aumentar seu trabalho, levante ligeiramente a cabeça e os ombros quando estiver fazendo o alongamento do flexor do quadril, levando o queixo de encontro ao joelho dobrado e tensionando os músculos do estômago. Mantenha por cinco segundos no início e gradualmente aumente o tempo.

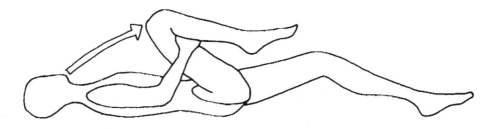

4. *Alongamento do quadríceps.* (Observação: SE VOCÊ TEM PROBLEMAS NAS COSTAS OU NOS JOELHOS, TOME CUIDADO AO ASSUMIR ESSA POSIÇÃO.) Sente-se com a perna direita dobrada para trás e a esquerda dobrada com o pé tocando o joelho direito. Incline-se *lentamente* para trás até sentir o alongamento no músculo no alto da perna dobrada para trás (quadríceps). Mantenha por vinte segundos. Repita três vezes de cada lado. Mantenha os músculos do pescoço relaxados ao realizar esse exercício.

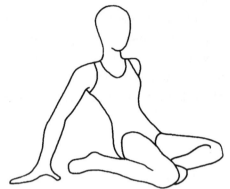

Alongamentos para a parte inferior das costas

1. *Alongamento com rotação da perna cruzada.* (Observação: SE VOCÊ TEM PROBLEMAS DE HÉRNIA DE DISCO, CONSULTE SEU MÉDICO ANTES DE FAZER ESSE EXERCÍCIO.) Coloque a perna esquerda em cima da perna direita e puxe suavemente na direção do chão. Sinta o alongamento na parte inferior das costas, nos lados e no alto dos quadris. Mantenha por vinte segundos. Repita duas vezes de cada lado, puxando na direção do joelho que está em cima.

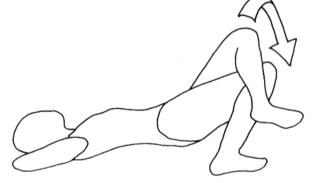

2. *Alongamento da parte inferior das costas e rolar.* (Observação: SE VOCÊ TEM PROBLEMAS DE HÉRNIA DE DISCO, CONSULTE SEU MÉDICO ANTES DE FAZER ESSE EXERCÍCIO.) Com as mãos enlaçadas embaixo dos joelhos, puxe os dois joelhos na direção do peito, mantendo a parte inferior das costas firmes na cama ou no chão. Mantenha por vinte segundos. Continue respirando. Agora gire os joelhos lentamente para a direita, torcendo suavemente o máximo que seja confortável para você. Mantenha os ombros firmes na cama ou no chão. Mantenha por vinte segundos. Respire. Lentamente role para a esquerda e mantenha por vinte segundos. Repita três vezes toda a seqüência.

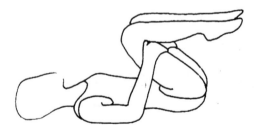 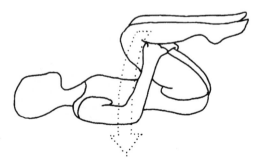

3. *Pressão para cima.* (Observação: SE VOCÊ TIVER PROBLEMAS DE HÉRNIA DE DISCO, CONSULTE SEU MÉDICO ANTES DE FAZER ESSE EXERCÍCIO.) Deite-se de barriga para baixo, com os cotovelos dobrados. Pressione lentamente para cima, mantendo os cotovelos dobrados. Mantenha a pélvis e as pernas relaxadas. Repita dez vezes.

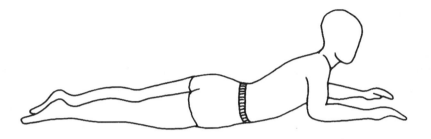

Pressão para cima avançada: Enquanto você estiver pressionando para cima, estique lentamente os braços e levante o torso o máximo que for confortável.

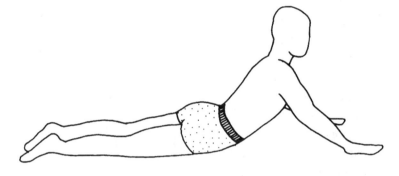

Alongamentos para a parte superior das costas, o peito e o pescoço

1. *Alongamento para as partes média e superior das costas.* Levante o braço direito e segure-o com a mão esquerda abaixo do cotovelo. Puxe o cotovelo direito suavemente na direção do ombro esquerdo até sentir o alongamento. Mantenha por cinco segundos. Repita no outro lado.

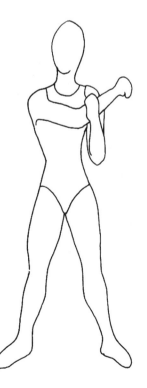

2. *Alongamento peitoral.* Enlace as mãos atrás do pescoço e pressione os cotovelos para trás o máximo possível. Mantenha por cinco segundos. Volte à posição inicial, e depois solte os braços e relaxe. Repita.

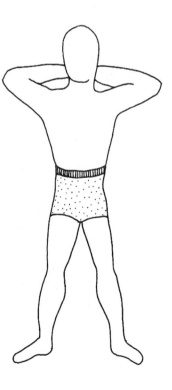

3. *Círculos com os braços.* Fique em pé, com os pés afastados e alinhados com os ombros. Inspire e cruze os braços na frente do corpo, sentindo o alongamento na parte superior das costas. Descruze os braços e levante-os acima da cabeça. Expire lentamente enquanto abaixa os braços fazendo um arco atrás do corpo, sentindo o alongamento em seu peito. Faça todo o exercício como se estivesse em câmera lenta. A respiração é uma parte muito importante desse exercício, portanto, ele é excelente para aquecimento e arrefecimento. Repita de cinco a dez vezes.

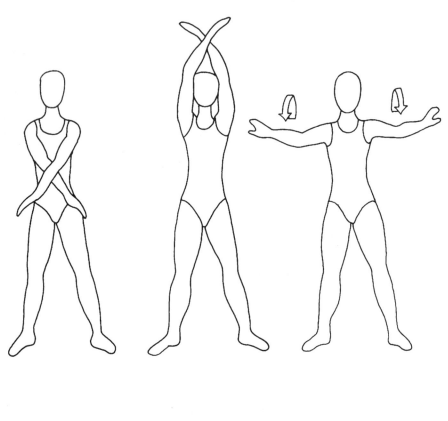

4. *"Sim-não-talvez".* Primeiro alongue a cabeça para a frente com o queixo dobrado, depois alongue-a de um lado para o outro, e no final num ângulo para cada lado (a posição "talvez"). Mantenha cada alongamento por dez segundos e repita três vezes.

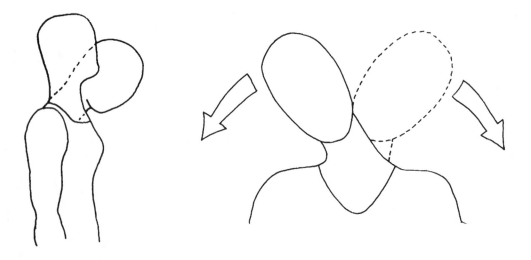

5. *Alongamento avançado para o pescoço.* Sentado, puxe o pescoço para a frente (como mostrado, a partir do alto da cabeça) e depois para cada lado, com uma inclinação de 30 a 35 graus. Puxe a cabeça até sentir um ligeiro alongamento na parte de trás do pescoço e na parte superior das costas. Mantenha o alongamento por vinte a trinta segundos.

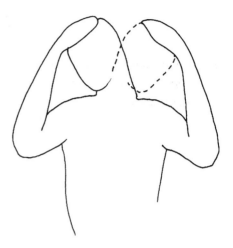

6. *Encolher os ombros.* Puxe os dois ombros simultaneamente para cima (mas não mexa o pescoço para baixo) por dez segundos. Faça isso três vezes seguidas. Aumente gradualmente o tempo de cada encolher de ombros.

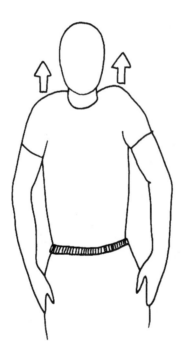

7. *Fortalecimento do pescoço.* Deite-se de barriga para cima. Levante a cabeça da cama ou do chão e mantenha por cinco segundos. Abaixe a cabeça lentamente e pressione-a contra a cama ou o chão por cinco segundos. Repita três vezes.

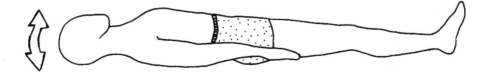

Alongamentos gerais do corpo

1. *Alongamento na cadeira.* Coloque os pés afastados no chão. Deixe as mãos cair entre os joelhos e lentamente dobre o corpo até o ponto em que você sinta um alongamento. Mantenha por vinte segundos. Relaxe e respire.

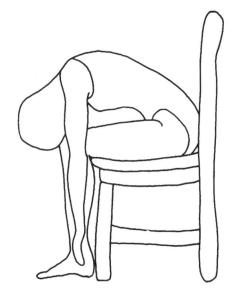

2. *Torção da coluna.* (Observação: NÃO FAÇA ESSE EXERCÍCIO SE VOCÊ TIVER PROBLEMAS DE HÉRNIA DE DISCO. CONSULTE SEU MÉDICO PRIMEIRO.) Dobre a perna esquerda por cima da perna direita esticada. O pé esquerdo deve descansar do lado de fora do joelho direito. Descanse o cotovelo direito do lado de fora da coxa esquerda. Com a mão esquerda atrás do corpo, vire lentamente a cabeça para olhar por cima do ombro esquerdo, girando a parte superior do corpo na direção do braço e da mão esquerdos. Mantenha por vinte segundos. Esse é um bom alongamento para as partes superior e inferior das costas, dos quadris e da caixa.

Fortalecimento das costas

1. *Achatamento da parte inferior das costas (inclinação pélvica).* Suavize a curva da parte inferior das costas, pressionando contra o chão com os músculos do baixo abdome. Mantenha pelo menos por cinco segundos. Comece apenas com algumas repetições, mas repita várias vezes durante o dia. Pare se sentir dor. Esse é um dos melhores exercícios para lesões na parte inferior das costas e um bom exercício para praticar uma inclinação pélvica correta e fortalecer os músculos glúteos e abdominais.

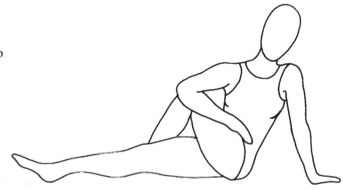

2. *Curvaturas abdominais (enrolar).* Deite-se de barriga para cima e dobre os joelhos, mantendo os pés apoiados no chão. Enquanto mantém uma inclinação pélvica, levante lentamente a cabeça, os ombros e a parte superior das costas, aproximando-os dos joelhos. Mantendo o queixo para baixo, mantenha essa posição levantada enquanto conta até cinco. Abaixe lentamente o corpo até a posição inicial. Repita cinco vezes.

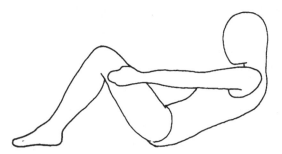

3. *Curvaturas para trás.* (Observação: Esse exercício só deve ser feito depois de você se sentir à vontade e mais forte durante as curvaturas abdominais.) Comece sentando-se levemente inclinado para trás, com a coluna formando uma curva em C. Mantenha os braços dobrados e cruzados no peito, os joelhos dobrados e os pés apoiados no chão. Incline-se para trás de um terço à metade da distância até o chão. Incline-se cuidadosamente e apenas até o ponto em que se sinta seguro. Volte à posição inicial. Repita cinco vezes. (Precaução: Não firme os pés embaixo de uma cadeira ou cama enquanto estiver fazendo as curvaturas para trás. Isso faz com que você use outros músculos e não os abdominais para abaixar o corpo. Além disso, assegure-se de manter o queixo abaixado e o pescoço relaxado. Não jogue a cabeça para trás.)

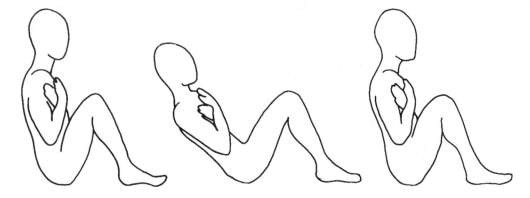

Um caso de sucesso com exercícios

"A pior coisa em relação à dor crônica para mim era a solidão, o isolamento. Não havia nada por que esperar."

Essas são as palavras de Mary Jo, mãe de quatro crianças, uma pessoa até então ativa e totalmente despreparada para a perturbação em sua vida provocada por uma lesão ao andar a cavalo. Mas ao ser entrevistada um ano e meio depois do acidente, ela estava de pé, andando pela cozinha, ocupada com a preparação de chá gelado, lutando com janelas de cozinha emperradas e cuidando de uma criança doente. Olhando para trás e vendo seu progresso, ela tinha certeza de que fazer exercícios de um modo consistente havia sido um dos principais fatores para sua melhora.

Andar a cavalo sempre fora uma das atividades preferidas de Mary Jo. Embora fosse uma amazona experiente, o galho de uma árvore atingiu-a no ombro durante uma cavalgada *cross-country*. Não havia quebrado nada, mas ela sentia uma intensa dor queimante ("Parecia um ferro em brasa.") espalhando-se pelo braço.

Várias semanas depois, ela ainda não conseguia usar a mão e o braço, e os dedos estavam entorpecidos. O médico colocou-a em repouso absoluto com tração e uma série de dez dias com cortisona. O tratamento aliviou a sensação queimante, mas Mary Jo se deu conta de que estava quase imobilizada.

"Eu não podia dirigir, cozinhar, escovar os dentes, ou lavar o cabelo. Eu lutava para levantar de manhã e tomar café com minha família, mas a dor me fazia voltar para a cama depois de quinze ou vinte minutos."

Depois de três meses nessa situação, Mary Jo sentia-se desesperada. Outro médico havia prescrito repouso, e possivelmente cirurgia, mas Mary Jo percebeu que precisava começar a mexer-se para ficar melhor. Ela conseguiu que uma amiga a levasse até o departamento de fisioterapia de um hospital próximo. Lá ela recebeu massagens, banhos de hidromassagem e uma série de exercícios para fazer diariamente com o propósito de começar a soltar os músculos tensos do ombro e do pescoço. Após vários meses de inatividade os músculos estavam fracos, inflexíveis e incapazes de suportar muito movimento antes de entrar em espasmos dolorosos.

Ela experimentou primeiro os exercícios fáceis – encolher suave de ombros, exercícios "sim-não-talvez" e uma série de alongamentos de pescoço (todos descritos anteriormente neste capítulo). Ela fazia os exercícios logo de manhã, uma vez mais depois de tomar um banho quente que relaxava os músculos, e outra vez à noite. No início eram apenas algumas poucas repetições de cada exercício, pois os músculos se cansavam facilmente. À medida que ia se fortalecendo, ela foi aumentando as repetições.

Mary Jo também procurou uma clínica de dor, onde o terapeuta de exercícios lhe mostrou como fortalecer os músculos recorrendo a exercícios suaves de resistência (ver o Capítulo 13) e círculos com os braços usando pesos gelatinosos. Ela utilizou igualmente um aparelho de estimulação nervosa elétrica transcutânea. Este aliviou tanto sua dor que ela conseguiu aumentar consideravelmente o tempo que passava se exercitando.

"Eu comecei a me exercitar com determinação, fazendo exercícios mais vigorosos com o pescoço, ombro e braço, três vezes por dia e depois de um banho quente. Em vez de uma dor ardente, tudo que eu sentia durante e depois dos exercícios era calor em meus músculos.

Atualmente ainda faço muitos exercícios de encolher de ombros, respiração profunda e exercícios de pescoço para soltá-lo e também os ombros. Eu me lembro de soltar os ombros e deixar que meus braços e mãos fiquem pendurados e pesados. Eu verifico os pontos de tensão em meu corpo. Eu ainda sinto alguma dor, mas sei que o exercício realmente me ajudou a me mexer de novo e a voltar à vida normal."

Leitura complementar

ANDERSON, B. *Alongue-se*. 23. ed. São Paulo: Summus, 1983.

DAVIS, M.; ESHELMAN, E. R. & McKAY, M. *The relaxation & stress reduciton workbook*. 4. ed. Oakland, CA: New Harbinger Publications, 1995.

IMRIE, D. *Goodbye backache*. Toronto: Prentice-Hall/Newcastle Publishing, 1983.

Informações *on-line* estão disponíveis em:

http://www.healthychoice.com/trainer/html/CustomExerciseProgram.htm

4

Dor e controle básico do estresse

Paulette sofreu durante anos de uma combinação de enxaqueca e dores de cabeça tensionais. No início as dores pareciam suportáveis, mas depois elas pioraram e começaram a perturbar de forma intensa sua vida profissional e doméstica. Ela decidiu que precisava fazer algo.

Depois de consultar vários médicos, ela concordou relutantemente em ir até uma clínica de dor para aprender *biofeedback* e controle do estresse. Ouviu educadamente as explicações do terapeuta do programa, com o rosto congelado num sorriso, e durante todo o tempo pensava consigo mesma que o terapeuta – e todos os outros médicos – deviam pensar que ela estava louca. Finalmente falou: "O que o controle do estresse tem a ver com a minha dor? Eu não estou inventando isso. E de qualquer maneira, não tenho tempo para aprender nada novo porque minhas enxaquecas esgotam toda a minha energia".

Muitas pessoas têm a mesma preocupação. Se você foi enviado de um médico a outro, e a cada vez recebeu explicações diferentes para sua dor, então é razoável começar a se perguntar se eles realmente acreditam que você está inventando sua dor – ou que está realmente louco.

O mais provável é que você não esteja nem louco nem inventando. Todavia, está sob um estresse compreensível em resposta a uma situação difícil – conviver com a dor crônica. Muitas vezes os profissionais de saúde sentem-se inclinados a colocar um rótulo em você, quando não sabem mais o que fazer. Em sua frustração, você pode até começar a duvidar de si mesmo, pensando que a dor está apenas em sua mente e que não há nada que você possa fazer sobre isso.

O comportamento autoderrotista (comportamento que aumenta sua dor ou faz com que ela continue) e o pensamento negativo são o tema deste capítulo e dos três próximos. Neste capítulo, examinaremos as vantagens de praticar estratégias de relaxamento, o que leva a agir contra o comportamento autoderrotista diante da dor. Você aprenderá a lidar com a dor em sua vida de modos semelhantes aos que usa para lidar com outros fatores estressantes. Afinal de contas, sua dor crônica consome tanta energia quanto o estresse provocado por um emprego exigente ou um desagradável problema familiar.

Quando você tem dor crônica, os aspectos estressantes da vida parecem ser obstáculos insuperáveis em seu caminho. A harmonia de sua família é afetada, a vida sexual pode ser comprometida, e a capacidade de fazer seu trabalho ou as tarefas domésticas pode ser seriamente restringida, e até mesmo provocar preocupações financeiras.

Durante uma crise de dor, você tem a sensação de que ela nunca vai passar, o que pode deixá-lo deprimido e com raiva. Você pode ter de encarar não só sua dor física, mas também a angústia mental. Sente-se sozinho e desamparado, e às vezes parece que suas esperanças de recuperação estão sendo arrasadas a cada pulsação de dor. Como disse Paulette: "Eu sinto que uso toda minha energia para lutar contra a dor – eu não tenho energia ou alegria sobrando para as coisas importantes na minha vida, como minha família e meu trabalho".

Controle o estresse e diminua a dor

Existem dois motivos simples que determinam o porquê de aprender e praticar o controle do estresse quando sente dor. Primeiro, a própria dor crônica é um fator estressante. Ela reduz sua capacidade de funcionar, de conviver e de sentir-se bem. Você se sente inútil quando não consegue funcionar bem no cotidiano. E se não pode conviver, os outros fatores estressantes começam a acumular-se. Segundo, você tensiona seus músculos em resposta à dor e a seus efeitos colaterais. Aperta os dentes antecipando a dor. Tensiona os ombros rigidamente para preparar-se para a dor. Isso aumenta o nível geral de tensão em seu corpo, o que só piora a dor.

O primeiro passo é perceber que existe um componente de estresse em sua dor. A tensão física e a ansiedade mental podem tornar a convivência com a dor ainda mais difícil. Você pode diminuir o efeito dominó do estresse e da dor aprendendo a administrar o componente de tensão em sua vida. Aprenda a identificar o estresse em seu corpo e a inter-relação com a dor.

Entendendo a resposta de estresse

Quando seu corpo está fisicamente tenso por causa da dor ou de outros fatores estressantes, ele geralmente reage com o que é chamado *resposta de estresse*. Talvez você conheça com o nome resposta de "luta-ou-fuga". Em *The relaxation response* (1992), o dr. Herbert Benson sugere que a resposta de luta-ou-fuga – que é controlada pelo sistema nervoso simpático – teve grande importância evolucionária para a sobrevivência humana. Nós herdamos essa resposta de nossos ancestrais, para quem ela foi muito útil quando precisavam enfrentar perigos físicos extremos. Entre outros fatores, os corações bombeavam sangue mais rápido para os músculos e pulmões, fazendo com que aqueles pudessem bater mais forte ou correr mais rápido do que fariam normalmente. Mas agora, embora você tenha a mesma resposta física, seu mundo raramente exige ou mesmo permite que você lute ou fuja. Por exemplo, não pode fugir de sua chefe nem bater nela quando ela grita com você. A mesma resposta antiga é ativada, mas ela não o beneficia do mesmo modo. Você não tem uma válvula de escape adequada para liberar o estresse.

Isso não significa que o estresse seja de todo ruim. A resposta natural de estresse pode ajudá-lo a reagir rapidamente para proteger-se ou lhe dar uma carga de energia para que você pense mais rápida e claramente. A adrenalina que é repentinamente bombeada na corrente sanguínea o ajuda a rapidamente sair do caminho de um carro que se aproxima. Da mesma maneira, um projeto desafiador no trabalho pode motivar você a trabalhar mais. No entanto, se a adrenalina que lhe deu uma reação rápida continuar a correr em sua corrente sanguínea durante meses ou anos, os efeitos não são tão positivos.

O perigo de uma resposta de estresse prolongada é o desgaste que ela provoca em seu corpo. E quando o estresse é associado à dor crônica, o desgaste que você experimenta é ainda maior. Vinte anos num emprego exigente ou seis meses de dor vão cobrar um preço a seu corpo. Há o risco de problemas circulatórios por causa da diminuição do fluxo sanguíneo, ou as secreções crônicas no estômago podem finalmente contribuir para uma úlcera. Ainda, os músculos do ombro, do pescoço e da cabeça, que você tensiona para proteger-se contra a dor, podem levar a dores de cabeça tensionais ou à síndrome da articulação temporomandibular, um problema da mandíbula que resulta, em parte, de dentes cronicamente cerrados.

A seguir apresenta-se uma relação do que geralmente acontece ao corpo humano sob estresse e o que você pode sentir:

- A taxa de batimentos cardíacos aumenta.

  Você sente seu coração batendo forte no peito.

- A pressão sanguínea aumenta.

  (Só pode ser detectada se for medida.)

- Seu nível de sudorese aumenta.

  A pele parece fria e pegajosa.

- O taxa respiratória se altera.

  A respiração fica superficial ou você respira de forma ofegante.

- Adrenalina e outros hormônios são liberados na corrente sanguínea, provocando vasoconstrição na periferia e aumentando o tono muscular. O sangue flui da periferia (mãos e pés) para o coração, os pulmões e os músculos.

  Os músculos se contraem; as mãos e os pés ficam frios.

- Alguns ácidos são secretados no trato gastrointestinal.

  Você sente um nó no estômago, ou náusea e mal-estar.

Outros órgãos como o fígado e o baço também são afetados pelo estresse, e alguns processos param totalmente, como a digestão e o funcionamento sexual.

Você pode ajudar a si mesmo aprendendo a identificar seus padrões típicos e prejudiciais de estresse, e começando a eliminá-los de sua rotina cotidiana. Isso pode ser feito com a prática diária, regular e consistente de uma ou mais técnicas discutidas ao longo deste capítulo e no Capítulo 5. Essas técnicas têm nomes diferentes e usam processos variados, mas todas elas foram planejadas para fazer a mesma coisa: relaxar o corpo para que você possa conviver melhor com a dor e o estresse.

Controlar seus níveis de dor e estresse é algo que você pode fazer prestando atenção a seus pensamentos e sentimentos, isto é, identificando o diálogo interior negativo que integra seu sistema de crenças. Essa é uma parte muito importante de seu repertório de métodos de convivência que será discutida no Capítulo 6. Todavia, será mais fácil começar por cuidar de seu problema imediato – o corpo com dor – e só depois passar a outros métodos de convivência, uma vez que você terá mais energia para dedicar aos outros aspectos do controle da dor crônica.

Respiração profunda

A respiração profunda é uma das maneiras mais fáceis e mais efetivas de liberar a tensão em seu corpo. No entanto, costumamos considerar essa importante função algo automático, e quando você estiver estressado ou com dor, é provável que esqueça de dar esse passo essencial para o relaxamento.

Lembre-se da última vez em que se sentou na poltrona de um cinema totalmente absorvido num filme – é provável que tenha não se mexido nem respirado profundamente por boa parte das duas horas. Por isso se espreguiçou quando levantou da cadeira – seus músculos haviam sido privados de oxigênio e sua circulação estava mais lenta, e o espreguiçar é um reflexo natural para renovar os músculos. Agora pense na última vez em que teve um ataque de dor. Você provavelmente prendeu a respiração, cerrou os dentes e apertou os ombros, como se essas atitudes coisas fossem diminuir a dor. Na verdade, essas respostas apenas pioram a situação, porque agora você tem a sua dor e *também* músculos tensos, dor de cabeça ou oxigênio insuficiente. Ao relaxar os músculos, a respiração profunda pode ajudar a liberar a tensão no abdome, no pescoço e nos ombros que são as regiões que normalmente as pessoas tensionam, preparando-se para a dor.

A respiração profunda ajuda a garantir que haja uma quantidade suficiente de oxigênio em seu corpo. Ele é um nutriente carregado pelo sangue, e é necessário para o metabolismo nos tecidos saudáveis. Os órgãos internos e os músculos, e também as áreas lesionadas, precisam de uma quantidade diária suficiente de oxigênio para sobreviver, e de muito mais oxigênio para se curarem.

Algumas pessoas usam a respiração profunda como seu único exercício de relaxamento. Outras a usam como um sinal para indicar o início de sua prática para liberar a tensão. Qualquer que seja a maneira pela qual você opte por usá-la, ela é rápida, agradável e sempre está disponível.

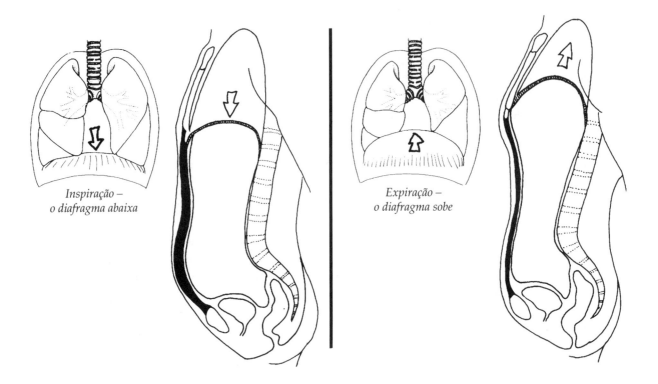

Inspiração – o diafragma abaixa

Expiração – o diafragma sobe

1. Consciência da respiração

a. Deite-se num tapete ou cobertor no chão, com as pernas descruzadas e ligeiramente separadas. Deixe os braços confortavelmente relaxados ao lado do corpo. Feche os olhos.

b. Traga sua atenção para a respiração e coloque a mão no lugar que mais parece subir e descer à medida que você inspira e expira. Observe que se esse lugar estiver no peito, você não está usando bem a parte inferior dos pulmões. As pessoas que se encontram nervosas tendem a respirar de modo curto e superficial, com a parte superior do peito.

c. Coloque as mãos suavemente sobre o abdome e siga sua respiração. Observe como o abdome sobe a cada inspiração e desce a cada expiração.

d. Respire pelo nariz. Limpe as passagens nasais antes de fazer exercícios respiratórios.

e. Seu peito está se movendo em harmonia com o abdome, ou está rígido? Permaneça um ou dois minutos deixando que o peito siga o movimento do abdome.

f. Examine seu corpo, procurando por pontos de tensão, especialmente na garganta, no peito e no abdome.

(Adaptado de *The relaxation & stress reduction workbook*.)

2. Respiração abdominal – sentado ou deitado de costas

A respiração abdominal pode ser praticada em qualquer lugar – no escritório, andando de ônibus, dirigindo, em casa, antes de dormir – enquanto você está sentado, em pé ou deitado. Mas para ficar à vontade com a técnica, recomenda-se que você primeiro focalize a atenção na respiração abdominal enquanto está deitado de costas. Depois que a respiração abdominal tiver se tornado automática para você, levará apenas alguns segundos para que você a use em qualquer lugar, a qualquer momento, para ajudar a aliviar a tensão e a dor.

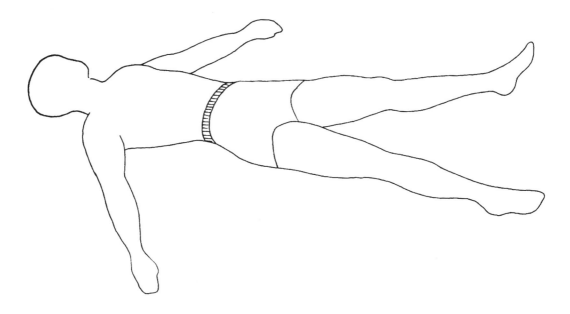

a. Deite-se de costas, coloque uma mão no peito e a outra na barriga. Descruze as pernas, deixando-as confortavelmente separadas ou dobre os joelhos e apóie os pés no chão.
b. Inspire lentamente pelo nariz.
c. Sinta a respiração passando por seu peito e levantando levemente a mão que está sobre ele. Quando a respiração chegar ao estômago, empurre a barriga para cima na direção do teto, enquanto completa a inspiração. Deixe que a mão sobre a barriga fique ligeiramente mais elevada do que a mão apoiada sobre o peito.
d. Mantenha por um segundo e depois inverta o processo, deixando que a respiração volte através do peito até as narinas. Ao expirar, sinta os músculos liberando a tensão. Deixe que o maxilar fique solto enquanto você expira.
e. Foque-se duas vezes ao dia neste processo de respiração, por um período de dez a vinte minutos de cada vez. Seu corpo lhe dirá quando você estiver à vontade com essa respiração, e logo conseguirá aplicá-la automaticamente quando o corpo se tensionar por causa de dor e estresse.

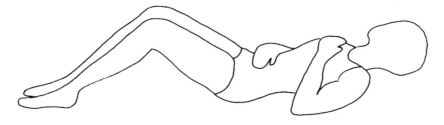

3. Respiração abdominal – deitado de bruços

Esse é um exercício excelente para praticar a respiração abdominal, especialmente se você estiver tendo dificuldades para sentir o movimento do diafragma enquanto respira sentado ou deitado de costas.

a. Deite-se de bruços, separando as pernas numa distância confortável, com os dedos dos pés voltados para fora. Cruze os braços na frente do corpo, descansando as mãos sobre os bíceps. Coloque os braços de modo que o peito não toque o chão.
b. Ao inspirar, sinta o abdome pressionando contra o chão. Enquanto você expira lentamente, sinta os músculos abdominais relaxando. É fácil sentir o movimento diafragmático nessa posição.

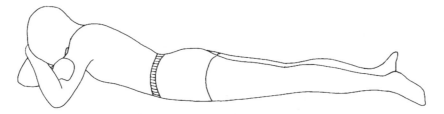

4. Respiração profunda e imagens

À medida que você vai se acostumando com os exercícios de respiração profunda, pode começar a experimentar o trabalho com imagens para combater a dor, associando-o à respiração.

a. Quando você notar os primeiros sinais de dor, comece a acalmar o corpo, fazendo de três a quatro respirações profundas e naturais, durante um ou dois minutos.
b. Na quarta ou quinta respiração, no momento em que expirar, sinta os músculos que estão começando a ficar tensos e afunde no tapete ou na cadeira. Use imagens que representem os músculos relaxando. Imagine-os como cordas cheias de nós que lentamente vão se afrouxando e ficando soltas, ou imagine o sangue quente fluindo para os músculos, deixando-os pesados. Consulte a seção sobre imagens no Capítulo 5 para ter outras idéias.
c. Foque-se especificamente na área que está doendo. A cada inspiração, use uma imagem para representar a área dolorida. Você pode vê-la como uma luz vermelha brilhante e pulsante. A cada expiração, vislumbre a imagem mudando para outra imagem mais agradável e relaxante. Por exemplo, vislumbre a luz brilhante mudando para uma luz suave e fria, verde ou azul.
d. Mantenha uma mão sobre sua barriga e mova a outra para um ponto em seu corpo que esteja doendo. Ao inspirar, imagine que a energia está entrando e sendo guardada em sua área abdominal. Ao expirar, imagine que a energia está fluindo para o ponto que dói. Inspire mais energia e, ao fazê-lo, imagine que a energia está levando a dor embora. Imagine esse processo claramente, enquanto você, de forma alternada, envia energia para o ponto que dói e depois retira a dor.

(Adaptado de *The relaxation & stress reduction workbook*.)

Pontos que devem ser lembrados acerca da respiração profunda:

- A respiração profunda pode ser extremamente útil para combater o estresse cotidiano, inclusive o estresse diário causado pela dor. A respiração profunda pode funcionar como um instrumento preventivo no que diz respeito a um aumento dos níveis de tensão. Observe a si mesmo durante o dia. Aos primeiros sinais de estresse ou dor, faça cinco ou seis respirações por alguns momentos. Você pode fazer isso em qualquer lugar, a qualquer hora, sentado ou em pé. Simplesmente feche os olhos e foque-se em sua respiração, diminuindo seu ritmo e aprofundando-a. Faça isso tantas vezes durante o dia quanto for necessário para ajudá-lo a ficar mais calmo. Com persistência, você começará a notar uma condição de calma no final do dia, em vez de um acúmulo de dor e estresse.

- Desenvolva a habilidade de se "concentrar passivamente" em sua respiração profunda. O conceito de concentração passiva ou de vontade passiva é bem conhecido na filosofia oriental, mas menos entendido na cultura ocidental, na qual se enfatiza a busca da perfeição. Concentração passiva significa focalizar aquilo que você está fazendo, entretanto, observando-se de modo confortável. Em outras palavras, *permita a si mesmo* respirar profundamente, em vez de *forçar-se* a respirar "exatamente como" o livro diz. Um problema comum é que pessoas têm a pretensão de relaxar totalmente na hora marcada e seguindo um comando. Ficam frustradas quando seus pensamentos vagueiam para os negócios ou o prazer, interrompendo sua tarefa, e então tentam obrigá-los a ir embora. Elas se esforçam demais. Se você sentir que tem de fazer a respiração profunda e os outros exercícios deste capítulo "do jeito certo" para ser bem-sucedido, então esteja ciente de que "forçar-se" a relaxar só será contraproducente. Repita várias vezes para si mesmo: "Eu estou *permitindo a mim mesmo* relaxar". Observe os pensamentos errantes que passam por sua mente; observe-os e deixe-os ir. Dê a si mesmo permissão para não fazer "do jeito certo" o tempo todo.

Relaxamento muscular progressivo

O relaxamento muscular progressivo foi desenvolvido por Edmund Jacobson nos anos de 1930, quando ele constatou que seus pacientes de hipnose mantinham grande carga de tensão nos músculos enquanto tentavam relaxar. Ele ensinou os pacientes a liberar a tensão residual, contraindo fortemente os músculos, um grupo de cada vez, e depois liberando lentamente a tensão. Sentia que o relaxamento muscular profundo ajudaria seus pacientes a substituir o hábito de tensionar os músculos em resposta ao estresse, pelo hábito de liberar a tensão muscular.

O relaxamento muscular progressivo pode ser um modo eficaz de descobrir a quantidade de tensão muscular em seu corpo bem como sentir o agudo contraste entre os músculos tensos e os relaxados. É possível andar com os dentes cerrados ou com os punhos apertados por todo o dia e nem mesmo perceber isso até a noite, quando uma dor de cabeça tensional ou ombros doloridos lhe mostram o que você esteve fazendo. Ou você pode achar que relaxou os músculos mesmo que eles ainda estejam fortemente contraídos. A falta de percepção sobre o estado de seus músculos pode levar a fadiga muscular, a circulação ruim, a cãibras e a rigidez. A contração muscular crônica pode levar a uma piora de sua condição de dor. Músculos inflexíveis estão mais vulneráveis a espasmos, o que desencadeia o ciclo dor-espasmo-dor discutido no Capítulo 2.

Uma palavra de cautela sobre o relaxamento muscular progressivo: se você sentir dor quando experimentar esse exercício pela primeira vez, cuidado! Evite tensionar exageradamente a área contundida e os músculos que a rodeiam. Algumas pessoas podem até descobrir que não conseguem relaxar com esse tipo de relaxamento muscular progressivo porque ele aumenta demais a dor. Você pode descobrir que no seu caso é melhor uma versão desse exercício que usa o "soltar", na qual você não tensiona e apenas se concentra em *liberar a tensão* em cada músculo (ver também "Autógeno" no Capítulo 5). Qualquer que seja a versão escolhida, recomendamos que você se acostume aos poucos com esse exercício e não se force.

O relaxamento muscular progressivo é um exercício mais "ativo" que os outros descritos neste capítulo. Você tensiona e relaxa fisicamente seus músculos, aumentando a tensão de modo que sente o limite máximo de sua contração muscular. Se estiver ligado a um equipamento de *biofeedback*, vai notar que a agulha registra mais atividade muscular conforme você continua tensionando o grupo muscular que está sendo monitorado. Esses fatores tornam o relaxamento muscular progressivo um modo valioso para avaliar a tensão em seu corpo e um bom exercício para as pessoas que estão começando a praticar o relaxamento, mas também significa que a técnica pode não levar tão facilmente ao relaxamento profundo quanto os outros exercícios de relaxamento. Experimente o relaxamento muscular progressivo e os outros exercícios neste capítulo; depois de conhecer suas próprias respostas, escolha aqueles que funcionam melhor para você. O exercício a seguir foi adaptado de *The relaxation & stress reduction workbook* e de *The relaxation training program*, de Thomas Budzynski.

Agora vamos focalizar os quatro grupos principais de músculos no corpo:

1. braços e mãos;
2. pés, panturrilhas, coxas e nádegas;
3. peito, estômago e parte inferior das costas;
4. ombros, pescoço, garganta, rosto e cabeça.

Reserve pelo menos vinte minutos por dia, durante dois ou três dias, em cada grupo de músculos. No começo, a maioria dos iniciantes acha mais fácil acompanhar uma fita gravada. Você pode comprar uma fita pré-gravada, ou produzir uma, gravando as instruções apresentadas aqui.

Comece deitando-se de costas ou sentando-se numa cadeira confortável que apóie a cabeça. Faça várias respirações profundas, expirando lentamente. Deixe que o fluxo profundo e natural da respiração seja o sinal para começar a sessão de relaxamento.

a. Foque-se no primeiro grupo de músculos – a mão, o braço e os bíceps direitos. Feche o punho, apertando o máximo que puder. Mantenha essa tensão, sentindo-a subir pelo braço em direção ao ombro. Mantenha até começar a sentir uma leve sensação ardente de cãibra.

b. Agora relaxe, sentindo os músculos amolecerem. Sinta o fluxo quente do sangue passando pelo braço, pelo mão e pelos dedos. Observe o contraste entre a sensação muscular quando estavam tensos e a sensação presente quando estão relaxados.

c. Repita esse procedimento mais duas vezes. Lembre-se de prestar atenção a sua respiração enquanto você tensiona e relaxa. A respiração começa a ficar superficial? Preste atenção para não segurar inconscientemente a respiração.

d. Agora observe qual a sensação no braço e na mão direitos e compare-a com a sensação no braço e na mão esquerdos. Agora focalize a mão, o braço e os bíceps esquerdos e repita o exercício três vezes.

Depois de dois ou três dias praticando com o primeiro grupo muscular, passe para o segundo grupo: pés, panturrilhas, coxas e nádegas. Repita o mesmo procedimento descrito anteriormente, alternando os lados do corpo.

a. Foque-se no pé e na panturrilha direitos. Tensione-os o máximo que puder. Você pode puxar o pé para cima, ou alongá-lo para fora apontando com o dedão. Mantenha a tensão, sentindo-a subir pela perna na direção do torso. Mantenha a tensão até começar a sentir uma leve sensação ardente de cãibra.

b. Agora relaxe, sentindo os músculos amolecerem. Sinta o fluxo quente do sangue pela panturrilha e pelo pé. Observe o contraste entre a sensação quando os músculos estavam tensos, e a sensação presente quando você está relaxado.

c. Repita o procedimento mais duas vezes. Lembre-se de prestar atenção a sua respiração enquanto você tensiona e relaxa. A respiração começou a ficar superficial? Preste atenção para não segurá-la inconscientemente.

d. Agora observe a sensação na panturrilha e no pé direitos e compare-a com a sensação na panturrilha e no pé esquerdos. Foque-se na panturrilha e no pé esquerdos e repita três vezes o exercício.

e. Agora foque-se novamente na perna direita. Tensione a coxa e a nádega enquanto tensiona o pé e a panturrilha. Tensione o máximo que puder, até começar a sentir uma leve sensação ardente de cãibra.

f. Agora relaxe, sentindo todos os músculos na perna direita amolecerem. Sinta o fluxo quente do sangue nas nádegas, na coxa, na panturrilha e no pé. Observe o contraste entre a sensação na perna quando esta estava tensa, e a sensação presente agora que ela está relaxada.

g. Repita o procedimento mais duas vezes. Lembre-se de respirar de modo relaxado e natural. Observe a sensação na perna direita e compare-a com a sensação na perna esquerda.

h. Agora foque-se na perna esquerda, tensionando as nádegas e a coxa enquanto você tensiona o pé e a panturrilha esquerdos. Repita o exercício três vezes.

Durante os dois ou três dias seguintes, pratique com o terceiro grupo: peito, estômago e parte inferior das costas. Lembre-se de respirar profundamente e expirar lentamente conforme solta a tensão no estômago. (Observação: se você sente dor na parte inferior das costas, seja cauteloso ao tensionar os músculos das costas. Contraia os músculos o máximo que puder, mas não exagere.)

a. Foque-se no peito, no estômago e na parte inferior das costas. Tensione essas áreas, empurrando a parte inferior das costas na direção da cama ou cadeira enquanto você contrai os músculos abdominais e encolhe os ombros. Mantenha a tensão até começar a sentir uma leve sensação ardente de cãibra.

b. Agora relaxe, sentindo os músculos amolecerem. Sinta o fluxo quente do sangue passando pela parte inferior das costas, do estômago e do peito. Observe o contraste entre a sensação nessas áreas quando estavam tensas, e a sensação presente agora.

c. Repita o procedimento mais duas vezes. Lembre-se de respirar de modo natural e relaxado.

Nos dois ou três dias seguintes, foque-se nos músculos dos ombros, do pescoço, do rosto e da cabeça. Dê atenção especial aos músculos faciais, pois eles são extremamente sensíveis ao estresse e à ansiedade. Você pode estar tensionando os poderosos músculos do maxilar, durante todo o dia, sem perceber. Siga este roteiro:

a. Foque-se primeiro nos músculos dos ombros. Faça um "encolher de ombros", elevando-os o máximo possível até os ouvidos. Mantenha. Sinta os nós que começam a se formar nos músculos trapézios e na parte de trás do pescoço. Agora relaxe os músculos dos ombros. Sinta a diferença entre os momentos em que eles estão descansados e suaves, e aqueles em que a tensão sobe em direção à cabeça.

b. Agora volte sua atenção para a cabeça. Franza a testa o máximo que puder. Agora relaxe e deixe que ela se suavize. Imagine que toda a testa e o couro cabeludo estão suaves e descansados. Agora franza novamente a testa e observe a tensão se espalhando. Solte. Deixe que a testa se suavize de novo. Agora feche os olhos e aperte-os. Sinta a tensão. Relaxe os olhos. Deixe-os permanecer fechados de um modo suave e confortável. Agora cerre o maxilar, morda com força e observe a tensão em todo ele. Relaxe a mandíbula. Quando ela está relaxada, os lábios se separam ligeiramente. Permita-se realmente apreciar o contraste entre a tensão e o relaxamento. Agora pressione a língua contra o céu da boca. Sinta a dor no fundo da boca. Relaxe. Agora feche os lábios e pressione-os um contra o outro, franzindo-os num "O". Relaxe os lábios. Observe que a testa, o couro cabeludo, os olhos, a mandíbula, a língua e os lábios estão todos relaxados.

Relaxamento diferencial. É uma variação do relaxamento muscular progressivo. Você tensiona e relaxa como faria no caso do relaxamento muscular progressivo, mas se foca simultaneamente em grupos de músculos diagonais. Por exemplo, ao trabalhar com o primeiro e o segundo grupos musculares, você tensiona o braço e a mão *direitos* e a perna e o pé *esquerdos*, simultaneamente. Também solta os dois lados ao mesmo tempo. Ao tensionar, você também presta atenção aos lados do corpo que não estão sendo tensionados (o braço e a mão esquerdos, e a perna e o pé direitos).

O objetivo do relaxamento diferencial é apresentar a você um exercício um pouco mais complexo, que se parece mais com sua atividade cotidiana. Por exemplo, enquanto as pessoas dirigem, muitas vezes cerram inconscientemente os dentes e a mandíbula em resposta ao trânsito ou às tensões normais do dirigir. Mas ninguém quer relaxar *todo* o corpo enquanto dirige. É absolutamente necessário que todos os motoristas mantenham uma perna e um pé tensos e alertas no pedal do acelerador. O relaxamento diferencial leva em conta esse tipo de situação e o ensina a tensionar uma parte do corpo e ao mesmo tempo manter outra parte relaxada.

Quando você estiver praticando esse exercício, preste atenção às sensações de tensão do lado tenso *e* às sensações de relaxamento do lado relaxado. Mantendo consciência das duas coisas ao mesmo tempo, você está incentivando o cérebro a desenvolver a habilidade de permanecer alerta e relaxado ao mesmo tempo. Esse exercício também o ajudará a adaptar outras formas de relaxamento a suas atividades cotidianas.

Lembre-se de não apressar a passagem de um grupo muscular ao outro quando estiver praticando o relaxamento muscular progressivo ou o relaxamento diferencial. Dê-se ao luxo de dispor de uma semana inteira para cada grupo muscular.

Talvez lhe seja útil repetir estas expressões para si mesmo enquanto estiver liberando a tensão muscular:

- solte a tensão;
- relaxe e suavize os músculos;
- deixe que a tensão se dissolva;
- solte-se cada vez mais.

Leitura complementar

ALMAN, B. & LAMBROU, P. T. *Self-hypnosis: the complete manual for health and self-change.* Londres: Souvenir, 1993.

DAVIS, M.; ESCHELMAN, E. R. & McKAY, M. *The relaxation & stress reduction workbook.* 4. ed. Oakland, CA: New Harbinger Publications Inc., 1995.

KIRSTA, A. *The book of stress survival.* Nova Iorque: Simon & Schuster, 1986.

MASON, L. J. *Guide to stress reduction.* Berkeley, CA: Celestial Arts, 1985.

SWAMI RAMA; R. BALLENTINE & HYMES, A. *Science of breath: a practical guide.* Honesdale, PA: The Himalayan International Institute of Yoga Science and Philosophy, 1981.

Fitas Cassete

BUDZYNSKI, T. H. *Relaxation training program.* Ed. rev. Nova Iorque: BMA Audiocassettes Publications, 1981.

_____. *Stress control.* Futurehealth Inc., distribuído por MED Associates, 1985.

MILLER, E. E. *Letting go of stress.* São Rafael, CA: Sound Rx, 1980.

Informações *on-line* disponíveis em:

http://www.stress.org.uk

5

Técnicas avançadas de controle do estresse

Treinamento autógeno

A palavra *autógeno* quer dizer "autogerado". Nos anos de 1930, dois médicos, Johannes Schultz e Wolfgang Luthe, descobriram que podiam ajudar seus pacientes a reduzir a fadiga e a tensão ensinando-os a gerar sensações de peso e calor em suas extremidades.

Existem diversos motivos pelos quais o treinamento autógeno revela-se um exercício especialmente útil para as pessoas que sofrem de dor crônica. Primeiro, não há atividade física nesse exercício – não há nem tensionamento nem relaxamento muscular como no relaxamento muscular progressivo. Ao sentir dor intensa, considera-se mais fácil relaxar passivamente em vez de ativamente, com um exercício físico. Segundo, as frases usadas no treinamento autógeno incentivam o fluxo de sangue para as extremidades. Quando você se tensiona, tentando se proteger contra a dor e mantém os músculos numa posição rígida, está na verdade inibindo a circulação de sangue curativa. O treinamento autógeno pode lhe ajudar a reverter esse processo, permitindo que as mãos e os pés se aqueçam por causa de um melhor fluxo sanguíneo, e portanto ajuda você a sentir-se mais relaxado de modo geral.

Depois de ter experimentado as frases-padrão do treinamento autógeno e sentido como seu corpo responde a elas, você pode criar frases mais específicas para seu problema específico de dor. Por exemplo, pode inicialmente aquecer as mãos e depois colocá-las sobre o estômago, se tiver um problema abdominal. Dessa maneira, as mãos vão funcionar como uma bolsa de água quente. Samantha sofria de enxaquecas e, antes de começar o controle de estresse e o treinamento de *biofeedback*, com freqüência sentia as mãos e os pés frios. Quando ela começou o treinamento, a temperatura dos dedos era de 22°C (o normal é 32°C) e as mãos eram frias e úmidas. Ela começou a usar as frases do treinamento autógeno e depois resumiu-as para criar seu próprio "mantra de calor", possíveis de se aplicar em qualquer lugar, em qualquer momento. Samantha gasta aproximadamente trinta segundos para fazer esse exercício. Muitas vezes ela combina sua frase com a imagem de estar sentada sobre rochas aquecidas pelo sol à beira de um riacho. Depois de dez semanas de prática, a temperatura dos dedos raramente caía abaixo de 32°C, assim como foi nítido o sucesso em aquecer os pés – considerando que a maior parte de seu treinamento ocorreu durante o inverno! Samantha constatou que em vez de ter uma enxaqueca forte por semana, agora tem uma fraca por mês.

Agora você focalizará os mesmos quatro grupos musculares que usou para o relaxamento muscular progressivo.

1. Braços e mãos.
2. Pés, panturrilhas, coxas e nádegas.

3. Peito, estômago e parte inferior das costas.
4. Ombros, pescoço, garganta, rosto e cabeça.

Reserve pelo menos vinte minutos por dia em cada grupo muscular e aproximadamente dois ou três dias de prática para cada um. Não raro, os iniciantes acham proveitoso acompanhar uma fita gravada. Você pode comprar uma fita pré-gravada, ou produzir uma gravando você mesmo as instruções apresentadas aqui (adaptadas de *The relaxation training program,* de Thomas Budzynski).

Comece o treinamento autógeno deitando-se de costas ou sentando-se numa cadeira confortável que apóie a cabeça. Faça várias respirações profundas, soltando lentamente o ar. Deixe que a respiração profunda e natural seja o sinal para começar a sessão de relaxamento.

1. Foque-se no primeiro grupo muscular – o braço e a mão direitos. Repita as frases para si mesmo.
   Minha mão direita está pesada.
   Minha mão direita está pesada e quente.
   Minha mão direita está relaxada.

   Meu braço direito está pesado.
   Meu braço direito está pesado e quente.
   Meu braço direito está relaxado.

   Repita duas vezes cada conjunto de frases, e depois passe para o braço e a mão esquerdos.

   Minha mão esquerda está pesada.
   Minha mão esquerda está pesada e quente.
   Minha mão esquerda está relaxada.

   Meu braço esquerdo está pesado.
   Meu braço esquerdo está pesado e quente.
   Meu braço esquerdo está relaxado.

2. Depois de vários dias no primeiro grupo, passe para o segundo – os pés, as panturrilhas, as coxas e as nádegas. Repitas estas frases para si mesmo.
   Minha perna direita está pesada.
   Minha perna direita está pesada e quente.
   Minha perna direita está relaxada.

   Minha perna esquerda está pesada.
   Minha perna esquerda está pesada e quente.
   Minha perna esquerda está relaxada.

   Minha coxa direita está pesada.
   Minha coxa direita está pesada e quente.
   Minha coxa direita está relaxada.

   Minha coxa esquerda está pesada.
   Minha coxa esquerda está pesada e quente.
   Minha coxa esquerda está relaxada.

   Minhas nádegas estão pesadas.
   Minhas nádegas estão pesadas e quentes.
   Minhas nádegas estão relaxadas.

3. Agora passe para o terceiro grupo – o estômago, o peito e a parte inferior das costas. Focalize cada área separadamente e repita estas frases para si mesmo.

Meu estômago está pesado.
Meu estômago está pesado e quente.
Meu estômago está relaxado.

Meu peito está pesado.
Meu peito está pesado e quente.
Meu peito está relaxado.

A parte inferior das minhas costas está pesada.
A parte inferior das minhas costas está pesada e quente.
A parte inferior das minhas costas está relaxada.

4. A seguir foque-se no quarto grupo – os ombros, o pescoço, a garganta, o rosto e a cabeça. Repita estas frases para si mesmo, focalizando primeiro os ombros, depois o pescoço e a garganta, e depois a cabeça e o rosto.

Meus ombros estão pesados.
Meus ombros estão pesados e quentes.
Meus ombros estão relaxados.

Meu pescoço e minha garganta estão pesados.
Meu pescoço e minha garganta estão pesados e quentes.
Meu pescoço e minha garganta estão relaxados.

Minha cabeça e meu rosto estão pesados.
Minha cabeça e meu rosto estão pesados e quentes.
Minha cabeça e meu rosto estão relaxados.

Depois de se sentir à vontade e acostumar-se a usar as frases, você pode acrescentar instruções adicionais como: "Meu braço direito está solto e mole". Lembre-se de verificar periodicamente a respiração para garantir que você continue respirando profunda, lenta e regularmente.

Treinamento autógeno e visualização imagens. A visualização de imagens pode ser usada de forma bastante eficaz em combinação com o trabalho autógeno. Imagine um sol quente banhando seus braços e suas mãos, ou a sensação de formigamento ao entrar num banho quente. Algumas pessoas gostam de imaginar-se sentadas diante de uma lareira acolhedora ou próximas a um fogão a lenha durante o inverno. Para reforçar a sensação de peso, imagine que está embaixo de vários cobertores quentes e confortáveis, tão aconchegantes e seguros que você nem pensa em se mexer. Ou imagine que seus braços e suas pernas são como objetos pesados, que lhe pareçam agradáveis, como se fossem, por exemplo, galhos de uma árvore.

As expressões adicionais a seguir podem ser usadas enquanto você repete as frases do treinamento autógeno ou ao final da sessão (extraído de *Manual de relaxamento e redução do estresse*).

- Eu me sinto calmo.
- Minha mente está calma.
- Eu afasto meus pensamentos do ambiente que me rodeia e me sinto sereno e calmo.
- Meus pensamentos estão voltados para dentro e estou à vontade.
- Sinto uma quietude interior.
- No fundo de minha mente, posso me visualizar e me sentir relaxado, confortável e tranqüilo.

Práticas de visualização

As práticas de visualização são ferramentas bastante poderosas que você pode usar para aliviar a dor. Elas fazem com que a mente se comunique diretamente com o corpo, instruindo-o para curar a si mesmo ou sentir-se melhor.

A prática de visualização tem sido extensamente usada pelas comunidades tribais antigas e modernas como parte de seus rituais. Por exemplo, o curandeiro índio norte-americano evoca a imagem de um guia espiritual, que recebe a dor de um paciente, para reduzir a doença e o desconforto.

Talvez você não se tenha apercebido do quanto é afetado por práticas de visualização durante suas atividades diárias. Quando pensa no trânsito que terá de enfrentar no caminho do trabalho para casa, inconscientemente cerra o maxilar. Então, você se lembra de que sua esposa está preparando seu prato favorito, relaxa um pouco e lhe vêm pensamentos agradáveis. Embora as práticas de visualização que surgem durante a vida cotidiana possam ser positivas ou negativas, esta seção se foca no uso das práticas de visualização positivas, para lhe dar o impulso extra de que precisa para ser bem-sucedido no controle de sua dor.

Existem numerosos modos diferentes de usar práticas de visualização para controlar a dor. Talvez o mais simples seja criar uma imagem que represente sua dor, colocar-se num estado relaxado, e depois imaginar que a imagem de sua dor está mudando para uma sensação agradável ou desaparecendo completamente.

Jeanne Achterberg, uma psicóloga que trabalhou extensamente com práticas de visualização e com condições de dor crônica, usa duas abordagens para o trabalho com práticas de visualização, usando-as tanto como um instrumento diagnóstico quanto terapêutico. O dr. Michael Samuels, que trabalha com pacientes de câncer e também com os de dor, usa uma abordagem semelhante. A seu trabalho duplo com práticas de visualização ele dá o nome de visualização "receptiva" e "programada".

Durante uma sessão básica de diagnóstico ou de prática de visualização receptiva, você relaxa e permite que surjam em sua mente imagens espontâneas representando sua dor. Elas o ajudam a esclarecer sua dor e a lhe dar um ponto de partida para trabalhar. Helen sofria de enxaqueca e descreveu sua imagem de dor como "centenas de alfinetinhos picando minha pele". Harry, que sofria de dor no ombro, imaginou uma luz amarela-brilhante queimando no ponto de sua dor.

A visualização terapêutica programada representa o componente curativo das práticas de visualização. Isso acontece quando você muda o símbolo que escolheu para representar sua dor e ele se transforma numa visualização mais tolerável ou até mesmo agradável. Dá-se o mesmo quando você se distrai do símbolo de sua dor, substituindo-o por outra imagem agradável. Helen imaginou que os alfinetinhos se reagrupavam para formar uma esplêndida coroa de prata colocada no alto da cabeça. Harry visualizou a luz amarelo-brilhante no ombro mudando para uma luz fria azul. Outras práticas de visualização curativas sugeridas pelo dr. Samuels incluem esfriar as áreas quentes, liberar a pressão das áreas tensas e trazer sangue para áreas que precisam de nutrição ou limpeza.

Práticas de visualização em quatro passos

O processo de quatro passos a seguir o ajudará a usar práticas de visualização efetivas para alívio da dor.

1. Aprenda a relaxar profundamente, praticando com regularidade alguma forma de exercício de relaxamento pelo menos por dez minutos diários. Busque um ambiente que conduza ao relaxamento. (Se a sala de estar costuma ser tão movimentada quanto uma estação ferroviária, ela certamente não será um bom lugar.)
2. Depois de ter relaxado, evoque uma imagem que represente sua dor. Se quiser, desenhe o símbolo que você escolheu, para ajudá-lo na visualização. Faça uma imagem que combine com sua dor.
3. Agora visualize a imagem ou o processo terapêutico que você escolheu para liberar a dor. Observe as cordas cheias de nós de seus músculos doloridos se soltando e se derretendo. Ou deixe que os alfinetinhos fiquem cada vez menores até se tornarem simplesmente pontos, e observe-os desaparecendo, deixando apenas a cor cinza.
4. Visualize os efeitos positivos de seu controle da dor. Veja-se convivendo bem, movendo-se livremente, sorrindo e rindo, cada vez mais forte, fazendo cada vez mais coisas. Crie uma imagem ativa e positiva de si mesmo, cheio de energia e de boa saúde.

À medida que você se tornar mais experiente, mude a imagem de sua dor para que ela represente de modo mais preciso sua dor e sua liberação. Assegure-se de escolher abordagens adequadas e formar imagens fortes de seu sucesso. Quando Helen começou a usar as práticas de visualização, ela só conseguia visualizar mudanças vagas de cor. Agora, com a prática, ela é capaz de visualizar a constrição de vasos sanguíneos individuais para impedir que sua cabeça pulse quando sente que uma enxaqueca está prestes a iniciar-se.

Práticas de visualização sugeridas

A seguir apresentamos alguns exemplos de práticas de visualização recolhidas de pacientes. Essa lista tem o propósito de lhe ajudar a começar; você vai descobrir que a imagem mais eficaz é a que você cria em sua própria mente.

Práticas de visualização de dor	Práticas de visualização de alívio
Para a surda, e entorpecida dor de cabeça tensional:	
Uma faixa apertada ao redor da cabeça.	A faixa se afrouxa e cai.
Um torno apertando a cabeça.	O torno se desintegra, e suas cores desbotam.
Músculos da cabeça contraídos.	Músculos soltos e moles.
Para a aguda e pulsante dor de cabeça vascular:	
Alfinetes picando ao redor das têmporas e dos olhos.	Os alfinetes se transformam em pontinhos e desaparecem.
A dor é como a lâmina de uma navalha.	A navalha se desintegra ou derrete como num quadro de Salvador Dali.
Cores quentes e brilhantes.	Um bloco de gelo esfriando os olhos e as têmporas; chão coberto por neve; cores frias.
Para a dor muscular surda e entorpecida:	
Tijolos, pedras pesadas ou pesos pressionando os músculos.	Os tijolos ou as pedras se dissolvem, e vão desaparecendo ou caindo.
Cordas cheias de nós.	Os nós se desmancham; as cordas ficam soltas ou se transformam em água corrente.

Para a dor muscular ardente, rasgante e dilacerante:

Tecido rasgando.	Tecido reforçado e forte.
Chamas.	Chamas se apagando ou sendo extintas pela água que flui sobre elas; um vento frio soprando as chamas.
Faca cortando.	A faca se dissolve e o ferimento cicatriza.

Para o incômodo gastrointestinal:

Chamas na área abdominal e no peito.	Chamas extintas por água fria.
Secreções ácidas na área abdominal e no peito.	As secreções são substituídas pelo oxigênio curativo a cada inspiração profunda.
Músculos tensos e contraídos.	Sangue curativo, fluindo para aquecer e soltar a tensão muscular.

Relaxe e permita que suas próprias práticas de visualização fluam. Não desanime se você se sentir bloqueado e sua mente parecer vazia: se você esperar por elas, as imagens vão aparecer. Você pode recorrer a qualquer imagem de sonho como catalisador em sua imaginação diária quando estiver acordado. Afixe este programa simplificado de quatro passos em seu local de relaxamento. Isso o fará lembrar da estrutura de seu trabalho com práticas de visualização.

1. Relaxe profundamente.
2. Imagine sua dor.
3. Imagine o alívio de sua dor.
4. Imagine os efeitos positivos.

Biofeedback

Esse é um recurso que pode ser utilizado por você para acompanhar o progresso de seu relaxamento. Sob estresse, seu corpo tende a contrair alguns grupos de músculos esqueléticos, como os do ombro e do maxilar. A adrenalina é liberada na corrente sanguínea, fazendo com que os vasos sanguíneos se contraiam em suas extremidades, deixando as mãos e os pés frios. Seu coração bate mais rápido e você sua mais. O *biofeedback* lhe dá uma medida da tensão e das mudanças em cada uma dessas áreas. Eletrodos ligados a máquinas de *biofeedback* e a partes de seu corpo lhe dão a medida de tensão ou relaxamento de seus músculos, da temperatura de suas mãos, do quanto você está suando, e da velocidade em que seu coração está batendo. Todas essas medidas são indicações de seu grau de relaxamento físico.

O *biofeedback* também pode lhe ajudar a decobrir mais sobre sua própria resposta à dor e ao estresse. Algumas pessoas cerram automaticamente os dentes em resposta à dor, enquanto outras apertam os punhos, ou prendem a respiração, ou ficam explicitamente ativas no esforço de ignorar a dor. Samantha descobriu que a temperatura de suas mãos refletia sua resposta típica ao estresse. Ela percebeu que sempre que se encontrava muito ocupada (e conseqüentemente muito ansiosa), suas mãos pareciam gelo, chamadas por ela de seu "lugar vulnerável".

A colocação dos eletrodos varia conforme o problema de dor e a preferência da pessoa que está administrando o *biofeedback*. Uma escola de pensamento sobre o *biofeedback* evidencia que você pode relaxar focalizando um grupo muscular específico, embora outra acredite que é possível focar-se no relaxamento muscular geral. Na primeira abordagem, os eletrodos podem ser ligados a locais específicos de um grupo muscular, como os músculos lombares da parte inferior das costas ou os músculos trapézios dos ombros. Os músculos frontais da testa são em geral escolhidos pela segunda abordagem como um local possível de colocação de eletrodos para relaxamento corporal geral. As duas escolas de pensamento têm o propósito de reduzir os níveis de tensão e substituir a ansiedade pela calma, o que leva à crença de que uma redução no nível de ansiedade vai, por sua vez, elevar o nível de tolerância à dor.

Os eletrodos colocados nos grupos musculares medem a atividade elétrica no músculo. A atividade elétrica aumenta conforme o músculo se contrai. A agulha no equipamento de *biofeedback* acompanha esse aumento e registra um nível mais elevado. Um bip soa num volume maior no intuito de alertá-lo sobre a elevação em seu nível de tensão. Do mesmo modo, conforme você relaxa, a atividade elétrica diminui. A agulha se movimenta em outra direção, e o som do bip diminui. O equipamento não tem um efeito físico sobre você; a agulha simplesmente dá, a você e ao terapeuta, um valor numérico para sua tensão muscular. Use as leituras que o equipamento proporciona como um guia para soltar a tensão muscular, permitir que os músculos fiquem soltos, pesados e quentes, dando-lhe um sentimento geral de calma. Muitos pacientes de *biofeedback* confessaram a falta de consciência da elevada tensão muscular. Eles se mostraram surpresos e felizes uma vez que podiam usar a resposta sonora e numérica para liberar até mesmo as pequenas tensões musculares.

Os eletrodos colocados nas pontas dos dedos lhe mostram três coisas: a) a temperatura dos dedos; b) a quantidade de suor que você produz; e c) os batimentos cardíacos. Todas essas medidas são expressões da atividade *autônoma*, definida como "independente da vontade", ou que não está sob controle consciente, referindo-se especificamente ao sistema nervoso autônomo. Quando você se tensiona, o sangue flui para fora das mãos e dos pés, fazendo com que sua temperatura diminua. A palma das mãos produz mais suor, e o coração bate mais rápido. Uma pessoa submetida ao treinamento de *biofeedback* com essas medidas aprende a como aumentar o fluxo sanguíneo para a periferia, diminuir indiretamente a quantidade de suor produzido e diminuir a taxa de batimentos cardíacos.

O *biofeedback* pode ser útil para gerenciar todos os tipos de condições de dor crônica. Um benefício importante é a capacidade de aprender a evitar o tensionamento desnecessário dos músculos. Você também pode aprender a isolar sua dor, em vez de permitir que ela se espalhe para outras partes do corpo mediante contrações e espasmos musculares. Para Mary Jo, que tinha uma contusão no ombro, o *biofeedback* permitiu constatar que quando tensionava o pescoço em reação à dor no ombro, começava também a ter espasmos dolorosos nos músculos do pescoço. Com a ajuda do equipamento, aprendeu a examinar-se regularmente no intuito de examinar se não estava imobilizando-se inconscientemente, começou então a mudar a posição da cabeça e pescoço para evitar os espasmos no pescoço. Kathy tinha dores de cabeça tensionais. Ela constatou que apertava inconscientemente os músculos do maxilar, e por isso no fim do dia tinha uma imensa dor de cabeça. Por intermédio do *biofeedback*, ela aprendeu a monitorar periodicamente o hábito de apertar o maxilar, reduzindo assim a intensidade das dores de cabeça e às vezes até prevenindo-as totalmente.

Você pode aprender a proporcionar um bom fluxo sanguíneo a todas as partes de seu corpo combinando o *biofeedback* com as frases de peso e calor usadas no treinamento autógeno. Essa abordagem pode ser especialmente útil para quem sofre de enxaqueca, assim como para quem, como Samantha, tem mãos e pés cronicamente frios. Ela descobriu que ao aumentar a temperatura das mãos sempre que se sentia tensa, conseguia não só diminuir a dor intensa de sua enxaqueca, mas também sua freqüência. Passou de três a quatro enxaquecas por mês para uma dor de cabeça mais branda a cada cinco ou seis semanas.

Bob, que durante anos havia sofrido de uma combinação diária de enxaqueca e dor de cabeça tensional, usou o *biofeedback* e as fitas de treinamento autógeno para aprender como os músculos de seu rosto eram sensíveis. "Eu aprendi a evitar parte do aumento diário da tensão muscular. Em casa, eu me deito no chão, ligo a fita de treinamento autógeno com sons de oceano, e simplesmente deixo minha mente vagar – deixo que ela fique à deriva num tipo de devaneio agradável. Todo esse processo me sensibilizou o suficiente para saber quando estou tenso e quando estou relaxado. Antes de minha sessão diária de vinte minutos, observo meus ombros ficando tensos e a tensão passando para meu pescoço, minha mandíbula se fechando, e minha respiração ficando superficial. Depois da sessão, eu me levanto sentindo-me renovado e cheio de energia. Essa sensação dura pelo resto da tarde. Eu acredito que essa rotina diária quebra meu ciclo de tensão."

O treinamento de *biofeedback* em geral leva de oito a dez semanas, com uma a duas sessões semanais, com duração aproximada de uma hora. Peça a seu médico que lhe indique um profissional em sua cidade, ou escreva para a organização indicada a seguir para receber uma lista dos recursos de *biofeedback* em sua região.

Association for Applied Psychophysiology and Biofeedback
(Associação para Psicofisiologia Aplicada e *Biofeedback*)
10200 West 44th Avenue, #304
Wheat Ridge, CO 80033
(800) 477-8892

Equipamentos que ampliam o relaxamento

Um *anel de temperatura* pode ser especialmente útil quando usado para aumentar o treinamento de *biofeedback*. Samantha o usa regularmente; ele indica as flutuações de temperatura e lhe dá um sinal para relaxar quando sua temperatura cai. O anel tem uma amplitude de temperatura de 19°C a 34°C, com pequenos pontos que se acendem a cada temperatura. Na condição de um instrumento preventivo, o anel funciona como um sistema de alarme: se você observar que sua temperatura está caindo, pode usar essa indicação como um sinal para observar sua situação. Você está se sentindo tenso? Bravo? Você está prevendo a dor? Ou simplesmente está numa sala fria?

Adesivos de mensuração de estresse também lhe dão uma idéia geral de sua amplitude de temperatura. Você retira o adesivo de um pedaço de papel e o cola na mão. O adesivo muda de cor conforme suas mãos passam de frias a quentes.

Existem milhares de fitas cassete disponíveis no mercado, cobrindo todos os tipos de dores e distúrbios de estresse imagináveis. Você pode comprar as fitas que incluem técnicas específicas de relaxamento, como o relaxamento muscular progressivo, ou fitas que incluem uma combinação de técnicas, como música e auto-hipnose. Peça recomendações a outras pessoas, peça emprestadas as fitas de seus amigos, e experimente as diversas possibilidades para descobrir a fita ou as fitas de que gosta.

Veja também o Apêndice para obter orientação sobre como produzir sua fita de relaxamento personalizada.

Auto-hipnose

As sensações que você obtém ao praticar a auto-hipnose são similares às de relaxamento e renovação adquiridas depois de um cochilo, de uma boa noite de sono, ou de uma sessão de meditação. Seu corpo parece quente, pesado, relaxado e renovado. Pela auto-hipnose você também pode explorar maneiras de controlar positiva e produtivamente sua dor – maneiras que podem não estar aparentes para você no estado desperto. Entretanto, a auto-hipnose não se parece com o sono, uma vez que você permanece consciente de sua experiência durante todo o transe hipnótico.

O fenômeno do transe tem sido usado de diversas formas há séculos. Na Grécia antiga os sacerdotes usavam os templos de sono para curar doenças por meio de sonhos e de sugestões pós-hipnóticas. Um cirurgião inglês chamado Esdaile, que viveu na Índia no início de 1800, realizou numerosas cirurgias em pacientes sob analgesia hipnótica. Na época, a hipnose era chamada processo "mesmérico" por causa do médico austríaco Franz Mesmer que começou usando ímãs e sessões para curar seus pacientes de diversos distúrbios emocionais e físicos. Mais tarde, Mesmer descobriu que podia "mesmerizar" uma pessoa simplesmente falando com ela e dando-lhe sugestões. Mesmer abriu caminho para o uso contínuo da hipnose, por todo o século XIX, no tratamento de neuroses e em centros cirúrgicos durante cirurgias dramáticas realizadas com pouca ou nenhuma anestesia. Mas a popularidade da hipnose declinou com o advento dos medicamentos anestésicos nos centros cirúrgicos.

Infelizmente os livros e os filmes populares mostraram de forma sensacionalista a prática da hipnose, alimentando a noção errônea de que as pessoas sob hipnose podem ser forçadas a fazer coisas contra sua vontade. Na versão original do filme *Drácula*, o Conde era capaz de induzir as pessoas a realizar seus desejos maléficos, simplesmente olhando de modo fixo e duro para suas vítimas infortunadas. Os inúmeros filmes que usaram personagens semelhantes pouco fizeram para melhorar a reputação da hipnose. As próprias expressões "transe hipnótico" e "técnicas de indução" sugerem acontecimentos misteriosos, a presença de algum espírito mágico invadindo sua alma com a ajuda de um poder que você não pode controlar.

Mas nos últimos anos, as pessoas começaram a entender que a hipnose é um processo natural, uma simples mudança da consciência de um estado desperto para um local do subconsciente que pode ser profundamente terapêutico. Você tem controle total sobre cada passo num transe, e não pode ser forçado a fazer nada que não deseje. As informações mais recentes despertaram um interesse renovado nos médicos e psicólogos com relação ao uso da hipnose e da auto-hipnose como parte de uma grande variedade de programas de tratamento. Os poderes curativos da hipnose ganharam impulso especialmente no mundo médico, no qual ela provou ser um instrumento viável para aumentar o alívio da dor.

Toda hipnose é essencialmente auto-hipnose. Quando ela é praticada numa clínica ou num hospital, um terapeuta treinado o guia ao longo dos passos, e depois você pode continuar usando esses mesmos passos por si mesmo. Muitos pacientes consideram útil começar a prática da hipnose sob a orientação de um clínico treinado, que pode apresentar as técnicas, guiá-lo nos usos apropriados e motivá-lo a seguir com sua prática em casa.

Você provavelmente já teve a experiência da auto-hipnose sem percebê-lo. Lembre-se da última vez em que fez uma longa viagem de carro e se flagrou olhando fixamente para as linhas brancas da rodovia. Ou lembre-se das vezes em que ficou preso à poltrona durante um bom filme e perdeu todo o sentido de tempo. Mesmo permanecer olhando para fora da janela e devaneando é um exemplo de um transe hipnótico leve. Em cada um desses casos, você ficou totalmente absorvido no pensamento e esqueceu por algum momento de dar atenção a seu ambiente. Você pode treinar-se para aprofundar esses transes e usá-los terapeuticamente para ajudá-lo a controlar a dor, de um modo muito semelhante ao que usa quanto à visualização ou ao *biofeedback*.

Mas observe que, da mesma forma que ocorre com as outras estratégias de relaxamento apresentadas neste capítulo e no anterior, a auto-hipnose nunca deve ser usada como o único tratamento para um problema de saúde.

Instruções simples para a auto-hipnose

Um ponto muito importante ao induzir um transe hipnótico é manter-se o mais relaxado possível. O relaxamento o ajuda a diminuir a tensão muscular e a acalmar seu corpo em geral, de um modo que lhe permita evitar pensamentos e sentimentos que causem distração e focar-se inteiramente em mudar sua sensação de dor.

Os seis passos a seguir são os componentes principais de uma indução ao relaxamento, que o levam de um estado desperto e alerta até um transe profundo. As instruções e os exemplos de indução que vêm em seguida foram adaptados do livro *Hypnosis for change*, de Hadley e Staudacher.

Passo 1. Início da indução. A indução começa focalizando sua atenção na respiração e nas sensações internas. Ao fazer isso, sua consciência do ambiente externo vai diminuir. Ao respirar profundamente, você se torna consciente de suas sensações internas. Você faz com que seu corpo relaxe. Seu pulso fica mais lento, sua respiração fica mais lenta, você começa a voltar-se para dentro e pode dirigir a atenção às sugestões que estão sendo feitas a você.

Passo 2. Relaxamento sistemático do corpo. À medida que a indução o leva a concentrar-se no relaxamento de todos os músculos do corpo, sua mente também ficará mais relaxada. Você vai experimentar um aumento de consciência das funções internas e uma maior receptividade dos sentidos.

Passo 3. Criação de uma imagem de relaxamento mais profundo. A imagem de indução, ou seja, de estar indo cada vez mais fundo, o ajuda a entrar num transe profundo. A tensão em seus ombros é liberada pela imagem de um peso que está sendo retirado deles. Qualquer diferença em suas sensações corporais vai apoiar a sugestão de que está ocorrendo uma mudança. Não importa se a direção indicada na indução é para cima ou para baixo, pois a imagem de subir ou descer torna possível que você experimente uma mudança em suas sensações físicas.

Passo 4. Aprofundando o transe. Para ajudá-lo a aprofundar seu transe, ou "descer", você conta de trás para a frente, de dez a um. Para voltar à plena consciência, ou "subir", você conta de um a dez. A indução usa a imagem de um lance de escada com dez degraus, mas você pode substituí-la por qualquer outra de que goste e que aumente sua sensação de estar descendo. A imagem de um elevador que desce dez andares é uma alternativa apreciada pela maioria das pessoas.

Nesse estágio seus membros se tornam imóveis. Sua atenção estará restrita, e sua sugestibilidade aumentada. O ambiente a seu redor estará afastado.

Passo 5. O lugar especial. O lugar especial, imaginado em sua mente será único para você e suas experiências. Pode ser um lugar que você realmente tenha visitado ou que só exista em sua imaginação. Ele não precisa ser real nem ao menos possível. Você pode estar sentado numa grande almofada azul flutuando na superfície de um mar tranqüilo. Você pode estar deitado numa rede suspensa no espaço. Você pode estar numa "caverna" de nuvens. Seu lugar especial precisa abrigar tão-somente a você, e precisa produzir uma sensação positiva em você. É nesse lugar especial que você terá uma receptividade ampliada às outras sugestões. Isto é, uma vez que se estabeleça uma sensação de paz, você responderá a práticas de visualização que reforcem e apóiem as sugestões pós-hipnóticas.

Passo 6. Conclusão da indução. Antes de contar "para cima", de um a dez, deve ser sugerido um sentimento de bem-estar para evitar um retorno abrupto, que pode provocar tontura ou dor de cabeça. Depois da conclusão da indução, você deve sentir-se relaxado e renovado. Pode caminhar um pouco para garantir que esteja totalmente alerta e dar parabéns a si mesmo por ter feito um bom trabalho.

Gravando sua indução

Muitas pessoas acham positivo gravar uma fita com uma indução para ajudar a guiá-las ao longo de cada passo. Você pode optar por gravar sua própria voz ou a voz de um amigo, ou usar uma das diversas fitas de indução hipnótica pré-gravadas disponíveis. Aqui estão algumas sugestões para gravar o exemplo de indução a seguir.

1. Leia a indução em voz alta, várias vezes, para se familiarizar e sentir-se à vontade com seu conteúdo. Quando estiver gravando, fale lentamente e num tom monótono, mantendo sua voz no mesmo volume, e espaçando igualmente suas palavras. Você vai precisar experimentar o tom e a ênfase até ficar satisfeito com o modo em que sua indução soa.

2. Quando você estiver à vontade com sua voz e com o tempo que a indução vai precisar, assegure-se de ter escolhido um local livre de quaisquer sons que possam ser gravados na fita, como relógios, televisão, telefone, ou a campainha da porta. Você também precisa estar atento a sua família ou ao colega de quarto. Assegure-se de que eles entenderam que você não pode ser interrompido e não vão fazer nenhum som que possa ser ouvido no local onde você vai gravar.

3. Tanto as roupas como sua posição devem ser confortáveis. Você pode preferir deitar-se, sentar-se numa cadeira de balanço, ou sentar-se em sua escrivaninha com os pés para cima. Qualquer que seja sua posição favorita, tenha certeza de que ela permanecerá confortável por toda a sessão de gravação. Se você estiver se movimentando ou sentindo-se fisicamente desconfortável, esse desconforto se refletirá no tom e na qualidade de sua voz.

Descendo

Inspire profundamente, feche os olhos e comece a relaxar. Pense apenas em relaxar cada músculo do corpo, do alto da cabeça até as pontas dos dedos dos pés. Só comece a relaxar, e então, observe como seu corpo começa a ficar muito confortável. Você está apoiado, e assim pode soltar-se e relaxar. Inspire e expire. Observe sua respiração; observe o ritmo de sua respiração e relaxe sua respiração por um momento. Tome consciência dos sons normais a seu redor. Esses sons têm pouca importância, deixe-os de lado. Tudo o que você ouvir a partir de agora só vai ajudá-lo a relaxar. E ao expirar, solte qualquer tensão, qualquer estresse de qualquer parte do corpo, da mente ou do pensamento; simplesmente deixe que esse estresse desapareça. Simplesmente sinta qualquer pensamento estressante passando por sua mente, começando a desaparecer, desaparecendo, e relaxe. E comece a soltar e relaxar todos os músculos do rosto, especialmente o maxilar; deixe que os dentes se separem um pouco e relaxe essa área. Esse é um lugar onde a tensão e o estresse se juntam, e assim esteja certo de relaxar o maxilar e sinta esse relaxamento passando para as têmporas e relaxe os músculos delas, e quando você pensar em relaxar esses músculos, eles relaxarão. Sinta-os relaxar, e quando estiver relaxado, você poderá simplesmente flutuar para um nível cada vez mais profundo de total relaxamento. Você continuará a relaxar e agora deixe que todos os músculos da testa relaxem. Sinta esses músculos ficando suaves, suaves e relaxados, e descanse os olhos. Imagine as pálpebras ficando muito confortáveis, muito pesadas, muito pesadas, muito relaxadas e agora deixe que todos os músculos na parte de trás do pescoço e dos ombros relaxem. Sinta um grande peso sendo retirado dos ombros. Você se sente aliviado, mais leve e mais relaxado. E todos os músculos na parte de trás do pescoço e dos ombros relaxam, e sinta esse relaxamento calmante descendo por suas costas, descendo até a parte inferior das costas, e esses músculos se soltam, e a cada inspiração você simplesmente sente seu corpo flutuando, descendo mais fundo, descendo mais fundo, descendo mais fundo em total relaxamento. Deixe que seus músculos se soltem, relaxando mais e mais. Deixe que todos os músculos dos ombros relaxem, e o relaxamento descer pelos braços até as pontas dos dedos, relaxe. E deixe seus braços ficarem muito pesados, muito pesados, muito confortáveis, muito relaxados. Você pode ter um formigamento nas pontas dos dedos. Tudo está bem. Você pode sentir calor na palma das mãos. Isso também está bem. E você pode sentir que mal pode levantar os braços, eles estão tão relaxados, estão tão pesados, tão pesados, tão relaxados. E agora inspire mais uma vez e relaxe os músculos do peito. E agora, ao expirar, sinta os músculos do estômago relaxando. Ao expirar, relaxe todos os músculos do estômago, solte-os, e todos os músculos das pernas, sinta que eles relaxam, e todos os músculos das pernas estão completamente relaxados até as pontas dos dedos dos pés. Observe como seu corpo está muito confortável, simplesmente flutuando, relaxando cada vez mais profundamente. E agora que você está relaxando cada vez mais profundamente, imagine uma bela escadaria. Há dez degraus, e os degraus o levam até um lugar especial e belo e cheio de paz. Dentro de um momento você pode começar a imaginar que está dando um passo seguro e suave para baixo, descendo pela escadaria, que o leva a um lugar muito cheio de paz, um lugar muito especial para você. Você pode imaginar qualquer lugar que escolher, talvez você prefira uma praia ou um oceano com o ar limpo e fresco, ou as montanhas com um riacho; pode ser qualquer lugar. Dentro de um momento eu vou contar de trás para a frente, de dez a um, e você pode imaginar que está descendo pela escada e, a cada passo, sinta seu corpo relaxando ainda mais, sinta que ele simplesmente flutua para baixo, descendo a cada passo, e relaxe ainda mais profundamente, dez, relaxe ainda mais, nove... oito... sete... seis... cinco... quatro... três... dois... um... profundamente, profundamente relaxado. E agora imagine um lugar especial e cheio de paz. Você pode imaginar esse lugar especial e talvez você até possa senti-lo. Você está em [COMPLETE COM O NOME DO LUGAR ESPECIAL]. Você está sozinho e não há ninguém para perturbá-lo. Esse é o lugar mais cheio de paz do mundo para você. Imagine-se lá e sinta a sensação de paz fluindo por você e essa sensação de bem-estar e fique com esses sentimentos positivos e leve-os com você por muito tempo depois desta sessão ter terminado, pelo resto do dia e da noite, até amanhã. Permita que esses sentimentos positivos fiquem cada vez mais fortes, sentindo-se em paz e com uma sensação de bem-estar, e a cada vez que você fizer esse tipo de relaxamento, conseguirá relaxar cada vez mais profundamente. Não importa o estresse nem a tensão que possam envolver sua vida, você agora pode ficar mais em paz, mais calmo, mais relaxado e permitir que a tensão e o estresse passem por você, simplesmente passem por você. E esses sentimentos positivos ficarão com você, e ficarão cada vez mais fortes no decorrer do dia, enquanto você continua a relaxar mais e mais profundamente.

Subindo

Desfrute mais um momento de seu lugar especial e depois eu vou começar a contar de um a dez, e conforme eu conto de um a dez você pode começar a voltar à plena consciência, e vai voltar sentindo-se renovado como se tivesse descansado intensamente. Volte sentindo-se alerta e relaxado. Comece a voltar agora. Um... dois... subindo... três... quatro... cinco... seis... sete... oito... nove... comece a abrir seus olhos, e dez, abra os olhos e acabe de voltar, sentindo-se ótimo. Muito bom.

Usando uma indução de relaxamento autoguiada

Em vez de gravar sua indução, talvez você prefira recorrer a sua voz interior e a suas práticas de visualização mentais. Se for assim, mude o "você" para "eu" na indução anterior, e então silenciosamente leve a si mesmo por meio dela, mantendo em mente as diretrizes dos seis passos básicos.

Observe que a eficácia de uma indução autoguiada ou de uma gravada dependerão apenas de sua preferência pessoal. Se desejar, pode experimentar a indução dos dois modos para determinar qual tipo lhe dá a experiência hipnótica melhor.

Sugestões de controle da dor

Depois de ter aprendido a usar a indução de relaxamento para aprofundar seu transe, você estará pronto para começar a introduzir sugestões específicas de controle da dor.

O dr. Joseph Barber, um profissional famoso que pratica a hipnose clínica, esboçou cinco técnicas a serem usadas enquanto você estiver em transe com o intuito de trazer alívio para a dor:

1. *Reduza a sensação de dor* (diminuição direta). Reduza a sensação de sua dor, fazendo com que o desconforto desapareça gradualmente. Imagine que está abaixando o "volume" de sua dor como se estivesse girando o botão de um rádio insuportavelmente alto, até chegar a um sussurro. Ou diminua o brilho de sua dor, ou esfrie o calor de sua dor. Recorra à seção sobre práticas de visualização neste capítulo para obter outras sugestões de visualização.

2. *Mude a sensação de dor* (substituição sensorial). Reinterprete a sensação de sua dor, substituindo-a por outra sensação como coceira ou formigamento. A sensação que você substituir não precisa ser necessariamente agradável. Essa técnica tem a vantagem de permitir que você vá gradualmente da dor para o prazer. Tentar mudar abruptamente de uma dor forte para a total ausência de dor pode ser frustrante e difícil – experimente substituir por uma sensação intermediária, como frio ou entorpecimento. Essa técnica também permite que você saiba que a dor ainda permanece ali, caso precise dar atenção médica a ela.

3. *Desloque sua dor* (deslocamento). Coloque sua dor em outra parte do corpo. Por exemplo, mova sua dor abdominal do abdome para o dedo. O deslocamento o ajuda a ficar menos incapacitado pela dor e permite que você escolha o novo lugar. Finalmente, essa técnica pode ensiná-lo a mover sua dor para onde quiser, ou mesmo a diminuí-la totalmente.

4. *Entorpeça sua dor* (anestesia). Faça com que sua área dolorosa sinta-se entorpecida ou formigando, sem nenhuma sensação de dor.

5. *Observe sua dor* (dissociação). Com essa técnica, você ainda percebe sua dor, mas também se vê afastado dela. Em outras palavras, você se distancia da dor, como se seu corpo continuasse ali, mas a mente tirasse férias. O "lugar especial" na indução ao relaxamento pode ajudá-lo a conseguir esta distância, levando-o para seu local de férias predileto ou para um retiro tranquilo.

A seguir apresentamos três roteiros completos para controle da dor (adaptados de *Hypnosis for change*, de Hadley e Staudacher) que incorporam algumas das sugestões do dr. Barber.

Indução para controle de dor em geral

Agora imagine uma forma para sua dor, transforme-a num túnel, um túnel em que você possa entrar e sair, e agora imagine-se entrando no túnel. Você está entrando nesse túnel e a intensidade de sua dor aumenta por alguns segundos. Conforme você começa a passar pelo túnel, pode ver a luz à frente, cada passo agora o afasta do desconforto, quanto mais você se aprofunda no túnel, menos desconforto sente, a luz no final do túnel fica cada vez mais intensa e você começa a sentir-se cada vez melhor, cada passo reduz seu desconforto, cada passo cura e fortalece seu corpo, a cada passo você se sente muito confortável, muito mais confortável, muito confortável, e ao alcançar a luz você se sente livre de qualquer desconforto, você se sente relaxado, mais forte, confortável, de agora em diante a cada vez que você entrar no túnel, passar pelo túnel, observar a luz no final do túnel aumentando, você vai se sentir confortável, e ao sair do túnel, você ficará cada vez mais forte, curado e vai se sentir cada vez melhor. O túnel é seu, você o controla, e pode entrar nele sempre que quiser, em qualquer hora, e passar por ele sempre fará com que você se sinta melhor.

Indução para dor crônica

Focalize sua atenção na parte do corpo que lhe traz desconforto. [COMPLETE COM A ÁREA CORPORAL, "seu ombro", "seu maxilar" etc.] Agora reconheça a dor e relaxe os músculos ao redor dessa área, relaxe todos os músculos ao redor dessa área, relaxe completamente ao redor dessa área. Sinta esses músculos relaxando e imagine a área dolorida e inflamada começando a diminuir, esfriar e curar-se. A área inflamada e dolorida vai diminuir, esfriar, curar-se, e ficar confortável, muito confortável. Agora sinta o desconforto escorrendo do(a) [COMPLETE COM A ÁREA CORPORAL] e saindo de seu corpo. Sinta que ele escorre e desaparece gradualmente. E agora imagine uma sensação fria, como água fria fluindo sobre seu(a) [COMPLETE COM A ÁREA CORPORAL] e escorrendo. A água fria flui sobre essa área, levando embora qualquer desconforto, levando embora qualquer desconforto, completamente, e agora acalme e relaxe essa área, acalme e relaxe essa área, e agora você pode começar a sentir alívio, relaxamento e mobilidade novamente. Seu(a) [COMPLETE COM A ÁREA CORPORAL] está normal, curado, relaxado e móvel. De agora em diante seu subconsciente vai manter seu (a) [COMPLETE COM A ÁREA CORPORAL] relaxado(a) e livre de estresse.

Indução para contusão ou doença

Focalize a atenção em sua dor, agora imagine que seu desconforto é uma grande bola vermelha de energia, como o Sol. Seu desconforto é uma grande bola vermelha. Agora imagine e observe essa bola brilhante de energia ficando cada vez menor, imagine a cor da bola começando a enfraquecer, começando a mudar para um rosa-suave e diminuir, diminuir de tamanho. Você observa a bola ficando cada vez menor e sente cada vez menos desconforto. A bola fica menor e você sente cada vez menos desconforto, você começa a sentir-se cada vez melhor, você se sente melhor conforme observa a bola ficando menor, agora observe a bola rosa-pálido ficando muito pequena; observe a cor mudando do rosa-claro para o azul-claro, ela agora está se transformando num pequeno ponto azul, um pequeno ponto azul, e agora simplesmente observe que ela desaparece e quando ela desaparece você se sente muito, muito melhor, você se sente melhor, mais confortável, você se sente melhor, mais confortável, muito confortável. Você se sente totalmente confortável.

Sugestões e dicas pós-hipnóticas

Um dos pontos mais importantes ao praticar a auto-hipnose é levar para sua atividade cotidiana aquilo que você aprendeu no transe. As dicas pós-hipnóticas podem ser palavras, ou práticas de visualização, ou até mesmo acontecimentos que desencadeiem uma resposta desejada depois de você ter terminado seu trabalho com a auto-hipnose. O dr. Brian Alman, que trabalhou intensamente com a hipnose, ressalta que as sugestões e as dicas pós-hipnóticas são uma extensão poderosa do trabalho com a auto-hipnose.

Por exemplo, suponha que você escolheu a técnica de deslocamento do dr. Barber para praticar enquanto está sob auto-hipnose. Você pode começar dando a si mesmo a seguinte sugestão pós-hipnótica: sempre que começar a sentir dor, vou automaticamente colocar o dedo no ponto que dói. Conforme você começar a praticar a auto-hipnose, pode sugerir a si mesmo que a dor vai fluir de seu corpo para o dedo. Finalmente, você pode treinar-se a transferir a dor do dedo para outra parte do corpo.

Você pode usar outro tipo de dica pós-hipnótica fixando seu olhar em algo enquanto estiver induzindo seu transe hipnótico. Pode ser um objeto familiar que você vê regularmente, como um relógio ou uma cadeira. Sempre que vir esse objeto, quase que imediatamente você o associará a seus sentimentos de relaxamento e de calma. (Você descobrirá que com o passar do tempo até mesmo as fitas de relaxamento que usa e o gravador com que as toca vão evocar as sensações de relaxamento.) Escolha um objeto em sua casa ou no escritório que você saiba que o lembrará do trabalho de alívio da dor que você faz sob transe.

Obstáculos à auto-hipnose

Muitas vezes é difícil pensar em relaxamento ou distrair-se de seu desconforto quando você está sentindo muita dor. O dr. Alman dá duas sugestões para lidar com esse problema.

- Escolha um horário em que a dor diminua ligeiramente para praticar a auto-hipnose. O dr. Alman sugere que um bom momento pode ser numa piscina de hidromassagem, numa terapia de calor, ou embaixo de compressas frias. Os breves momentos em que você tem um pequeno alívio da dor podem ser expandidos para períodos de tempo cada vez maiores, conforme você ficar mais experiente no uso da auto-hipnose.
- Use sua dor como um foco para seu transe. Se você estiver sentindo uma dor que domine a tudo e não conseguir distrair-se dela, então volte toda sua atenção para ela. Examine-a cuidadosamente. Dê imagens a ela. Ao focar-se totalmente em sua dor, e em nada mais, você descobrirá que tem mais controle sobre ela e será capaz de mudar sua imagem para uma menos nociva.

Maggie, uma jovem estava praticando *biofeedback* e auto-hipnose por causa de fortes cólicas menstruais. Antes de iniciar o programa, sua mãe tinha de levá-la ao pronto-socorro do hospital próximo todos os meses para que ela tomasse uma injeção de Demerol para controlar a dor. Praticando a auto-hipnose, ela descobriu que podia se focar em cada contração. Ela imaginava cada contração como uma onda, quebrando na praia e depois desaparecendo de volta no mar. Maggie gostava muito do mar, assim, essa era uma imagem muito agradável para ela. Finalmente, o mar se acalmava. Quando Maggie saía de seu transe, a cólica tinha desaparecido. Além de sentir orgulho do que tinha feito, ela não precisava mais dos serviços do pronto-socorro.

Leitura complementar

Práticas de visualização

ACHTERBERG, J.; DOSSEY, B. & KOLKNEIER, L. *Rituals of healing: using imagery for health and wellness.* Nova Iorque: Bantam Books, 1994

DAVIS, M. E.; ESCHELMAN, E. R. & McKAY, M. *The relaxation & stress reduction workbook.* 4. ed. Oakland, CA: New Harbinger Publications Inc., 1995.

FANNING, P. *Visualization for change.* 2. ed. New Harbinger Publicaitions, Inc., 1994.

Auto-hipnose

ALMAN, B. & LAMBROU, P. T. *Self-hypnosis: the complete manual for health and self-change.* Londres: Souvenir, 1993.

BOWERS, K. S. *Hypnosis for the seriously curious.* Nova Iorque: Norton, 1983.

DEBETZ, B. & SUNNEN, G. *A primer of clinical hypnosis.* Littleton, MA: PSG Publishing Co., 1985.

HADLEY, J. & STAUDACHER, C. *Hypnosis for change.* Nova Iorque: Ballantine Books, 1987.

HOLZMAN, A. & TURK, D. *Pain management: a handbook of psychological treatment approaches.* Nova Iorque: Pergammon Press, 1986.

6

Técnicas psicológicas para o controle da dor crônica

Os primeiros capítulos deste livro mostraram a você como praticar o controle da dor, exercitando-se e reduzindo seus níveis de estresse o que lhe possibilitou aprender a gerenciar as reações iniciais de seu corpo à dor – a contração muscular e o estresse. Ao lidar de fato com essas respostas, você superou os primeiros obstáculos que impediam sua melhora.

É provável que você já tenha identificado um obstáculo que ainda permanece – uma parte sua que pode tanto realizar quanto impedir qualquer coisa. Trata-se da sua mente – sua capacidade de aceitar idéias novas, mudar seus velhos mitos pessoais, examinar suas atitudes e crenças e analisar uma parte sua que provoca as reações reflexas ao desafio da dor. O estágio final do controle da dor é transformar sua mente em sua aliada no processo de cura.

Jean seguia cuidadosamente seu programa de exercícios e controle de estresse por causa de dores nas costas, mas, ao mesmo tempo, durante todo o processo ela enviava a si mesma mensagens que sabotavam seus esforços. Quando examinou essas mensagens com seu terapeuta, percebeu que estava dizendo a si mesma que era uma pessoa fraca, simplesmente por ter sucumbido à dor, e, ainda, que devia voltar o mais rápido possível a seu modo antigo de ser. Impôs-lhe, para tanto, um prazo apertado, ou seja, um objetivo irreal; ao não conseguir cumpri-lo, sentia sua dor física *e* os sentimentos perturbadores de estar falhando consigo mesma. A culpa que se atribuía por sentir dor só aumentava seu grau de ansiedade, dificultando ainda mais a convivência com a dor e também seguir seu programa. Por intermédio da terapia, Jean conseguiu identificar tendências perfeccionistas como essas em diversas áreas de sua vida e o papel delas em sua resposta de dor. Finalmente ela aprendeu a ir mais devagar, dar a si mesma algum tempo e espaço, e questionar a voz interior que tanto a pressionava.

O fato crucial é que a mente pode bloquear uma convivência eficaz. Talvez você tenha chegado a um patamar com seus exercícios de cura. Ou quem sabe tenha dificuldade de se concentrar em suas técnicas de controle do estresse. É provável ainda que a situação de sua família ou seu estilo de vida não reforcem seus novos comportamentos de convivência. Qualquer que seja sua situação, se você sente que foi o mais longe que podia com o controle da dor, e não vislumbra como ir adiante, os dois próximos capítulos lhe serão úteis.

Este capítulo está dividido em duas áreas principais: como lidar com seus pensamentos negativos e inoculação do estresse. O Capítulo 7 aborda maneiras assertivas de lidar com essa situação, ou seja, com o conflito que envolve sua dor, e diminuir sua resistência quanto a melhorar. Leia primeiro a seção sobre pensamentos negativos, uma vez que ela é a base para entender os outros quatro tópicos, bem como o ajudará a extrair o máximo das outras seções.

Pensamentos negativos

É fácil ser dominado pelos pensamentos negativos quando se sofre de dor crônica. Sua dor se arrasta, o que em parte desencadeia em você pensamentos e sentimentos de medo e frustração. Esses pensamentos negativos podem ser tão automáticos que você nem os percebe como tão freqüentes e debilitantes. Agora, você deve dedicar algum tempo para examinar seus pensamentos negativos e entender o efeito deles sobre sua capacidade de controlar a dor.

Os pensamentos negativos *aumentam* a ansiedade e a dor porque se focalizam na catástrofe e no ressentimento, criando uma realidade em que o pior parece fadado a acontecer e na qual você é uma vítima indefesa. Seu corpo reage tensionando-se com medo e raiva. À medida que ele se contrai, sua dor aumenta.

Agora, tente se lembrar de alguns de seus pensamentos negativos típicos. Veja se eles se parecem com estes:

- Eu não tenho controle sobre minha dor.
- Eu nunca vou melhorar.
- Essa dor é um sinal de que estou ficando velho... eu queria ser jovem de novo.
- Isso vai ficar cada vez pior até me enlouquecer.
- Isso nunca deveria ter acontecido comigo.
- Eu deveria ter melhorado mais depressa.
- Nunca mais vou conseguir trabalhar.
- Nenhuma outra pessoa vai conseguir entender de verdade essa dor.
- Nunca mais vou conseguir aproveitar a vida.
- A culpa por eu estar assim é toda do meu (da minha) emprego, médico, família, marido/mulher.
- A culpa por eu estar assim é toda *minha*.
- Estou destinado a uma vida inteira de dor.

Alguma dessas frases lhe soa familiar? Observe que essas são apenas algumas das infinitas variações de mensagens relativas à dor. Você pode ter identificado outras frases que sejam únicas para sua situação.

O dr. Aaron Beck, um dos pioneiros no campo da terapia cognitiva, descreve os pensamentos negativos como parte de uma "espiral descendente" de pensamento depressivo. Depois de se iniciar, o impulso de seus pensamentos negativos continua a levá-lo cada vez mais para baixo, a menos que você faça algo para romper com esse o padrão.

O dr. Albert Ellis, outro pioneiro do campo da psicologia cognitiva, argumenta que os pensamentos *criam* as emoções, assim como o modo pelo qual você percebe uma situação determina o modo como vai reagir a ela. O que você pensa se transforma no que você sente. Pela reestruturação cognitiva (por exemplo, mudando seu modo de pensar) você é capaz de mudar o monólogo negativo interno que alimenta sua ansiedade, depressão e raiva, que inevitavelmente piora sua dor.

Um pouco de teoria

Uma maneira de romper a "espiral descendente" de pensamentos negativos é entender um pouco de teoria sobre os efeitos psicológicos desse tipo de pensamento.

O cérebro recebe e processa todas as mensagens e emoções simultaneamente. A parte responsável pelas mensagens, ou pelos pensamentos, é o *córtex cerebral*, o centro do aprendizado mais elevado e da cognição. A parte responsável pelas emoções é uma área chamada *estruturas límbicas*. Chegou-se a pensar que essas duas partes funcionassem independentemente, mas a teoria científica atual sustenta que existe uma grande interação entre os neurônios de todas as partes do cérebro. Passando entre o córtex e as estruturas límbicas, as mensagens fluem livremente indo e vindo por meio do *hipotálamo*, uma glândula do tamanho de um grão de ervilha na base do cérebro. Ele é algumas vezes chamado de "correio central" do cérebro porque é responsável por enviar e receber mensagens do cérebro para o corpo e vice-versa. O hipotálamo regula a *glândula pituitária* que, por sua vez, ativa alguns hormônios ligados ao estresse, como a *adrenalina*. Como já visto no capítulo sobre o controle básico do estresse, você sabe o que acontece com o corpo quando o sistema nervoso autônomo e a adrenalina estão ativados.

O córtex representa os pensamentos, as estruturas límbicas representam os sentimentos e o hipotálamo atua como um mediador. Eis o exemplo de uma interação entre o corpo e a mente: a mensagem de dor sobe pela medula espinhal e passa pelo hipotálamo. Você pensa "odeio essa dor", e sente-se bravo e deprimido. Em seguida pensa "e se eu nunca ficar bom?", o que o faz sentir medo. O medo envia um alarme de estresse através do hipotálamo, o que, por sua vez, contrai seus músculos. Os músculos tensos se cansam e têm espasmos, provocando ainda mais dor.

Por causa desse processamento simultâneo, algumas vezes é difícil identificar o que vem primeiro – seus pensamentos negativos, seus sentimentos negativos, ou a dor. Entretanto, podemos afirmar com segurança que sempre que lhe sobreviverem pensamentos negativos sobre sua dor, o resultado provavelmente será uma reação física negativa. E de modo inverso, sempre que você sentir dor física, provavelmente terá pensamentos negativos a respeito dela, estabelecendo um círculo vicioso, a menos que aja de modo que reverta ou previna essa reação.

O caso de Sally é um exemplo. O chefe dela tem um prazo a cumprir, e Sally se vê no computador, digitando a todo vapor. Ela fica sem almoçar e sem intervalos de café para poder concluir o trabalho. Sente que suas costas vão ficando mais tensas com o aumento da pressão e em virtude da posição rígida. Ela aperta os dentes e agüenta a dor, enquanto pensa:

- "Meu chefe devia ter planejado melhor."
- "Se eu ignorar a dor, posso fazer isso agora e relaxar depois."
- "Minhas costas estão me matando – eu não deveria ter sido tão tola naquele dia na academia, quando quis chamar a atenção e tentei levantar todo aquele peso."
- "Não posso me dar ao luxo de ir devagar ou de fazer uma pausa senão meu chefe é capaz de achar que eu não posso fazer o trabalho."

No final do dia, Sally não tem apenas dor nas costas, mas também uma dor de cabeça latejante causada pela tensão de apertar os dentes o dia inteiro. Ela chega em casa exausta e desaba na cama.

Sally poderia ter gerenciado melhor a situação, controlando alguns de seus pensamentos negativos. Aqui está um modo diferente de pensar acerca de cada uma das afirmações anteriores:

- "Sim, teria sido bom se meu chefe tivesse planejado melhor, mas isso não aconteceu. Ficar perturbada não me ajuda a realizar este trabalho. Posso lidar com isso."
- "Se eu me alongar e relaxar a intervalos curtos durante o dia, a dor não será tão ruim depois."
- "Depois de todo esse esforço, serei recompensada na academia, depois do trabalho, com alongamento e exercícios leves, ou vou relaxar na sauna ou na hidromassagem."
- "Muitas pessoas têm dores nas costas. Meu chefe não terá menos consideração por mim apenas pelo fato de eu ter um problema nas costas. Nós dois sabemos que eu sou uma boa digitadora; vou mostrar que posso fazer o trabalho ainda melhor se enquanto isso relaxar e alongar."

Qual foi sua reação ao ler a segunda série de afirmações? Você teve uma sensação de alívio por Sally não ter de se aprisionar numa atitude mental, o que leva tão-somente à frustração e ao pensamento sem esperanças? Qual o seu modo de pensar mais freqüente quando sente dor?

Conhecendo seus pensamentos negativos

Durante alguns dias anote todos os pensamentos que tiver com relação a sua dor. Observe em que momento e lugar eles acontecem. Assuma uma posição de observador enquanto escreve seus pensamentos. Ou seja, tente não censurar seus pensamentos nem discutir com eles; simplesmente escreva tudo o que surgir, quer seja a respeito de si mesmo ou de outras pessoas. Lembre-se de que é necessário prática para familiarizar-se com seu tipo de pensamento negativo. O pensamento automático é muito rápido; não há nenhum problema se você puder identificar apenas um pensamento durante uma semana. Com o tempo, mais pensamentos surgirão. No fim da semana, examine sua lista de afirmações. Compare-as com as características do pensamento negativo típico a seguir. Qual deles lhe ocorre freqüentemente?

Oito estilos de pensamento negativo

1. *Culpar*. Você pode achar que alguma pessoa ou algo é responsável por sua dor. "Meu chefe insuportável é culpado por meu acidente de trabalho." "Minha família exige muito de mim, eu não tenho tempo nem dinheiro para cuidar dessa dor." Culpar é uma reação natural de estar cansado, frustrado e com raiva, no entanto, só piora a situação, pois você não está assumindo a responsabilidade pelo que lhe acontece, e sim esperando que os outros a assumam.

   Algumas pessoas, ao contrário, focam a culpa inteiramente sobre si mesmas. "Sou totalmente culpado por isso ter acontecido comigo." Se você se coloca continuamente para baixo, sempre lhe atribuindo a culpa, correrá o risco de cair na letargia ou depressão. A atitude autoderrotista pode também servir como uma desculpa para a inatividade. "Não há esperança de melhora, pois eu sou uma pessoa sem nenhum valor. Então, por que eu deveria tentar?"

2. *Afirmações "deveria"*. Albert Ellis ressalta que afirmações "deveria" são uma das pedras fundamentais do pensamento irracional. As expressões *deveria, tenho que*, ou *devo* aparecem regularmente no pensamento negativo de quem sofre de dor crônica. Eles geralmente são uma crítica, e implicam que você é tolo, pouco inteligente ou fraco por não viver segundo determinado padrão. "Eu *deveria* ter pensado na mecânica correta do corpo antes de levantar aquela caixa." "Eu *não deveria* ter tido tanta pressa quando escorreguei no gelo." "Se ao menos eu não estivesse usando aqueles saltos altos – eu *não deveria* ser tão escrava da moda." "Eu *tenho que* dar conta de todas as minhas responsabilidades, com ou sem dor." "Eu *não deveria* reagir desse modo à dor."

   As afirmações "deveria" podem soar um pouco como ato de culpar. Você está repreendendo a si mesmo por não ser perfeito. Mas os "deverias" também podem se referir aos outros. Você cria um conjunto de expectativas a respeito do desempenho dos outros e *espera* que elas sejam cumpridas. "Minha esposa/meu marido *deveria* me dar apoio e simpatia consistentes quando estou com dor."

3. *Pensamento polarizado*. Tudo é "branco ou preto", "bom ou mau". Não há uma área cinzenta intermediária na qual possa haver progresso. As pessoas que sofrem de dor crônica muitas vezes inclinam-se a pensar: "Se eu não estiver melhor em março, então acabou – ou esse programa específico vai funcionar comigo ou serei um fracasso total". O pensamento polarizado supõe

que as coisas devem correr perfeitamente, ou então... Se você tiver uma recaída da dor, então provavelmente pensará que o programa que está executando não é bom, ou que esse é um sinal claro de sua incapacidade.

Tal pensamento também pode ser dirigido aos outros, especialmente aos profissionais da área médica. "Se eles não podem me curar, então são inúteis." As pessoas que experimentam um programa de controle da dor pela primeira vez podem facilmente incorrer nesse tipo de pensamento, exigindo uma recuperação rápida e total em vez de esperar um processo lento de aumento no controle da dor. Os pequenos passos na direção do bem-estar têm pouco significado para essas pessoas, porque o progresso só é reconhecido quando elas se sentem totalmente bem.

Pensamentos como esse levam a generalizações exageradas e prejudiciais. Você tem uma sessão de relaxamento em que não consegue diminuir sua dor, e supõe que *nunca* conseguirá diminuí-la. As generalizações exageradas muitas vezes são expressas usando afirmações absolutas – as palavras-chave são *todos, tudo, nenhum, nunca, sempre* e *ninguém* – que tendem a limitar suas opções e ignorar qualquer dado positivo que apóie seus esforços para mudar.

4. *Prever catástrofes.* As pessoas que recorrem a esse tipo de pensamento reagem às situações da vida imaginando o pior resultado possível, reagindo a seu cenário que provoca medo como se ele fosse acontecer sem sombra de dúvida. "Eu *sei* que a única opção que me resta é fazer uma cirurgia. Com certeza ficarei de cama durante meses. E se a cirurgia for um fracasso?" As afirmações "e se" caracterizam esse tipo de pensamento e aumentam em muito os níveis de ansiedade. "E se minha dor *nunca* melhorar, e eu tiver que viver como um inválido pelo resto de minha vida? E se minha mulher/meu marido me deixar? E se eu não conseguir mais trabalhar?"

5. *Ilusões de controle.* Algumas pessoas que sofrem de dor crônica acham que são "controlados externamente" pelos outros, como os médicos. Ao atribuir a um médico ou a uma clínica o poder total sobre seu destino, eles se transformam em vítimas indefesas de sua dor e do sistema. Assim, eles se omitem de qualquer responsabilidade. Outras pessoas podem se considerar impotentes para mudar uma situação disfuncional na família. "Meu marido/minha mulher não acha que eu preciso ir a um terapeuta por causa da dor, portanto, não posso vir à sessão."

Por sua vez, as pessoas que se consideram "controladas internamente" acreditam que têm total responsabilidade por tudo e todos. "Todos dependem de mim. A família vai se desintegrar se eu não me recuperar rápido." Essas pessoas assumem toda a responsabilidade, em vez de permitir que outros membros da família compartilhem parte do fardo. Outras que sofrem de dor crônica suspeitam que poderiam estar completamente bem – apenas se o desejassem. "Talvez eu não queira melhorar, é por isso que esta situação essa durando tanto."

6. *Raciocínio emocional.* Esse tipo de pensamento supõe que o que você sente *tem de* ser verdade. Se você se sente culpado por precisar de tempo para curar-se, então deve ser errado dar a si mesmo tal tempo, e é culpa sua precisar do tempo. Se você tem medo de que a dor nunca melhore, então *acredita* que ela nunca vai passar. Se sente tristeza com o pensamento de nunca mais correr, então você deve estar certo – nunca mais vai correr. Você acaba por deixar que seus sentimentos dirijam sua habilidade de raciocinar. Embora em geral seja positivo entrar em contato com seus sentimentos, o que você sente pode ser bastante irreal. A força do sentimento cria convicção, mas depois que finda a tempestade emocional, as coisas podem parecer diferentes.

7. *Filtro.* Algumas pessoas têm a tendência a ver sua dor como se olhasse dentro de um túnel, filtrando e deixando de fora qualquer aspecto potencialmente positivo. Elas vêem as coisas piores do que de fato são ao focalizar apenas a dor, nada mais. Ted não conseguia apreciar o esforço genuíno de sua esposa para cuidar dele e apoiá-lo porque estava envolvido demais com sua dor. Ele não conseguia aproveitar nenhum aspecto desse relacionamento afetuoso e de apoio.

   O processo de filtro também pode ser muito seletivo. Você pode optar por lembrar-se apenas daquelas coisas que sustentam seus sentimentos de raiva, e assim retirar do contexto as lembranças negativas e se afastar das experiências positivas. O que você teme pode ser ampliado a ponto de preencher totalmente sua consciência, excluindo tudo o mais. Ruth estava tão obcecada com a possibilidade de outro ataque de dor nas costas que filtrou e deixou de lado o conselho de seu médico para que se exercitasse como prevenção à dor.

8. *Ilusão de ter direito.* Muitas vezes as pessoas sentem que "têm direito" a uma existência livre de dor. Elas acreditam que não deveriam ter de sofrer dor ou perda. Sentem-se enganadas, que a vida está sendo injusta. John sentia que era totalmente inaceitável o fato de não poder jogar tênis por causa de sua contusão. Imaginava que suas capacidades haviam sido "roubadas". A concepção de ter direito e de ultraje o impediam de pensar em novos esportes que substituíssem o antigo. As pessoas que alimentam a ilusão de ter direito acreditam que o luxo de ignorar o corpo ou de considerá-lo algo garantido é enfim seu direito. Se perderem alguma capacidade por causa da dor crônica, elas sentem que sua vida foi diminuída.

Os oito estilos de pensamento estão relacionados entre si. Na verdade, se você tem uma tendência para um dos tipos de pensamento, provavelmente se flagrará incorrendo em vários dos outros. Embora as categorias sejam um modo útil para mostrar como o pensamento negativo funciona, não se surpreenda se sentir dificuldade em rotular seus próprios pensamentos, pois os limites entre os estilos podem não ser nítidos. Também é bastante possível bombardear-se com numerosos pensamentos negativos de uma só vez, num tipo de taquigrafia mental. Você amontoa rapidamente um pensamento negativo sobre outro até sentir-se sobrecarregado e prestes a desistir. Seja paciente consigo mesmo e dê-lhe permissão para familiarizar-se gradualmente com seu estilo único de pensamento negativo.

Substituindo os pensamentos negativos

Existem três maneiras de abordar a tarefa de substituição dos pensamentos negativos.

Passo 1: Parar o pensamento

Essa abordagem comportamental foca-se em paralisar os pensamentos negativos. Crie para si mesmo uma lista de respostas rápidas para usar ao substituir os pensamentos negativos e improdutivos. Não gaste nenhum tempo imaginando *por que* você pensa negativamente – simplesmente escolha pensamentos positivos que você possa usar assim que observar que está se voltando para seu pensamento negativo característico. Aqui seguem algumas sugestões para ajudá-lo a começar.

Copie esta lista ou corte-a e coloque-a perto da pia, da geladeira, do computador, da escrivaninha ou no painel do carro – em algum lugar onde você a veja regularmente. Respire fundo e depois diga:

- "Eu posso conviver."
- "Eu posso controlar a dor. Preciso apenas relaxar."
- "Eu já lidei com essa situação antes. Posso fazê-lo de novo."
- "Estou aprendendo novas habilidades de convivência a cada dia."
- "Não sou uma má pessoa porque tenho essa dor."

- "A dor vem e vai. Eu sei como cuidar dela."
- "Ninguém me menospreza porque eu tenho essa dor."
- "Sou um bom empregado."
- "Sou uma pessoa amorosa."
- "A dor vem em ondas. Logo ela vai começar a desaparecer."

Acrescente alguns pensamentos positivos seus:

_____

_____

_____

_____

Você também pode trocar os pensamentos negativos por refutações raivosas. Elas são chamadas *mantras morteiro*. Quanto mais raivoso e hostil for seu mantra morteiro, melhor. Praguejar pode ser útil. Aqui estão alguns exemplos.

- "Pare com essa merda negativa."
- "Cale a boca. Pare com essas coisas negativas."
- "Pare com este lixo."
- "Vá para o inferno com essa baboseira catastrófica.
- "Foda-se com essa besteira de ficar se culpando."
- "Chega dessas coisas sem jeito."

Acrescente as suas:

_____

_____

_____

_____

Passo 2: O Modelo ABCD

Esse modelo – desenvolvido por Ellis, Beck e outros – pode ser um instrumento útil para estruturar sua abordagem para entender o pensamento negativo a respeito da dor.

A é o "acontecimento ativador" ou estressante. Nesse caso, vamos supor que é um espasmo muscular em suas costas que impede você de cumprir um compromisso.

B é o seu "sistema de crenças" ou seus pensamentos e suas atitudes acerca do acontecimento estressante. Por exemplo, você pode pensar: "Agora eu não posso fazer o que disse que faria – eles vão pensar que eu sou fraco. Eu não posso fazer mais nada".

C são as "conseqüências" do acontecimento ativador ou, basicamente, seus sentimentos. Quando você pensa mal de si mesmo, como em *B*, se *sente* culpado, frustrado e deprimido.

D é um modo de mudar a seqüência de acontecimentos descrita anteriormente. *D* significa "debater" o pensamento negativo que você descobriu em *B*, e que pode afetar profundamente o modo em que você se sente em *C*.

Como usar este modelo

Leva-se algum tempo para acostumar-se a romper com seus pensamentos e sentimentos desse modo estruturado. Contudo, depois de fazer isso, você estará familiarizado com seu próprio padrão típico e será capaz de debater mais automática e rapidamente o pensamento negativo que permanecer no seu caminho.

Este modelo foi planejado originalmente para todos os tipos de fatores estressantes, mas pode ser facilmente adaptado para lidar com o estresse da dor crônica. Por enquanto, foque-se em seu problema atual de dor. É útil trabalhar nos passos *A*, *B* e *C*, antes de começar a debater qualquer pensamento negativo no passo *D*.

A: Escreva um acontecimento recente que tenha feito sua dor aumentar. Seja breve, em vez de descrever cada pequeno detalhe em longas páginas.

Exemplo: "Eu me virei na cadeira para pegar o telefone e senti tensão nas costas". Quanto mais recente for o acontecimento, mais capaz você será de identificar todos os pensamentos e sentimentos. Só use acontecimentos relacionados com a dor.

B: Deixe para depois.

C: Anote, sem censurar nem debater, todos os sentimentos que você teve quando o acontecimento ocorreu. Um sentimento é uma palavra que descreve suas emoções – uma sentença que começa com "eu acho que..." não é uma frase de sentimento, mas sim um pensamento ou uma afirmação. Contudo, pode haver alguns sentimentos ocultos na afirmação de um pensamento.

Exemplo: "Eu senti medo, aversão e desapontamento".

Você não precisa necessariamente encher toda uma página com sentimentos. Alguns serão suficientes.

B: Agora volte a *B*. Relacione todos os pensamentos que lhe ocorreram quando *A* aconteceu.

Exemplo: "Eu pensei: 'Minhas costas estão doendo de novo'; 'Eu tenho que assumir o posto e atender o telefone, pois a outra secretária sempre falta por estar doente'; e 'Eu acho que meu médico disse que isso não aconteceria se eu fizesse exercícios regularmente'".

Trabalhe com o processo *A-B-C* diversas vezes até que você se sinta à vontade com ele. Observe seus níveis de estresse enquanto trabalha. Observe também que *A* na verdade não causa seus sentimentos negativos. *B* causa os sentimentos. *B* é a sua *percepção do acontecimento*, e determina sua reação a ele. Os pensamentos e sentimentos negativos também criam um círculo vicioso que provoca dor. Quanto mais pensamentos negativos *B*, mais sentimentos negativos *C*. Quando você se sente mais ansioso, deprimido, e assim por diante, você começa a pensar como está terrivelmente ansioso ou deprimido, o que só serve para aumentar seus sentimentos negativos.

D: Passe para *D* quando você se sentir pronto para romper os ciclos de pensamento negativo que identificou nos três primeiros passos. Focalize *B* em um de seus exemplos. Escolha um pensamento ou uma crença que seja especialmente perturbador, um que realmente o "derrube". Algumas vezes é mais fácil trabalhar com pensamentos "quentes" por causa da riqueza de respostas que eles podem trazer. Para ajudar você a debater e refutar seus pensamentos negativos, a seguir apresenta-se novamente a lista dos oito estilos, com sugestões específicas de como lidar com eles.

1. Culpar

Se você *culpa a si mesmo*, lembre-se de que sempre fez a melhor escolha que podia naquele *momento específico*. O que você fez parecia razoável e o melhor a fazer, com base em sua consciência no momento exato de sua escolha. Agora você se culpa, considerando a perspectiva e a pretensão de saber como as coisas se desenrolariam. Contudo, no momento em que você fez a escolha não havia como prever o futuro. Você tomou, *naquele momento*, o que lhe pareceu ser a melhor decisão.

Pensamentos de convivência:

- "Pare de se culpar em retrospectiva."
- "Eu fiz escolhas razoáveis, baseadas na percepção que tinha na época."

2. Afirmações "deveria"

Quando você se flagra pronunciando as palavras "deveria" ou "tenho que", na verdade está se pondo para baixo, dizendo a si mesmo que é tolo por não fazer as coisas de outro modo. O fato é que você fez as coisas como fez, e a auto-recriminação não tornará a situação melhor ou mais fácil. As afirmações "deveria" só o imobilizam e contribuem para uma expectativa irreal de que você seja perfeito.

Pensamentos de convivência:

- "Eu não tenho que ser perfeito."
- "Eu posso ficar irritado quando as outras pessoas não agem segundo os meus valores, mas as outras pessoas podem pensar de outro modo."

3. Pensamento polarizado

Se você persiste em pensar em termos de preto ou branco, deixa pouco espaço para a área cinzenta intermediária que é onde o progresso acontece. Qualquer esforço de mudança precisa de tempo e de um trabalho constante. Se você espera melhorar magicamente da noite para o dia, ficará desapontado quando isso não acontecer e tenderá a não dar importância aos pequenos esforços em direção ao progresso. Fique atento para as palavras absolutas como *todos*, *tudo*, *nenhum* e *nunca*. E lembre-se *você sempre tem opções*.

Pensamentos de convivência:

- "Eu gostaria de estar totalmente bem, mas certamente fiz algum progresso em algumas áreas. Mesmo que não pareça muito agora, é um pouco mais/é mais que nada."
- "Algumas vezes a melhora não é óbvia logo no início. Eu darei a mim mesmo mais tempo e paciência."

4. Previsão de catástrofes

Quando você prevê catástrofes, supõe que o pior vai acontecer e exige prova de qualquer coisa que seja positiva. O antídoto é começar a fazer o oposto. Exija provas claras de que seu pior medo acontecerá. Que evidências você tem de que ele acontecerá com certeza – a não ser o próprio medo? Existe algum motivo para acreditar que ele poderia não acontecer? Faça uma lista dos motivos por que ele poderia não acontecer (isto é, ele nunca aconteceu antes, você tem mais habilidades de convivência do que tinha quando ficou doente etc.). Quando os pensamentos catastróficos surgirem, lembre-se com firmeza de que esse é um pensamento "e se", sem nenhuma *prova definitiva*. Comece também a fazer uma lista dos motivos por que o acontecimento temido *pode não* acontecer. Pergunte a si mesmo, com toda a honestidade, qual é o percentual de probabilidade de que meus *piores* medos se tornem realidade – 5%?, 10%?, 0,01%? Tente fazer uma avaliação realista.

Pensamentos de convivência:

- "Eu não tenho provas disso."
- "Existem boas razões pelas quais _____ provavelmente não acontecerá" (faça uma lista das razões).
- "Encontrarei um modo de lidar com o que quer que aconteça."

5: Ilusão de controle

Sempre que você se flagrar dizendo "fulano é quem sabe", mude a frase para "fulano tem experiência nessa área, e eu também tenho". Não desconsidere sua própria experiência. Você tem poder e responsabilidade sobre o seu destino. Sempre que se pegar pensando que é uma vítima indefesa, refute imediatamente tal pensamento irracional.

Pensamentos de convivência:

- "Não sou uma vítima indefesa."
- "Tenho poder para mudar gradualmente minha situação e melhorá-la."
- "Eu não tenho que estar o tempo todo no controle de minhas ações e das ações dos outros. Eles também não são vítimas indefesas."

6. Raciocínio emocional

Quando você está mergulhado nos sentimentos, é difícil raciocinar objetivamente. E você não precisa fazer isso de imediato. Reserve algum tempo para sentir-se mal e liberar seus sentimentos, mas coloque um limite nesse tempo. Depois, passe para o estágio de solução de problemas, no qual você não permite que seus sentimentos dirijam sua capacidade de tomar decisões. Os sentimentos são bons e saudáveis, mas nem sempre são úteis na solução de problemas.

Pensamentos de convivência:

- "Vou permitir a mim mesmo sentir-me (mal, com raiva, triste...) agora, mas sei que esses sentimentos nem sempre me darão a imagem precisa de minha situação."
- "Quando eu me acalmar e relaxar um pouco, vou avaliar minha (meu) situação, problema, decisão de novo."

7. Filtro

Você precisa mudar deliberadamente seu foco se perceber que o está colocando inteiramente nos aspectos negativos de sua dor. Primeiro, dirija sua atenção às estratégias de convivência em vez de ficar obcecado com o próprio problema. Evite a frase: "Não posso suportar isso".

Pensamentos de convivência:

- "Posso me acostumar e lidar com quase tudo."
- "Tenho habilidades, recursos e amigos. Veja quanto eles já me apoiaram e me ajudaram a lidar com isso."

8. Ilusão de ter direito

Será útil desafiar a idéia de que tem direito a uma existência totalmente livre de dor. Você não está *destinado* a nada, a não ser a impostos e à morte. Ninguém disse que a vida seria justa. A pergunta é, o que você faz *depois* de ter sido atingido pelo trauma, pela contusão e pela dor? Você reclama amargamente do quanto a vida o enganou, ou aceita sua dor e tristeza e segue adiante agindo do modo mais feliz e melhor que puder? As pessoas felizes que sobrevivem aos traumas de suas vidas continuam sobrevivendo, crescendo e melhorando.

Pensamentos de convivência:

- "Minha vida não foi totalmente diminuída/afetada porque tenho esse problema."
- "Posso substituir minhas perdas por novas coisas para fazer e, quem sabe, posso descobrir algo de que goste ainda mais!"

O caso de Sally

O pensamento que Sally escolheu para trabalhar foi "minhas costas estão doendo de novo". O sentimento ligado ao pensamento era medo. Ela identificou outros pensamentos também vinculados a seu sentimento de medo como: "Vai ser tão ruim como antes", "Mais uma vez terei que ficar de cama durante meses", "Meu chefe não vai gostar de mim". Depois de ter relacionado todos os pensamentos ligados ao medo e a "Minhas costas estão doendo de novo", Sally reviu a lista dos oito estilos de pensamento negativo.

Ela conseguiu identificar seu pensamento inicial como previsão de catástrofes, pensamento polarizado, e até mesmo algumas afirmações "deveria". Percebeu que poderia não ter de ficar de cama durante meses, e que estava esperando o pior (previsão de catástrofes). Percebeu que estava dizendo a si mesma que deveria ser perfeita para seu chefe, pois de outra forma ele não gostaria dela (pensamento polarizado e afirmação "deveria"). Percebeu que quando sentia medo, imediatamente concluía que todos seus pensamentos de medo eram absolutamente verdadeiros (raciocínio emocional).

Aqui está a refutação de Sally ao pensamento: "Minhas costas estão doendo e novo".

Existe algum apoio racional para isso? Sim, alguns porque minhas costas doeram muito antes. Existe qualquer razão para acreditar que isso poderia não acontecer? Nessa situação específica, a dor não é grave e não há evidências de que minhas costas ficarão tão mal e "doerão" tanto quanto antes. Eu também me lembro de que tive diversas contusões nas costas desde minha lesão inicial e passei por cada uma delas sem que elas se transformassem num grande problema.

Desde a contusão, eu tenho me exercitado e praticado regularmente o gerenciamento de estresse. Eu sei como cuidar disso a longo prazo, e sei o que fazer imediatamente para que a dor não piore (relaxar, alongar, diminuir o ritmo).

Veja como Sally usou o formato *ABCD*:

A	B	C	D
Acontecimento ativador (estressante)	Sistema de crenças (pensamentos)	Conseqüências (sentimentos)	Refutação
Dor nas costas enquanto digitava hoje à tarde.	*Ah, não! Minhas costas estão doendo de novo. Será tão ruim quanto antes. Nunca vou conseguir fazer esse trabalho direito. Nunca vou trabalhar de novo.* *Meu chefe deveria ser mais organizado e não me sobrecarregar assim.*	*Medo* *Ansiedade* *Raiva* *Frustração*	*Estou esperando o pior (previsão de catástrofes). Embora eu esteja ansiosa isso não quer dizer que eu deva chegar a conclusões (raciocínio emocional).* *Meu chefe nem sempre trabalha como eu acho que ele deveria (afirmação "deveria").* *Não se preocupe – vou achar tempo para me exercitar e passar por isso (apoio).*

Reserve ao menos vinte minutos por dia praticando esse modelo durante um período de várias semanas. Compartilhe com um amigo. Com a prática, isso se tornará absolutamente natural e você nem precisará escrever mais – conseguirá identificar e refutar internamente seus pensamentos negativos.

Passo 3: Analisar seus pensamentos

Você determinou alguns dos pensamentos imediatos associados a sua dor e experimentou diversos instrumentos de convivência. Agora é o momento de ir um pouco mais fundo na análise de seus padrões de pensamento e de como eles se relacionam a sua situação de dor.

Voltamos ao caso de Sally. Ela é uma esquiadora entusiasta e se prepara para a temporada de inverno, alongando e fortalecendo regularmente os músculos das costas. Já nas primeiras descidas todo seu corpo dói de cansaço e ela sente aquela dor familiar nas costas. Mas está muito alegre com o ar frio, a neve e a empolgação da descida. Ela diz a si mesma: "Não vou parar agora – quantas vezes vou conseguir esquiar com tanto vigor? De qualquer modo, o preço do teleférico é alto demais para que eu pare agora". Sally sabe que sentirá o prazer de uma banheira quente no fim do dia para acalmar os músculos doloridos.

Uma semana depois ela acorda de manhã, antes de ir para o trabalho, com o nariz escorrendo e a garganta arranhando. Não se sente de todo mal, mas liga dizendo que está doente porque decide que precisa de um dia de folga. Além disso, ela não quer se arriscar a passar o resfriado a seus colegas de trabalho.

As duas situações de dor são bastante reais, mas ao mesmo tempo bem diferentes. Na primeira, Sally encobre a dor pelo prazer de esquiar. Na segunda, a dor não é tão grande, mas é ampliada por outros motivos. O exemplo não tem a ver com o uso apropriado de uma licença médica, mas foi usado para mostrar que você pode fazer escolhas importantes com relação a sua dor.

Esse passo foi deixado por último já que é bastante difícil. Ele exige um certo grau de honestidade consigo mesmo bem como uma avaliação não defensiva das escolhas que você faz a respeito de sua dor. Pense um pouco sobre as diversas situações vivenciadas por você com relação a sua dor. Pergunte-se honestamente se houve algum momento em que você sabia que por algum motivo precisava ampliar sua dor. Converse sobre isso com um amigo ou alguém de sua família em quem você confie. Examine as maneiras pelas quais você pode ser recompensado por manter-se focalizado em sua dor. Mantenha um registro dos momentos em que sua dor piora e observe quais atividades (ou possibilidades) coincidem com essas oscilações. Sua dor muda dependendo de como as pessoas se relacionam com você? Ela aumenta sua experiência de estar sendo cuidado ou de obter apoio? Ela o ajuda a evitar tarefas desagradáveis ou acontecimentos estressantes? Não julgue a si mesmo nem se sinta culpado pelas escolhas que fez. Essa consciência é simplesmente um instrumento de aprendizagem para ajudá-lo a lidar com a dor. Reconhecer que às vezes você opta por usar sua dor dessa maneira pode ajudá-lo a controlá-la mais eficazmente.

Resumo da reversão dos pensamentos negativos

1. Reverter seu pensamento negativo pode ser um instrumento útil para a redução da dor visto que o ajuda a reduzir a ansiedade, o que por sua vez reduz os níveis de dor.
2. Elimina um dos fatores no problema da dor.
3. Abre opções para o controle da dor.
4. Com a prática, transforma-se num hábito.
5. Pode ser aplicado a outras áreas-problema.
6. Pode melhorar seu relacionamento com os outros.
7. Faz com que você se sinta melhor.

Vacina contra o estresse

Lutar contra o pensamento negativo não é a resposta completa para lidar com sua dor emocional. Se você trabalhar duro, confrontando as distorções, pode reduzir em 50, 60 ou até 80% a dimensão dos pensamentos negativos. Mas alguma quantidade residual inevitavelmente continuará a existir. Além disso, alguns de seus pensamentos negativos acontecem num nível muito abaixo de sua percepção consciente. Você simplesmente não pode pegá-los, eles passam muito de leve ou estão por demais camuflados para serem reconhecidos. Algumas vezes os pensamentos acontecem em forma de imagens que parecem surgir espontaneamente (você se vê numa cadeira de rodas, você imagina um músculo se dilacerando). Outras, os pensamentos não vêm em palavras – você simplesmente *sabe* que algo ruim vai acontecer.

Você pode usar a vacina contra estresse (uma técnica desenvolvida por Donald Meichenbaum) quando alguns de seus pensamentos negativos difíceis de perceber provocarem uma reação ansiosa, raivosa ou depressiva. A vacina contra estresse o ajuda a conviver com as ondas de emoção intensa e dolorosa; ela o ajuda a passar por isto sem se sentir sobrecarregado, mesmo quando tem de encarar sentimentos opressivos. Ela funciona do seguinte modo.

1. *Automonitoramento*. Você precisa aprender a reconhecer os primeiros sinais de uma reação emocional intensa. Pegar a onda do medo, da raiva ou da tristeza logo no começo é um ponto-chave para uma convivência bem-sucedida. Considere sua primeira percepção de um sentimento doloroso, especialmente um que pareça estar ganhando força, um sinal de alarme para que você comece o procedimento de vacinação contra o estresse.

2. *Auto-instrução*. O núcleo da vacina contra estresse é um processo de falar consigo mesmo por meio da dor. Em termos práticos, isso significa desenvolver uma série de afirmações de apoio que o manterão mais calmo durante as ondas de emoção dolorosa. As afirmações de apoio que você vai criar para si mesmo terão a forma de comandos curtos e incisivos que o fazem relembrar de maneiras adaptativas para lidar com seus sentimentos estressantes.

Quando você estiver se sentindo ansioso, com raiva ou triste, a primeira coisa a fazer é livrar seu corpo do excesso de tensão. Assim, suas primeiras afirmações de apoio devem focar-se na respiração e no relaxamento das áreas do corpo que costumam reter a tensão. Aqui estão alguns exemplos.

- "Respire profundamente agora, respire de um modo relaxante."
- "Respire profundamente e relaxe o diafragma."
- "A tensão é um sinal de alerta. Relaxe agora."
- "Há tensão nos meus ombros?"
- "Posso respirar e soltar a tensão. Liberá-la."

Agora experimente escrever várias afirmações pessoais. Assegure-se de incluir aspectos específicos que se refiram a *onde* e *como* você mais sente a tensão. Inclua quaisquer atividades relaxantes que você saiba que pode fazer em poucos minutos. Por exemplo:

- "Vou me acomodar no sofá e ler meu livro favorito por alguns momentos."
- "Vou fazer as unhas e esquecer essa bobagem."
- "Vou tomar um banho quente e ouvir Brahms."

O segundo conjunto de afirmações que você vai escrever o ajudará a lidar com o próprio sentimento. A ênfase está em passar por ele, em livrar-se dele. Aqui estão alguns exemplos.

- "Não deixe os pensamentos negativos se insinuarem."
- "Se eu não alimentar isso com pensamentos negativos, esse sentimento começará a dissipar-se quando eu estiver chegando em casa."
- "Essa é apenas uma onda de dor que eu vou atravessar."
- "Eu já sobrevivi a isso antes. A onda passa em pouco tempo."
- "Vou me livrar disso e ficarei bem."
- "Isso vai terminar."
- "Vou reservar meia hora para me sentir assim, e depois irei em frente."
- "Posso me distrair fazendo as contas em meu talão de cheques (ou fazendo alguma tarefa, ou ligando para alguém, ou correndo, e assim por diante)."

Como no caso dos lembretes de relaxamento, você deve adaptar ou reescrever alguma frase para que ela se ajuste a você. Ou use as afirmações como modelo para criar instruções de convivência adaptadas a sua situação.

Seu terceiro conjunto de afirmações o ajudará a usar a habilidade de *aceitar e distanciar-se*. Elas são lembretes para afastar-se do sentimento doloroso e vê-lo dentro de um contexto. Você entrou numa breve tempestade emocional, e ela vai terminar daqui a pouco. Aceite o fato de que você vai se sentir mal por algum tempo, mas saiba também que a onda passará assim como a ansiedade, a raiva ou a tristeza vão desaparecer. Aqui estão exemplos.

- "Estou fazendo o melhor que posso para lidar com isso, e só terei que me sentir assim por mais um pouco."
- "Posso dar um passo para trás e ver a onda. Posso passar por ela."
- "Sinto a ansiedade (ou raiva, ou tristeza), mas outra parte de mim está me observando passar por isso à distância."
- "Posso passar facilmente pela parte mais difícil disso e não ser tocado pelos sentimentos."
- "Posso aceitar esses sentimentos porque estou fazendo o melhor que posso."
- "Dê um passo atrás e veja isso como realmente é – uma breve tempestade emocional que terminará daqui a pouco."

3. *Conversa consigo mesmo.* Faça uma lista das afirmações de convivência que você considera mais eficazes. Mantenha-as consigo para que possam ser usadas como lembretes de apoio quando você tiver sentimentos estressantes. Seja seu próprio "técnico". Converse consigo mesmo por intermédio do trauma. O objetivo é manter uma parte de si mesmo separada da dor, um observador desapegado.

Lembre-se de que a dor emocional distorce seu senso de realidade. Tudo parece horrível. A dor parece eterna. É difícil imaginar que você poderá vir a sentir-se melhor de novo. É por isso que precisa do "técnico", do observador desapegado que o lembra de que a onda vai passar. Logo você vai começar a relaxar ou se distrair. A emoção começa a esgotar-se.

O caso de Harry

Harry vem lutando com a síndrome do intestino irritável por mais de cinco anos. Quando a cãibra surgia, ele normalmente enveredava para o pensamento catastrófico: "Isso está piorando... Como eu vou conseguir continuar trabalhando?... Talvez eu tenha câncer... Eu não consigo aproveitar nada quando sinto isso". Com a ajuda de um terapeuta, Harry começou a exercer cada vez mais controle sobre seus pensamentos catastróficos. E passou a ter menos episódios de ruminação ansiosa sobre sua saúde. Mas ainda havia momentos em que se sentia oprimido por uma sensação de temor. O futuro parecia repleto de dor, e ele se sentia incapaz de lidar com isso.

O terapeuta de Harry sugeriu a vacina contra estresse para ajudá-lo a lidar com os ataques de ansiedade. Juntos eles fizeram esta lista de afirmações de apoio.

- "Respire profundamente e relaxe o diafragma."
- "Solte a tensão do estômago, deixe-o solto e relaxado."
- "Vou colocar fones de ouvido e ouvir um pouco de música."
- "Isso é só uma onda de dor, ela nunca dura mais que uma hora."
- "Isso vai terminar. Eu posso sobreviver durante uma hora."
- "Posso flutuar pelo pior disso e não ser engolido."
- "Quando eu dou um passo atrás, posso ver que é uma onda e que logo vou me sentir melhor."

Harry modificou e acrescentou itens a essa lista com o decorrer do tempo. Ele descobriu que algumas afirmações de convivência funcionavam melhor que outras, bem como que outras não funcionavam. Depois de carregar a lista e usar a técnica por duas semanas, Harry relatou que sentia menos estresse durante seus episódios de ansiedade. "É como se eu estivesse desapegado. Posso ver todo o processo à distância. Eu simplesmente observo enquanto ele desaparece gradualmente."

Leitura complementar

BECK, A. *Cognitive therapy and the emotional disorders*. Harmondsworth, Middlesex: Penguim, 1989.

BENSON, H. & STUART, E. *The wellness book: the comprehensive guide to maintaining health and treating estresse-related illness*. Secaucus, NJ: Birch Lane Press, 1992.

COLEMAN, D. & GREEN, J. (eds.). *Mind body medicine: how to use your mind for better health*. Yonkers, NY: Consumer Reports Books, 1993.

DAVIS, M.; McKAY, M. & ESHELMAN, E. R. *The relaxation & stress reduction workbook*. 4. ed. Oakland, CA: New Harbinger Publications, Inc., 1995

HOLZMAN, A. & TURK, D. *Pain management: a handbook of psychological treatment approaches*. Nova Iorque: Pergamon Press, 1986.

LAZARUS, R. & FOLKMAN, S. *Stress, appraisal, and coping*. Nova Iorque: Springer Publishing Company Inc., 1984.

McKAY, M.; DAVIS, M. & FANNING, P. *Thoughts and feelings: the art of cognitive stress intervention*. Oakland, CA: New Harbinger Publications Inc., 1981

McKAY, M.; ROGERS, P. & McKAY, J. *When anger hurts: quieting the storm within*. Oakland, CA: New Harbinger Publications Inc., 1989

SCHWARTZ, G. & SHAPIRO, D. (eds.). *Consciousness and self-regulation*. Nova Iorque: Plenum Press, 1976, vols. 1-4.

7

Lidando com os outros

Assertividade

Como alguém que sofre de dor crônica, provavelmente você já se viu em situações em que teve de negar algo a alguém, pois sabia que iria agravar sua dor. Você se sentiu culpado ao dizer não? Você se menosprezou simplesmente por sentir dor? Você culpou a outra pessoa por ser rude e tentar envergonhá-lo? Ou você se congratulou por evitar um problema potencial ao dizer não?

Arthur sentia-se culpado por não participar do rodízio de pais que levavam os filhos para a escola todas as manhãs. Suas costas o incomodavam tanto que já era necessário um grande esforço simplesmente para entrar no carro, seria ainda muito pior tentar dirigir. Ele achava que os outros pais não entenderiam, ficava, portanto, desculpando-se, atribuindo a culpa ao carro que sempre enguiçava.

Numa situação semelhante, Kathleen percebeu que dirigir longas distâncias a trabalho a deixaria permanentemente incapacitada, o que lhe deu a confiança para solicitar uma reunião com seu chefe para encontrar uma solução amigável.

Arthur está envolvido num comportamento passivo, de fuga. Kathleen está sendo assertiva. As diferenças são óbvias para você? Se não forem, talvez você precise examinar seu comportamento assertivo ou não assertivo e o papel que ele tem em sua dor. Aprender a lidar assertivamente com todas as situações afetadas por sua dor pode fazer uma grande diferença na qualidade de sua vida cotidiana.

As pessoas que demonstram comportamento pouco assertivo não acreditam que tenham direito a seus sentimentos, suas crenças ou opiniões.

Examine as afirmações seguintes.

Você acha que:	*Ou você acha que:*
1. Deve sempre levar a sério os conselhos das outras pessoas, especialmente médicos e profissionais de saúde, que reservam algum tempo de suas agendas cheias apenas para você?	Tem o direito de desconsiderar o conselho dos outros?
2. Deve sempre respeitar as opiniões dos outros, especialmente se eles estiverem numa posição de autoridade?	Tem o direito de ter suas próprias opiniões e convicções?
3. Soa egoísta colocar suas necessidades antes das necessidades dos outros?	Tem o direito de se colocar em primeiro lugar de vez em quando?

4. Não deve ocupar o valioso tempo dos outros com os seus problemas?

Você tem o direito de pedir ajuda ou apoio emocional?

5. Deve sempre tentar ser lógico, consistente e manter o controle?

Tem o direito de cometer erros, mudar de idéia, ou decidir por um modo diferente de agir?

6. Sempre tem o direito de dizer e fazer exatamente aquilo que sente?

Percebe que às vezes pode e precisa ouvir a outra pessoa e pode inicialmente manter suas opiniões para si mesmo?

As afirmações de 1 a 4 na coluna da esquerda podem levar ao *comportamento passivo*. Se você se comportar passivamente, vai permitir que os outros o pressionem, não assumirá posições condizentes com suas próprias opiniões e fará aquilo que lhe dizem, independentemente do que sinta.

Passividade e dor crônica são uma combinação mortal. Se você sempre fizer exatamente aquilo que o médico lhe diz, mesmo que tenha tido experiências anteriores que lhe mostram o contrário, estará então desconsiderando seu próprio conhecimento – obtido a duras penas – e substituindo-o por uma dependência frágil do *insight* supostamente mais correto de outra pessoa. Se seu chefe lhe exige a mesma quantidade de trabalho, e você sabe que isso vai piorar a dor no pescoço, mas mesmo assim o faz, então você está se comportando passivamente.

As afirmações 5 e 6 na coluna da esquerda levam a um *comportamento agressivo*. Se você se comportar agressivamente, tenderá a culpar, ameaçar e acusar as pessoas sem se preocupar com os sentimentos delas. As pessoas agressivas provavelmente vão atacar quando as coisas não saírem a seu modo. Desejam tanto estar "certas" que muitas vezes não ouvem o que os outros estão dizendo.

Agressão e dor crônica também são uma combinação perigosa. Se você está com raiva porque tem dor crônica e culpa seu chefe por seu infortúnio, por certo vai se comportar agressivamente e arriscar-se a perder o emprego. Se você espera que seu médico o cure e reclama de "incompetência" quando ele o desaponta, está se comportando agressivamente. Você se arrisca a afastar alguém que poderia ser capaz de ajudá-lo.

Todas as afirmações na coluna da direita são *assertivas*. O comportamento assertivo inclui afirmações e ações diretas relativas a seus sentimentos, pensamentos e desejos. Você assume uma posição quanto a seus próprios direitos e leva em conta os direitos e sentimentos dos demais. Você ouve com atenção e mostra às outras pessoas que as ouviu. Está aberto à negociação e à concessão, mas não à custa de seus próprios direitos e sua dignidade. Você pode fazer pedidos e recusas diretos. Pode lidar com a crítica de maneira eficaz, sem se mostrar hostil nem defensivo.

O comportamento assertivo o ajuda a lidar de modo eficaz com a dor crônica. Se você sente que não está recebendo conselhos ou serviços adequados por parte de um profissional de saúde, tem o direito de fazer perguntas e exigências, ou de ignorar o conselho dessa pessoa e procurar outro profissional. Mas se a passividade ou a culpa o impedem de fazer esse tipo de escolha, então você terá muita dificuldade para encontrar a solução dos problemas e cuidar de sua própria situação de dor.

Os problemas familiares também ficam mais fáceis de resolver com a assertividade. Howard acreditava que era o principal responsável por todo o trabalho de conserto e manutenção da casa, além de ter um emprego exigente. A dor provocada pela artrite fazia com que esta fosse uma expectativa irreal, mas ele tinha dificuldade em pedir ajuda a sua família. Quando aprendeu novas habilidades assertivas, foi capaz de convocar uma reunião de família com o objetivo de fazer mudanças na distribuição do trabalho. Para sua surpresa, sua família estava mais do que disposta a ajudar em algumas tarefas.

Identificando o seu estilo

Reflita sobre os acontecimentos da semana passada e verifique quando você respondeu de modo passivo ou agressivo. Identifique uma situação em que você possa lembrar claramente das interações. Acrescente então outros acontecimentos recentes.

Acontecimento	A outra pessoa disse	Você disse

Você consegue identificar um padrão típico em suas respostas ou interações? Para obter ajuda na avaliação de seu comportamento, use as listas a seguir de dicas sobre comportamento passivo, agressivo e assertivo.

Passivo: se afasta da situação

Dicas verbais:

Pedir muitas desculpas, divagar ou fazer rodeios. Usar palavras ou frases como: "Hum...", "Bem...", "Você sabe...", "Não se importe...", "Não é realmente importante...", "Não se incomode...", "Talvez...", "Acho que...", "Você não acha...".

Dicas não-verbais:

Postura largada; olhos baixos, evasivos ou lacrimosos; gestos nervosos; tom de voz suave, inconstante, fraco, choroso, hesitante, suplicante, ou com risadinhas nervosas.

Assertivo: equilibra o poder

Dicas verbais:

Frases claras, diretas, honestas, respeitosas, empáticas (sentimentos); linguagem que não atribui culpa. Uso de frases que começam com: "Eu quero...", "Eu acho...", "Eu sinto...", "vamos...", "como podemos resolver isso?".

Dicas não-verbais:

Ouve os outros com atenção; assume uma postura física ereta e confortável; usa um tom de voz forte e bem modulado; mantém bom contato visual.

Agressivo: vai contra

Dicas verbais:

Culpa, acusa ou ameaça os outros; usa de sarcasmo, palavras que humilham as outras pessoas, faz comentários avaliadores ou usa termos sexistas ou racistas. Usa frases como: "Seria melhor se você...", "Você devia...", "Você deve estar brincando...", "É melhor tomar cuidado se não...", "Isso é ruim...".

Dicas não-verbais:

Demonstra força; usa um tom de voz alto, arrogante ou sarcástico; olha de modo frio e desligado; assume uma postura rígida ou rejeitadora; faz gestos de dominação (aponta o dedo, bate na mesa ou invade o espaço pessoal do outro).

É aconselhável praticar seu novo comportamento com sua esposa/seu marido, seu amigo ou o terapeuta ou com outra pessoa que você saiba que lhe dará uma resposta construtiva. Experimente as afirmações assertivas e observe os resultados. Você conseguirá chegar ao estágio de solução do problema mais rapidamente do que quando usa suas antigas respostas passivas ou agressivas. Quando estiver pronto, experimente seu novo comportamento assertivo com seu médico ou profissional de saúde. Explique a eles que você está praticando para lidar de modo mais assertivo com sua situação de dor.

Aqui estão algumas orientações específicas para transformar seus antigos padrões de comportamento passivo ou agressivo em solicitações assertivas.

Comportamento	*Descrição*
Mantenha contato visual e fique de frente para as outras pessoas.	Olhe para os olhos da outra pessoa na maior parte do tempo. Não encare fixamente. Incline-se para a frente e faça gestos com a mão para manter a atenção do outro.
Fale de modo firme e positivo, e alto o bastante para ser ouvido facilmente.	Evite resmungar, choramingar, falar com voz estridente ou gritar. Evite deixar o tom de voz cair no fim da frase.
Use linguagem clara e concisa. Peça diretamente o que deseja ou diga claramente o que *não* deseja.	Evite o excesso de repetições e de condicionais, como "talvez" ou "eu acho". Evite frases autodepreciativas como "Eu não devia pedir, mas...".

Mantenha seu comportamento não-verbal congruente com o conteúdo de sua afirmação.	Não sorria de modo conciliador quando estiver recusando ou discordando. Não torça as mãos ao fazer um pedido. Evite um rosto rígido quando quiser expressar acolhimento ou elogio.
Ouça.	Repita o ponto-chave do que a outra pessoa disse, esclarecendo, ou diga algo que mostre que você está ouvindo.
Mantenha uma postura e uma atitude de igualdade.	Evite frases de desculpas ou um tom de voz que menospreze a você ou suas idéias. Evite afirmações acusatórias ou um tom de sarcasmo ou ridículo. Respeite a si mesmo e aos outros.
Tome a iniciativa.	Não deixe que os outros escolham por você. Assuma a liderança com "Tenho uma sugestão..." ou "Em minha opinião".

Pare de falar quando tiver dito o que queria.

Rick tem dor crônica proveniente de um antigo traumatismo na coluna cervical, que pode ser exacerbada pelo estresse. Ele sabia que em algumas situações sua condição de dor se intensificava subitamente, mas tinha dificuldade em dizer não a algumas dessas situações. Lembrou-se de uma ocasião em que concordou em assistir a um filme de terror especialmente horrível, ciente que os sintomas no ombro e pescoço iriam piorar. Sentiu-se envergonhado demais para dizer não e receou que seu amigo não o convidasse mais para sair.

Quando contou a situação a seu terapeuta, Rick percebeu que poderia lidar assertivamente com a situação sem se sentir envergonhado. Explicou a seu amigo que nunca assistia a esse tipo de filme porque ficava estressado, e em vez disso marcou uma data para assistir a outro filme que desejava. Seu amigo concordou prontamente, e Rick sentiu-se feliz por ter aprendido a cuidar de si mesmo.

Sempre disseram a Rita que "o médico sabe o que é melhor", e assim ela tomava cuidadosamente todos os medicamentos que ele prescrevia para sua dor no maxilar. Quando percebeu que o Valium poderia provocar dependência e estava precisando aumentar a dose cada vez mais para controlar a tensão, ela pediu ao médico que lhe indicasse um especialista em dor. Quando ele concordou, mas ressaltou que tudo o que ela realmente precisava era tomar outro tranqüilizante, ela disse educadamente não. Explicou que não era o tipo de pessoa que se dava bem com drogas e tinha de trabalhar com um médico e um terapeuta que a ajudasse a deixar o Valium e recorrer a recursos que não utilizassem drogas.

Harry estava numa situação semelhante. Sempre que tinha uma dor de cabeça vascular corria para o pronto-socorro do hospital mais próximo e recebia uma injeção de Demerol, um analgésico muito potente que provoca dependência. Nesse caso, o médico de família de Harry o aconselhou a procurar uma clínica de tratamento de dor. Mas ele continuava imaginando que as dores de cabeça acabariam e que cada viagem ao hospital seria a última. Era tanto mais fácil quanto conveniente para ele ir ao hospital e tomar uma injeção poderosa que aliviava a dor instantaneamente do que dirigir uma vez por semana até outra cidade para consultar a clínica de dor. Harry não percebia que sua dependência das injeções estava aumentando; esse remédio drástico pouco aliviava sua dor. Quando sua esposa pedia que experimentasse outras opções, ele retrucava com um comentário agressivo: "Você não sabe como isso é". Ela foi assertiva, não porque culpasse ou julgasse o marido, mas porque a atitude dele em relação à dor a deixava ansiosa temendo o que poderia acontecer a ele. Deixou-lhe claro que nem sempre poderia acompanhá-lo ao pronto-socorro, entretanto, ficaria feliz em adaptar seus horários para acompanhá-lo à clínica de dor uma vez por semana. Sua preocupação e oferta razoável finalmente fizeram com que o marido entendesse, e ele concordou em experimentar o programa de controle de dor.

Assertividade e raiva

A raiva é um efeito colateral natural quando se sente dor crônica. Há muito do que ter raiva. Sua saúde e seu bem-estar foram tirados de você, o que já basta para fazer com que uma pessoa fique furiosa. Isso pode também ser agravado quando você encontra outras pessoas que nem sempre entendem sua condição. Em alguns momentos, até sua família pode parecer indiferente. Talvez seu médico o aconselhe a procurar um psicólogo por causa da dor e você fica enraivecido porque imagina que ele acha que sua dor existe apenas em sua mente. Além de furioso, você sente dor e suas explosões de raiva apenas pioram a dor.

O problema não é você estar bravo. O problema é que você permite que a raiva aumente dentro de si a ponto de ter uma explosão improdutiva e prejudicial que interfere com sua convivência. Por que você não consegue liberar sua raiva antes de explodir? O que o faz guardar tudo isso?

Muitas pessoas têm dificuldades em expressar a raiva. Você pode ter recebido muitas mensagens quando era criança para que fosse gentil, agradável e doce, e que as emoções da raiva, portanto, não seriam toleradas. Uma cliente, que temia expressar sua raiva, lembrou-se de que certa vez, quando pequena, retrucara para a mãe e esta a mandou para o quarto como castigo. A mensagem era "não responda". Assim ela logo aprendeu a engolir a raiva num esforço de ser uma boa menina e evitar punição. Anos mais tarde ela percebeu que a mesma mensagem havia sido levada para outras situações de sua vida, e sua reação imediata muitas vezes era ocultar a raiva em vez de aprender a lidar com ela de maneiras assertivas. Quando machucou as costas retirando as compras do porta-malas do carro, teve espasmos dolorosos que duraram meses. Ela sentiu que seu único recurso era conter internamente a raiva e a frustração. Se ela as liberasse, mesmo que apenas por um minuto, seria uma pessoa "ruim". Mas, quanto mais segurava a raiva, mais freqüentes eram as explosões em meio à família.

Com a terapia, ela percebeu que a velha mensagem de sua mãe sobre a raiva não era mais útil. Ela tinha o poder de exercer opções em sua vida. Podia mostrar seus sentimentos e suas necessidades de uma maneira assertiva, que não prejudicasse seus relacionamentos.

O importante aqui não é discutir *por que* você recebeu as mensagens que recebeu – nem analisar a personalidade de sua mãe ou o temperamento de seu pai. Sua tarefa é aceitar o fato de que você recebeu mensagens, descobrir como essas regras sobre o conflito afetam suas habilidades de controlar a dor, jogar fora aquelas inúteis e substituí-las por estratégias novas e efetivas de resolução de conflitos.

O dr. Nelson Hendler, em *How to cope with chronic pain*, afirma que a liberação produtiva da raiva pode ser tanto uma liberação terapêutica de tensão quanto um sinal de uma mudança saudável em suas atitudes. Não soa natural que uma pessoa permaneça suave, calma e não afetada por uma situação de dor crônica. Mas, expressar a raiva não quer dizer que você viva em fúria infindável e "despeje" seus sentimentos em cima dos outros. Em vez de liberar seus sentimentos em explosões termonucleares, você pode aprender a transformar a raiva num instrumento motivacional que lhe proporcione mais energia e controle. Explosões agressivas e raivosas podem ter conseqüências bastante negativas.

- As explosões de raiva podem separar e isolar você dos outros. Você coloca as pessoas na defensiva quando julga, culpa e acusa.
- As explosões podem aumentar seu nível de ansiedade, em vez de trazer alívio.
- A raiva agressiva pode ser um obstáculo para a solução de problemas. Depois da explosão, o problema ainda existe; e agora você tem sua raiva *e* seu problema.

Lidar com a raiva de uma maneira assertiva é a base para o gerenciamento efetivo de conflitos e inclui os seis passos a seguir.

Diretrizes para lidar assertivamente com a raiva

1. Você de fato se sente suficientemente bravo para querer e precisar lidar com o problema que provocou sua raiva? Respire profundamente e ouça a si mesmo por um minuto.

   Quando Emma teve um espasmo nas costas, seu marido ignorou os esforços dela para discutir como reorganizar o trabalho doméstico. Ela percebeu que estava brava e a questão não se esgotara – ela precisava lidar com isso. Em outro exemplo, o marido de Betty teve um dia cheio e esqueceu de pegar a roupa na lavanderia. Betty refletiu sobre sua contrariedade e deixou passar; a questão não era suficientemente importante para ser discutida.

2. Escolha um momento adequado para a discussão. Se possível, marque o momento com antecedência e descreva a situação que você precisa discutir. Coloque o problema de uma forma neutra.

   Enquanto fazia o jantar, Emma perguntou ao marido se mais tarde naquela noite eles poderiam reservar algum tempo para conversar sobre o trabalho doméstico. Ela sabia que mais tarde ele estaria mais relaxado do que no momento em que acabara de chegar em casa.

3. Evite culpar, julgar e acusar a outra pessoa. Se você acusar ofensivamente, vai apenas provocar um contra-ataque defensivo.

   Emma acusou o marido de ser um preguiçoso bem como de ser a principal razão de a casa estar uma bagunça. Ele retrucou dizendo-lhe que sempre fora uma dona-de-casa relaxada e continuou a ignorar os pedidos dela para que mudasse.

4. Faça afirmações "eu" a respeito de como você se sente. Diga "estou me sentindo frustrado" em vez de "você e sua burrice me enchem". Afirmações "eu" raramente colocam as pessoas na defensiva, pois são afirmações sobre seus próprios sentimentos e não acusações com relação ao comportamento da outra pessoa. Os sentimentos não são tão discutíveis quanto o comportamento.

   Emma: "Estou me sentindo frustrada e um pouco brava. Por causa da dor nas costas não consigo mais fazer todas as atividades que costumava. As coisas estão se amontoando por toda a casa. Eu não sei por quanto tempo essa situação vai continuar, mas a dor parece estar diminuindo agora que estou fazendo exercícios com regularidade".

5. Diga o que você precisa. Torne suas necessidades claras e específicas. Não diga que você quer que a outra pessoa "tenha mais consideração" (isto é vago demais e não especifica um comportamento nem um período de tempo). Em vez disso, peça ajuda num período específico ou com um problema específico ("Por favor, me ajude a tirar a mesa depois do jantar").

   Não diga à outra pessoa como ela deveria se sentir ("Você devia parar de ser tão frio comigo"). Esse tipo de declaração supõe que você sabe o que a outra pessoa está sentindo, o que pode colocá-la na defensiva. Em vez de discutir sentimentos, peça que ela aja de modo diferente ("Nós poderíamos conversar um pouco antes de ligar a televisão?").

   Emma: "Eu gostaria de encontrar com você uma solução agradável para o trabalho doméstico, de um jeito que a bagunça não se acumule. Se você passar o aspirador e lavar a roupa, eu ainda posso cozinhar, limpar o pó e separar as roupas".

6. Permita que a pessoa com quem você está falando tenha tempo para responder. Pratique as habilidades de boa escuta quando ela responder: olhe para ela enquanto ela fala, não a interrompa até que tenha terminado e reconheça que você ouviu o que ela disse (mesmo

que você não concorde com o que foi dito). Veja a seguir o que o marido de Emma disse e a resposta dela:

Marido: "Eu me sinto frustrado. Não é só o trabalho doméstico que está se acumulando, mas meu chefe está me pressionando para que eu termine um projeto antes do prazo combinado. Ando preocupado com meu emprego".

Emma (reconhecendo a situação dele): "Esse é um momento difícil para nós dois, pois estamos ambos sob pressão".

Marido: "Acho que estou disposto a experimentar seu plano, se pudermos deixar as coisas ainda meio amontoadas nesta semana".

Ouvindo um ao outro, Emma e o marido elaboraram sua raiva, que poderia ter explodido numa luta de gritos e deixado a casa ainda mais suja. Em vez disso, eles conseguiram chegar ao estágio de solução de problema e obter um acordo amigável.

No início, esse processo pode parecer forçado ou pouco natural, mas você descobrirá que ele se torna mais fácil e natural com a prática. Falar dessa maneira é na verdade uma forma de respeito e cortesia mútuos que pode ser estendida além de seu relacionamento com a família e se transformar numa habilidade valiosa de comunicação entre os amigos e colegas de trabalho. Mas é especialmente importante se comunicar bem com sua família durante os períodos cruciais de estresse para assegurar que ela continue a funcionar como um grupo coeso.

A dor crônica é um fator estressante que pode separar os membros da família ou, pelo menos, comprometer o modo como ela funciona. A harmonia familiar é perturbada quando um membro da família está mal e não consegue trabalhar nem realizar suas tarefas domésticas usuais. A adaptação à mudança temporária ou de longo prazo exige paciência e flexibilidade por parte de cada membro. É natural que as tensões aumentem e ocorram explosões enquanto as pessoas se ajustam. Durante esses períodos, você e sua família precisam ser capazes de conversar uns com os outros. Que esperança vocês podem ter de se adaptar às exigências da dor crônica se cada um se fechar na própria raiva e no próprio medo?

Lembre-se de que a raiva é um sinal saudável e natural de ajustamento à mudança. Mas o ponto crucial é o modo como você expressa sua raiva. Lidar de maneira assertiva com a raiva pode aproximar você e as pessoas a quem ama, em vez de isolar uns dos outros. Seu sofrimento físico já o separou, e os momentos solitários que ele provoca já são bastante difíceis. Tudo o que você puder fazer para incentivar a intimidade vai ajudá-lo a suportar a dor.

Resistência à mudança

A resistência pode ser definida como todos os comportamentos que são obstáculos ao sucesso. Seu sistema inclui você, sua família e a clínica ou instituição em que você recebe tratamento. Superar a resistência pode ser um problema complicado, pois a resistência assume muitas formas que inicialmente confundem e frustram tanto você quanto o profissional de saúde.

Aqui estão alguns comportamentos típicos de resistência que você pode estar usando:

- chegar sempre atrasado aos compromissos e consultas, ou nem aparecer;
- ter sempre uma justificativa para não realizar as tarefas que lhe são designadas;
- expressar uma confusão contínua com relação às tarefas que lhe são atribuídas e ao propósito de ir à clínica ou centro de tratamento;
- ser excessivamente passivo (por exemplo, esperando que os outros façam tudo por você);

- esquecer de tomar os remédios no horário correto;
- culpar a todos menos a si mesmo.

Os comportamentos resistentes em sua família podem ser:

- responsabilizar a dor por todos os problemas da família;
- negar que qualquer problema da família possa estar associado à dor (como um aumento do estresse em casa);
- dizer coisas como: "Não há nada de errado aqui" ou "Se ao menos alguém pudesse encontrar uma cura, então nossas vidas voltariam à ordem e ao que costumavam ser";
- não dar apoio às tentativas da pessoa com dor para cooperar com as intervenções médicas ou psicológicas.

A falta de apoio por parte da família pode ser demonstrada quando seus membros não se envolvem de modo algum em seus exercícios curativos. O progresso de Ted em seu programa de *biofeedback* era lento e improdutivo, parcialmente, por causa das exigências familiares que o impediam de encontrar um momento tranqüilo em casa para praticar o treino de relaxamento. Quando ele finalmente discutiu sua situação com os familiares, deu-se conta de que seus filhos pensavam que ele tinha de praticar porque estava "louco". Ted então fez com que eles ouvissem e experimentassem as fitas, e a compreensão resultante ajudou a aumentar bastante seu sucesso com os exercícios. Isso também proporcionou à família alguns momentos de qualidade compartilhados juntos.

Se você está lendo a respeito desses comportamentos e nota que se sente incomodado ou que a descrição é uma imagem pouco sensível ou imprecisa de sua situação, por favor perceba que *a resistência é uma parte natural de qualquer esforço de mudança.* É natural sentir alguma resistência. Afinal de contas, está-se pedindo que você mude seus hábitos, suas atitudes e seus comportamentos. Quem não sentiria pelo menos alguma resistência diante de uma exigência tão grande? Em seu livro *Mastering resistance*, Carol Anderson e Susan Stewart explicam que as pessoas muitas vezes procuram terapia em resposta a mudanças de que não gostam ou às quais não se adaptaram. Se uma pessoa precisa se adaptar a algo novo (como viver com a dor crônica e suas limitações) e está tendo dificuldade em fazê-lo, é natural que ela resista quando os médicos e as outras pessoas se esforçam para mudar ainda mais as coisas.

Muitas pessoas acreditam que procurar ajuda para lidar com a dor significa que terão de abrir mão de todo o controle e a independência. A maioria das pessoas também tem uma tendência natural a resistir às influências, e a implicação de que possam ser incapazes de resolver seus próprios problemas pode levá-las a resistir às intervenções de um profissional de saúde. O medo de serem rotuladas de "loucas" ou que lhes digam que sua dor existe "apenas em sua mente" pode alimentar sentimentos de hostilidade ou defesa.

Pode ser assustador aceitar a mudança e adotar novas idéias, especialmente quando você ainda não aceitou sua situação de dor crônica. Assim, é natural sentir-se perturbado, em particular se você se dá conta de que passou de um médico a outro, e finalmente acabou sendo encaminhado a um psicólogo ou psiquiatra. Quando sentir que está ficando com raiva e resistente, seu primeiro passo deve ser tomar consciência e aceitar que tais reações são naturais. Você está numa situação difícil, e sua raiva e resistência simplesmente representam uma tentativa de manter o controle sobre si mesmo e sobre seu ambiente.

O segundo passo é aceitar o fato de que você tem uma condição crônica e que terá de fazer alguns ajustes necessários que o ajudarão a viver o mais plenamente possível.

O último passo é assumir a responsabilidade por sua recuperação. Você está no controle. Você é *a única pessoa* que pode controlar sua dor. Para assumir o controle terá de aderir fielmente a seu programa de exercícios, marcar consultas, tomar a medicação, mudar seu pensamento negativo, e assim por diante. Você precisará encontrar tempo para praticar novas habilidades e terá de ter persistência para seguir em frente, mesmo quando uma voz interior disser que não há esperança e que nada vai funcionar.

Sim, resistir é natural. Você se desapontou com os médicos e experimentou coisas que não funcionaram. Você está cansado de sentir dor. Mas tenha certeza de que as estratégias de auto-regulação esboçadas neste livro (e praticadas em centros de dor) realmente funcionam. Você precisa devotar seu tempo e compromisso a esse processo.

Para o profissional de saúde: diminuindo os comportamentos de resistência

A resistência pode ser um dos obstáculos mais difíceis a serem superados por um profissional de saúde. O que parece ser raiva e hostilidade quando você encontra um paciente pela primeira vez, na verdade, pode ser uma forma de mascarar os sentimentos de intimidação, baixa auto-estima e resistência à mudança. O modo como você lida com essas primeiras sessões do programa de controle da dor pode ser crucial para determinar se o paciente vai tentar trabalhar com você ou se continuará em sua odisséia de busca médica.

Em artigo no jornal *Professional Psychology*, o dr. Doug DeGood esboça os seguintes passos a serem tomados por um profissional de cuidados de saúde para eliminar a raiva e a hostilidade características da resistência.

1. *Tente dissolver imediatamente os medos de um paciente sobre o trabalho que você fará com ele.* Aborde o problema diretamente, dizendo: "Pode ser que você esteja um pouco preocupado por ter recebido a indicação de vir conversar comigo". Garanta ao paciente que os problemas físicos crônicos inevitavelmente causam mudanças na vida das pessoas, portanto, lidar com essas mudanças será o foco de sua atenção.

2. *Se existirem questões emocionais, evite esforços prematuros de "psicologizar" os sintomas do paciente.* Qualquer intervenção psicológica terá grande probabilidade de ser rejeitada a menos que você tenha dedicado algum tempo para estabelecer sua credibilidade como um profissional que entende os problemas do paciente. DeGood enfatiza que o estabelecimento de um bom entendimento com pacientes exige que lhes seja permitido que se relacionem com você por intermédio de suas queixas físicas.

3. *Tente construir crenças adequadas em vez de desafiar os conceitos equivocados de seu paciente.* Os pacientes muitas vezes se agarram a uma crença numa "cura" específica ou a outro mito sobre sua condição física. Uma crença muito comum e especialmente importante para os programas de controle da dor é: um transtorno precisa ser pouco legítimo para que possa ser auto-regulado de algum modo. Tente ajudar os pacientes a expandir suas crenças, em vez de desafiá-las diretamente. Ajude-os a evitarem o uso de um procedimento corretivo específico e passarem a um plano mais amplo de reabilitação.

4. *Apresente estratégias de auto-regulação (ou outras intervenções psicológicas e comportamentais) de um modo positivo em vez de apresentá-las como a última opção.* Os pacientes terão maior probabilidade de se envolver com um programa se estiverem convencidos de que é uma opção de tratamento e não um movimento desesperado. Com muita freqüência, os médicos expressam sua frustração com o paciente quando todas as opções médicas se esgotaram. As tentativas subseqüentes

de introduzir as estratégias de auto-regulação podem ser recebidas pelo paciente com expectativas mínimas e igual frustração.

5. *Peça que o paciente estabeleça um compromisso significativo com um programa de auto-regulação.* Isso requer que os pacientes entendam que precisam optar por uma participação ativa. A adesão à prática regular em casa, ao automonitoramento, ao exercício físico e à atividade são sabotados quando os pacientes sentem-se coagidos a participar. Talvez você precise sugerir que os pacientes esperem "até que estejam prontos", especialmente se houver problemas de dependência química ou outras psicopatologias.

6. *Alimente expectativas realistas, especificando metas de resultados viáveis.* Incentive os pacientes a ter uma perspectiva mais ampla em vez de uma expectativa de um "conserto rápido" mediante um programa de auto-regulação. Ajude-os a entender que é possível prever apenas uma melhora gradual, com flutuações – mas que os benefícios de longo prazo superarão em muito a falta de gratificação instantânea. Explique que as habilidades que eles aprenderão vão durar por toda a vida, independentemente de sua condição de dor.

7. *Combine as estratégias de auto-regulação com outros tratamentos médicos.* Esclareça o valor de intervenções médicas contínuas como parte do processo de recuperação do paciente. Não incentive os pacientes a abandonar os outros esforços, pois isso pode levar o tratamento comportamental a um fracasso potencial. O contrário também é verdadeiro: se o uso inadequado da medicação se constituir num problema, ajude o paciente a entender que o excesso de confiança na medicação só vai sabotar os benefícios da auto-regulação.

8. *Sempre que possível, inclua o marido ou a esposa, ou outras pessoas importantes para o paciente, na discussão das estratégias de auto-regulação.* Os programas de auto-regulação podem parecer confusos para os membros da família. É importante usar a compreensão e o apoio deles logo no início para ajudar a reforçar a aprendizagem. A dinâmica da família que incentiva a passividade, o desamparo e outros problemas não pode ser trabalhada apenas em uma ou duas sessões, mas a sua presença pode ser um sinal para que você faça terapia familiar juntamente com o programa de auto-regulação.

Leitura complementar

ANDERSON, C. & STEWART, S. *Mastering resistance: a practical guide to family therapy.* Nova Iorque: Guilford Press, 1983.

BOWER, S. A. & BOWER, G. H. *Asserting yourself.* Reading, MA: Addison-Wesley, 1991.

BUTLER, P. *Self-assertion for women.* San Francisco: Harper Collins, 1992.

DEGOOD, D. "Reducing medical patients'reluctance to participate in psychological therapies: the initial session". *Professional psychology: research and practice,* 14, pp. 570-79, 1983.

McKAY, M.; DAVIS, M. & FANNING, P. *Messages, the communicaiton skills book.* 2. ed. Oakland, CA: New Harbinger Publications Inc., 1995.

MEICHENBAUM, D. *Cognitive behavior modification.* Nova Iorque: Plenum Press, 1977.

8

Reabilitação profissional e dor crônica

Qualquer pessoa que tenha tentado trabalhar enquanto sentia dor crônica lhe dirá como é difícil cumprir as exigências cotidianas de um emprego. Obviamente, um trabalhador braçal que regularmente tenha de levantar e puxar pesos será definitivamente impedido pela dor crônica. Mas até mesmo a produtividade de um trabalhador administrativo sedentário será afetada. As pesquisas mostram que as pessoas que sofreram uma lesão incapacitante no trabalho ou fora dele apresentam maior absenteísmo, menor produtividade e aumento de estresse devido à pressão do gerente e dos colegas de trabalho para que realizem suas tarefas adequadamente.

Quando ocorre um ferimento agudo, o conselho médico é direto: descanso, medicação adequada, e talvez, tração ou fisioterapia. Mas outras questões devem ser consideradas quando a dor se arrasta por muitos meses e você se sente incapaz de voltar ao trabalho. Isso o fará pensar se algum dia será capaz de voltar novamente a realizar o mesmo tipo de trabalho. O relacionamento com a família pode ser afetado pela sobrecarga financeira e emocional. Você pode se sentir letárgico e deprimido por causa da falta de atividade. Você deve voltar a seu antigo trabalho? Você deve tentar realizar a mesma quantidade de trabalho no mesmo número de horas? E se trabalhava num almoxarifado e o médico recomendou que não levante mais que nove quilos? E se você trabalha sob pressão constante e sabe que isso tem causado ou agravado sua dor de cabeça? A essa altura, você confronta um conjunto complexo de decisões que devem ser tomadas levando em consideração suas capacidades, limitações, e o desejo de voltar a seu antigo emprego.

Este capítulo aborda o processo de decisão com relação a seu emprego, ao futuro profissional e às atitudes para com sua carreira. Usando a estrutura de reabilitação profissional já existente na região onde reside e executando um processo de tomada de decisão passo a passo, você poderá esclarecer as questões com que se confronta e tomar uma decisão com a qual possa continuar vivendo.

Kathleen teve uma experiência muito bem-sucedida com relação ao problema nas costas e seu trabalho. Ela é supervisora de pessoal de uma grande empresa. O trabalho lhe exige que dirija muitas horas entre as várias filiais da empresa por todo o Estado. Ela desenvolveu seus problemas nas costas depois de 13 anos de serviço, a ponto de sua habilidade de desempenhar as funções ser seriamente ameaçada, pois além de ter de dirigir muito, também precisa levantar pesos.

Kathleen tardou a descobrir como poderia fazer seu trabalho e lidar com os dolorosos espasmos nas costas que por vezes até a impediam de ficar em pé. Persistência de sua parte e boa vontade por parte de seu empregador deram frutos a longo prazo. A empresa permitiu que ela fosse a uma clínica de dor e a sessões de *biofeedback* no horário do trabalho. Ela aprendeu exercícios de alongamento e de fortalecimento para as costas, e os praticava diariamente. Aprendeu a relaxar durante o dia usando mentalmente diversas estratégias de relaxamento. Negociou pacientemente com a empresa para rearranjar parte da carga de trabalho, e teve o cuidado de demonstrar a eles seu compromisso e energia para o trabalho. Agora Kathleen está de volta ao trabalho, e, embora tenha modificado seu horário, sente que está produzindo na mesma intensidade que antes da lesão. Também está extremamente feliz uma vez que nem ela nem a empresa perderam a fé em sua habilidade de conviver e lidar com o problema.

A história de Kathleen é um exemplo do trabalhador típico que se machuca. Quase todos os trabalhadores incapacitados desejam voltar ao trabalho. Além disso, se eles forem incentivados e aconselhados logo no início de seu processo de recuperação, as probabilidades de conseguir voltar a seu emprego, ou pelo menos a outro, serão significativamente mais altas. O que você pode fazer para promover sua volta ao trabalho?

Você já sabe o que fazer a respeito de sua dor aguda. Precisa seguir cuidadosamente as ordens de seu médico, tirar licença pelo tempo necessário, descansar tempo suficiente e tomar os remédios adequados. Você tem que dar a si mesmo tempo suficiente para curar-se.

Quando voltar ao trabalho, não tente trabalhar na mesma velocidade de antes da contusão. Se seu empregador espera que você volte a levantar os mesmos pesos, converse com seu chefe e encontre um sistema que lhe permita fazer tanto quanto possível, mas sem pressionar-se até chegar ao ponto de se lesionar de novo. Siga cuidadosamente as regras da boa mecânica corporal (explicadas no Capítulo 3). Copie as regras a seguir e mantenha-as perto de sua escrivaninha ou de seu local de trabalho. Compartilhe-as com seu chefe e seus colegas.

- Empurre, não puxe.
- Consiga ajuda.
- Mantenha os objetos perto do corpo quando estiver levantando algo pesado; levante com os grandes músculos das pernas, não com os pequenos músculos das costas.
- Crie uma base de apoio ampla quando estiver levantando um objeto pesado e faça uma inclinação pélvica adequada – pés firmes no chão e levemente afastados; pélvis encaixada e costas arredondadas.
- Dê atenção a seus níveis de estresse. Faça respiração profunda e outros exercícios de relaxamento dos quais você goste, regularmente, por todo o dia. Não deixe a tensão muscular aumentar!

Indenização e dor crônica

Se você estiver pronto para voltar ao trabalho depois de sua lesão, mas for portador de uma doença ocupacional que esteja atualmente em litígio, consulte primeiro seu advogado para saber se seu caso não será prejudicado por sua volta. A palavra "litígio" significa qualquer processo legal com vistas à indenização do trabalhador, à aposentadoria por invalidez, à negligência por parte do empregador, e assim por diante. Em outras palavras, você precisa perguntar a seu advogado se o resultado desejado de seu processo será afetado por sua então capacidade de voltar ao trabalho.

É comum as pessoas processarem seu empregador para conseguir uma indenização quando o ferimento foi provocado por acidente de trabalho, deixando-as incapacitadas para voltar a seu emprego anterior ou para obter outro que exija o mesmo tipo de trabalho. Sam trabalhava numa pedreira no interior do Estado da Virgínia e sofreu um ferimento que o deixou fisicamente incapacitado, impedindo-o de encontrar outro trabalho com um salário comparável, nessa região isolada. A indenização que recebeu de seu antigo empregador foi suficiente para sustentar sua família enquanto Sam decidia que tipo de emprego poderia ter daí em diante. Ele ponderou as possibilidades de recolocação numa região com mais oportunidades de emprego. É assim que o sistema deveria funcionar.

Mas, algumas vezes, o sistema de indenização acaba por reduzir a motivação para voltar ao trabalho. O valor dos cheques de indenização que Sam recebia se aproximava do de seu salário, quando trabalhava duro em seu antigo emprego de período integral. Se o ferimento sofrido continuasse a ser para ele a razão da incapacidade de encontrar um novo emprego, é mais do que provável que ele continuasse a receber os benefícios da indenização trabalhista durante anos. Depois de finda a indenização trabalhista, ou de se chegar a um acordo, Sam poderia inscrever-se para receber a aposentadoria por invalidez, o que o colocaria numa posição em que talvez nunca mais precisasse voltar a trabalhar. À primeira vista, tal perspectiva pode parecer ideal, mas, na verdade, Sam está tendo dificuldade em se adaptar a seu novo papel como dono-de-casa em vez de provedor. Ele se sente deslocado e deprimido, e suas emoções aumentam ainda mais seu nível de estresse, o que torna ainda mais difícil começar a escalada da recuperação e funcionar melhor. Ele se encontra insatisfeito com sua vida atual, mas está literalmente sendo pago para não trabalhar. Acha que o orgulho e o significado que anteriormente encontrava em seu emprego são difíceis de substituir, ele agora se sente "inútil" ou como um "peso para a família". É provável que sinta medo diante da perspectiva de retornar ao trabalho, mesmo que sua dor diminua, pois não testou a si mesmo num ambiente de trabalho real. Receia que se tentar voltar ao trabalho, vai fracassar e será demitido por seu empregador, sem nenhum benefício. Muitas pessoas como Sam também se vêem furiosas com o "sistema" ou talvez com um antigo empregador que agora parece apenas querer tirá-las da folha de pagamento. A raiva aumenta e talvez chegue a provocar uma vingança que é inadequadamente dirigida para a família e os amigos.

Sam é um entre centenas de milhares de pessoas presas nessa armadilha. É fácil culpar o sistema por dar dinheiro fácil sem prestação de contas. Também é fácil culpar os trabalhadores por tirar vantagem da situação e por serem tentados a prolongar seu período de incapacidade. Entretanto, o sistema de indenização é altamente complexo, e os problemas que ele aborda são igualmente complicados. Responsabilizar o sistema apenas tornará mais difícil resolver os problemas reais de dor e de emprego. Como Sam pode romper essa espiral descendente? Como você avalia seus próprios sentimentos com relação ao trabalho?

Esse é o momento para examinar honestamente seu desejo de voltar ao trabalho. Nenhuma adulação por parte de sua esposa/seu marido, um conselheiro, médico ou da enfermeira fará com que você volte ao trabalho se você não quiser estar lá. O exercício a seguir é planejado para ajudá-lo a avaliar o valor que o trabalho tem para você, e onde ele se encontra na sua lista de prioridades.

Esclarecendo seus valores referentes ao trabalho

Esse exercício o ajudará a avaliar o valor que dá a seu emprego atual (ou ao mais recente) e a vê-lo em relação a outros valores que você mantém. Escreva suas respostas às perguntas a seguir; tente não discutir nem qualificar suas respostas, simplesmente registre-as do modo em que surgirem em sua mente.

1. Quais são as três coisas que eu valorizo em meu emprego atual (ou mais recente)?

    1. _____

       _____

    2. _____

       _____

    3. _____

       _____

2. Quais são as três coisas que eu mudaria em meu trabalho? (Sem incluir os problemas com a incapacidade.)

1. _____

_____

2. _____

_____

3. _____

_____

3. De que trabalho ou trabalhos eu gostei no passado? (Inclua qualquer experiência da infância ou adolescência.)

_____

_____

_____

Do que eu mais gostava nesses trabalhos?

_____

_____

_____

4. Que tipo de trabalho ou trabalhos você desejava quando era criança, adolescente ou estudante universitário, ou que tipo de trabalho você sempre pensou que acabaria fazendo?

_____

_____

_____

5. De que atividades você gosta? Liste todas as coisas de que gosta em sua vida, na ordem em que se lembrar delas, incluindo seu trabalho, sua família, a igreja, e assim por diante. Você não precisa preencher todos os espaços em branco; simplesmente escreva até não se lembrar de mais nada. Não se esqueça de incluir seus passatempos. Depois de ter terminado, organize a lista, colocando ao lado de cada item um número que indique qual você valoriza em primeiro lugar, em segundo, e assim por diante:

_____   _____

_____   _____

_____   _____

_____   _____

_____   _____

_____   _____

DORES CRÔNICAS – UM GUIA PARA TRATAR E PREVENIR   113

6. Contemple durante algum tempo as seguintes perguntas:

Onde você colocou seu trabalho atual, ou mais recente, em sua hierarquia? Ele faz parte da lista? E seus trabalhos anteriores? O que essa lista lhe diz sobre o valor que você dá às atividades em sua vida? Há algo que o tenha surpreendido? O que essa lista revela sobre a quantidade de tempo que você ocupa nas coisas que mais lhe trazem satisfação? Você está disposto a promover mudanças em sua vida para poder fazer mais coisas que lhe sejam satisfatórias? Se seu emprego atual ou mais recente tem uma posição destacada em sua lista, você se sente feliz em continuar a atribuir a ele uma prioridade elevada em sua vida?

7. Quais são os obstáculos que dificultam sua volta ao trabalho? Faça uma lista dos motivos pelos quais você sente que não pode voltar ao trabalho agora.

Nesta seção, muitas pessoas listam problemas que podem ser resolvidos com mais estudo ou informação. Elaborar uma lista dos obstáculos específicos lhe dá um ponto de partida para reunir a ajuda ou informação de que precisa para voltar a trabalhar. Você precisa de ajuda para lidar com o medo de voltar ao trabalho? Você precisa planejar como voltar gradualmente a trabalhar? Você precisa que seu trabalho seja especialmente adaptado para suas novas limitações? Você precisa de mais treinamento ou de mais estudo, se não puder voltar a seu emprego anterior?

É aconselhável conversar com um terapeuta ou com um amigo sobre suas reações a este exercício. Compartilhar seus pensamentos pode ajudá-lo a considerar os próximos passos a serem dados. Lembre-se, você sempre tem opções. Mesmo que possa identificar rapidamente os obstáculos que dificultam sua volta ao trabalho, certamente seria bom trabalhar com um especialista em reabilitação profissional que o ajudará a encontrar maneiras de contornar os obstáculos. Por exemplo, você não tem de voltar ao mesmo emprego, nem enfrentar uma indenização e o desemprego pelo resto de sua vida. Se você decidiu que valoriza seu emprego atual (ou o mais recente) e deseja permanecer nele, existem maneiras de obter ajuda para reduzir o medo do retorno. Experimente a seqüência de solução de problemas se estiver nessa situação. Se você deseja mudar de trabalho, pule a próxima seção.

Seqüência de solução de problemas

1. Faça primeiro o exercício anterior.
2. Se você se sentir à vontade para falar com seu chefe, vá até ele e lhe explique seu desejo de voltar ao trabalho, deixando claro que você pode continuar realizando seu antigo trabalho com poucas modificações. Se não puder conversar com seu chefe, então encontre um mediador. Em países como os Estados Unidos, você pode fazer isso entrando em contato com um conselheiro na agência de reabilitação profissional de seu Estado ou apresentando uma carta de seu médico na qual ele afirme acreditar que você pode retomar seu emprego, com algumas pequenas modificações no trabalho. Explique a seu médico que você tem certeza de sua decisão de permanecer em seu trabalho e que deseja voltar a ele.

3. Busque ajuda para determinar se você pode ou não retornar ao trabalho. Encontre um fisioterapeuta, ou terapeuta ocupacional, ou, como ocorre nos Estados Unidos, um profissional de reabilitação por meio da agência de reabilitação vocacional de cada Estado. Convide essa pessoa a vir até seu local de trabalho para ajudá-lo a encontrar maneiras de modificar suas tarefas para facilitar o modo de trabalhar e ajudar na prevenção de novos acidentes. Aqui estão alguns exemplos de modificações comuns no local de trabalho (ver também o Capítulo 13, para outras sugestões específicas a respeito de simplificação de trabalho e ergonomia).

- Conseguir transferência para uma função que exija menos fisicamente.
- Obter ajuda para a realização de tarefas difíceis.
- Trabalhar mais horas com intervalos mais freqüentes.
- Conseguir uma cadeira especial com bom apoio lombar.
- Mudar a altura da mesa de trabalho.
- Rearranjar seu espaço de trabalho de modo que você não tenha de se esticar para pegar objetos, ou então, ter às mãos um instrumento para pegar os objetos mais distantes.
- Reunir ao redor de seu espaço de trabalho os itens que você usa regularmente para que não seja necessário levantar-se ou abaixar-se repetidamente.
- Encontrar um carrinho adequado com que você possa empurrar ou puxar itens.
- Encontrar um apoio sobre o qual você possa colocar um dos pés quando precisar ficar em pé por longos períodos.

Pode ser que você também precise de um encaminhamento médico para consulta com profissionais de reabilitação. Nos Estados Unidos, o seguro médico cobre o custo desses serviços.

4. Escreva uma lista de mudanças que você gostaria de promover e discuta-a com seu chefe. Apresente suas solicitações, afirmando: "Eu ainda quero trabalhar com você e sinto que posso ser um funcionário produtivo se houver algumas pequenas mudanças em meu ambiente de trabalho".

   Se você sentir que qualquer litígio pendente será um obstáculo à resolução de seus problemas de trabalho, então espere até que seu processo esteja terminado. Discuta a situação com seu advogado.

Bob e Tom

Bob, 49 anos, sofreu um grave ferimento nas pernas no período em que trabalhava na construção civil. Ele foi submetido a uma longa cirurgia de reconstrução das pernas, o que o deixou com uma evidente dificuldade de locomoção e com acentuada dor crônica.

Depois de vários anos de recuperação proporcionada pela indenização paga por seu empregador, ele tomou uma decisão importante. Mesmo tendo aprendido a controlar sua dor, ele sabia que ela não iria embora. Podia permanecer em casa sentado, sentindo dor, ou tentar voltar a um emprego em período integral e sentir a mesma dor constante enquanto trabalhasse. Um fator que pesou em sua decisão foi o pensamento de que, se estivesse trabalhando, teria outras coisas a fazer e isso o distrairia da dor. Ele ressentia de não poder usar seus conhecimentos e também da companhia de seus colegas de trabalho.

Bob decidiu voltar e tomou a iniciativa de conseguir uma recontratação. Já faz um ano que ele voltou a trabalhar com sucesso em sua antiga ocupação, mesmo seu médico considerando que ele estava

50% incapacitado para realizar seu antigo trabalho. Bob não nega que sente uma dor tremenda, o tempo todo, todos os dias. Mas o trabalho o distrai, e por longos períodos ele simplesmente nem pensa na dor.

Tom tem aproximadamente 30 anos e teve uma lesão nas costas por levantar produtos pesados em seu emprego num supermercado. Passou por uma cirurgia nas costas e por técnicas de controle da dor, consultou um psiquiatra, tomou remédios, e fez diversas outras tentativas inócuas para controlar a dor e voltar ao trabalho. Ele recebeu bons conselhos sobre como conviver com a situação e adaptar-se a ela, mas sempre acabava encontrando motivos para justificar o fato de as sugestões não funcionarem em seu caso. Finalmente, ele aceitou participar de um grupo de apoio educacional diário num hospital. Tom tinha de dirigir uma hora e meia para participar do grupo. Quando chegava lá, permanecia muito ansioso e usava seu tempo no grupo resmungando e reclamando de sua dor em voz alta. Depois dirigia durante uma hora e meia para chegar em casa. Tom gastava quase um dia inteiro de trabalho para participar do grupo, mas era incapaz de perceber que a energia que empregava nessa empreitada poderia ser transferida para um trabalho real.

Parte do problema de Tom era que ele receava uma nova lesão. Contudo, o motivo principal é que ele estava apegado a uma possibilidade de cura e esperava que alguém encontrasse uma resposta para sua dor. Quando o médico de Bob disse: "Você vai sentir dor para sempre", Bob começou a encarar a dor como um novo componente de sua vida, ao qual ele precisava se adaptar. Além disso, Tom recusou-se a aceitar a dor, deixando, assim, sua vida em suspenso até o dia em que pudesse ser curado.

Departamento de Reabilitação Profissional (em países como os Estados Unidos)

Se não houver indenização nem litígio envolvidos em sua situação de dor crônica e a pessoa deseja voltar ao trabalho, nos EUA há outra opção. Inscrever-se em um dos Departamentos de Reabilitação Profissional. Esse serviço está disponível a todas as pessoas e não é um programa de bem-estar social. Esse programa já foi pago por intermédio dos impostos. Ele é planejado para ajudar o trabalhador acidentado a retomar um emprego remunerado e oferece conselheiros e administradores com quem se pode conversar a respeito de suas opções de emprego. Algumas vezes esse serviço também oferece dinheiro para que a pessoa seja treinada em outra área.

Observe que as pessoas que trabalham para a agência estadual de reabilitação estão trabalhando para a pessoa interessada – não para a companhia de seguros que cobre as indenizações trabalhistas, nem para a companhia de seguros contratada pela empresa. Nos encontros com o conselheiro de reabilitação que trabalha para a companhia de seguros do empregador, é preciso ter em mente que o primeiro intento dele é fazer com que a pessoa volte a *qualquer* emprego de período integral. Qualquer sugestão que ele faça pode não ser a melhor opção para a pessoa interessada. O conselheiro de reabilitação contratado pelo Estado trabalha para uma agência imparcial, que está interessada nos objetivos do cliente, e não nos objetivos da empresa. Ele vai trabalhar com o paciente e com seu médico para realizar uma avaliação realista da extensão de sua incapacidade, seus objetivos profissionais e suas necessidades de treinamento ou de educação. O propósito é ajudá-lo a decidir quais opções serão mais favoráveis. Observe também que, como este é um programa custeado por cada Estado e pela União, é possível conseguir os mesmos serviços em qualquer Estado.

Que serviços pode-se obter?

1. Avaliação das capacidades físicas. Esse é um teste das principais capacidades motoras – a capacidade de levantar, inclinar-se, curvar-se e realizar torções – em determinado período de tempo. O conselheiro aplica esse teste, e depois trabalha com o paciente e seu médico para determinar se ele pode encontrar um novo tipo de trabalho que esteja adequado a suas capacidades físicas e educacionais.

2. Desenvolvimento de um programa de reabilitação. O cliente e o conselheiro vão elaborar por escrito um programa de reabilitação individualizado; ele irá segui-lo e registrará seu progresso.

3. Contato com empregadores em potencial. Se houver trabalho disponível em sua comunidade, o conselheiro ajudará o cliente a contatar os empregadores em potencial e também a criar uma estratégia para obtenção de emprego. Como cliente, ele será responsável por comparecer às entrevistas marcadas e conseguir seu novo emprego. O conselheiro poderá acompanhá-lo, se necessário, para ajudar a explicar ao empregador em potencial quais são suas capacidades físicas e a responsabilidade potencial do empregador se ele sofrer uma lesão. O conselheiro também explicará ao empregador que os empregados incapacitados que conseguem voltar a trabalhar são normalmente empregados muito motivados. É evidente uma taxa de absenteísmo mais baixa entre as pessoas que se acidentaram e voltaram a trabalhar.

4. Treinamento profissional. Se o conselheiro determinar que o cliente não pode voltar ao mesmo tipo de trabalho que fazia antes de seu acidente, bem como precisa ser treinado para outro trabalho, as agências estaduais podem lhe proporcionar fundos para que ele passe por um novo treinamento profissional em sua região. O Estado contrata serviços de treinamento profissional a serem prestados por empresas privadas, indústrias, faculdades e universidades.

5. Aconselhamento. O conselheiro está disponível para conversar sobre qualquer dificuldade que o cliente possa encontrar na tentativa de realizar uma mudança profissional. Ele compreende as dificuldades de tentar conviver com a dor crônica e trabalhar, e pode dar apoio e sugestões que ajudarão nessa transição.

Outros recursos de reabilitação (disponíveis nos Estados Unidos)

Em 1984, o Committee on Employment of People with Disabilities (Comitê sobre Emprego de Pessoas com Deficiências), sancionado pelo presidente Reagan, criou a Job Accommodation Network (Rede de Adaptação ao Emprego) para proporcionar informação gratuita e orientação sobre as limitações funcionais de pessoas incapacitadas que pudessem necessitar de alguma adaptação no local de trabalho. Essas adaptações podem ajudar as pessoas a voltarem ao trabalho ou a continuarem a trabalhar em seu emprego atual. Se não puderem ajudar, eles as encaminham para as organizações apropriadas. É possível contatá-los pelos seguintes telefones: Estados Unidos (800) JAN-7234 e Canadá (800) JAN-2262.

O Americans with Disabilities Act (Ato sobre Norte-americanos com Deficiências) foi votado e assinado em 1990 para dar proteção aos direitos civis dos indivíduos com deficiências. Ele proíbe a discriminação em todas as práticas de emprego incluindo contratação, demissão, seleção, promoções, indenização, treinamentos, dispensa temporária, e assim por diante. Essa lei exige que os empregadores façam adaptações, dentro de certos limites, para os empregados com deficiências. A Job Accommodation Network também patrocina uma linha telefônica para ligações gratuitas para informação sobre seus direitos gerais, conforme expressos pelo American with Disabilities Act, no telefone (800) ADA-9675.

O National Institute on Disability and Rehabilitation Research (Instituto Nacional de Pesquisa sobre Deficiência e Reabilitação) relata que existem muitos tipos de programas de reabilitação que incentivam a volta ao trabalho. Além do programa público de reabilitação, custeado pelo governo federal norte-americano, as grandes empresas empregam equipes de Medicina do Trabalho para tratar e aconselhar os trabalhadores incapacitados. Os sindicatos de empregados adotaram atitudes mais abrangentes para a proteção dos trabalhadores. Alguns estão fazendo *lobby* para adquirir garantias adicionais de reabilitação e patrocinando programas do Project With Industry (PWI) (Projeto com Empresas) que incentivam os trabalhadores incapacitados a retornar ao trabalho. Alguns empregadores criaram departamentos de reabilitação na empresa, nos quais aconselham os empregados com lesões, educam supervisores e outros membros da equipe (num esforço para eliminar as barreiras atitudinais) e tomam a iniciativa de realizar modificações no local de trabalho.

Programas privados de reabilitação também proporcionam serviços de volta-ao-trabalho para as empresas comerciais e industriais. Esses programas empregam um conselheiro de reabilitação treinado para agir como um intermediário entre a pessoa incapacitada e a comunidade, e também para envolver o trabalhador com uma equipe multidisciplinar de profissionais da comunidade. Muitas clínicas particulares de reabilitação também oferecem um programa chamado Work Hardening (Fortalecimento para o Trabalho). Esse programa opera com o princípio da intervenção precoce. O trabalhador incapacitado é enviado para o programa logo depois do tratamento médico apropriado. A equipe trabalha com o cliente todos os dias de modo que aumente a força e a flexibilidade dos músculos, melhore a mecânica corporal e crie hábitos de trabalho mais adequados, aumente a confiança e a auto-estima, e que proporcione adaptação aos equipamentos úteis e aos locais de trabalho modificados.

Além das agências de reabilitação profissional estaduais, muitas faculdades e universidades oferecem programas de exploração de carreiras, gratuitos ou a baixo custo, para as pessoas que desejam mudar de carreira. Esses programas podem proporcionar uma orientação valiosa na escolha de outro caminho profissional apropriado, e a pessoa não precisa necessariamente estar associada à universidade para poder usar tal serviço. Outro aspecto desses serviços: eles também são utilizados por milhares de trabalhadores norte-americanos que depois de 20 ou 30 anos no mesmo trabalho decidem mudar de carreira e embarcar numa direção totalmente diferente. Em vez de considerar-se um trabalhador acidentado que é incapaz de retomar sua ocupação anterior, o objetivo é ver a si mesmo como um aventureiro que está se preparando para uma carreira mais adequada e empolgante. O que se tem a perder? O que, além do tédio, do sentimento de estar isolado e do padrão de vida reduzido?

Se a pessoa está recebendo indenização ou auxílio da previdência social e gostaria de voltar a ter algum tipo de atividade de trabalho, então é interessante considerar a possibilidade de realizar trabalho voluntário. Essa também pode ser uma estratégia útil se ela estiver afastada do trabalho há bastante tempo, e sentir-se insegura quanto a suas capacidades físicas. Existe um número infinito de maneiras de ser voluntário, e a maioria dos grupos sem fins lucrativos tem uma grande necessidade de ajuda. Pode-se procurar os hospitais da cidade, os grupos da igreja, os grupos de jovens, os grupos de terceira idade, a Cruz Vermelha, e assim por diante. Nos Estados Unidos, a maioria dos empregos são obtidos por meio de contatos com outras pessoas, e não nos anúncios classificados. O trabalho voluntário é por si só gratificante, e além disso, também pode levar a um emprego remunerado.

Um alerta

O uso de drogas e de álcool é um dos principais motivos para a falta de motivação e incapacidade que acomete muitos trabalhadores acidentados no momento de voltar a trabalhar em tempo integral. A condição deles já os colocou numa situação em que a predisposição para o abuso de drogas é extremamente elevada. Por causa dela é provável que você fique sozinho muitas horas durante o dia, enquanto os outros estão na escola ou no trabalho. Muitas pessoas nesse tipo de situação acabam por permitir que o tédio as leve a ligar a televisão e a beber. As drogas e o álcool destroem a motivação. Se você começar a suspeitar que está bebendo ou tomando drogas demais, provavelmente isso já está acontecendo, e você deve buscar orientação e aconselhamento profissional.

Preparando-se para voltar ao trabalho

1. Antes de voltar ao trabalho, interrompa os medicamentos que o deixam sonolento ou afetam sua capacidade de reagir rapidamente. Lembre-se de consultar seu médico sobre qualquer mudança na medicação.
2. Esteja preparado para as perguntas que os novos empregadores farão sobre sua lesão e sobre a responsabilidade potencial deles caso você se acidente novamente.
3. Ao preencher fichas, lembre-se de declarar seu acidente. Embora ocultar uma informação sobre uma lesão anterior possa inicialmente ajudá-lo a obter o emprego, prepara-se para ser demitido se sofrer outro acidente no novo emprego e seu empregador souber sobre o acidente anterior. Prepare uma declaração sobre quaisquer limitações ou necessidades especiais que você tenha agora. Ser honesto sobre sua lesão será benéfico a longo prazo.

Leitura complementar

BOLLES, R. N. *What color is your parachute?: a practical manual for job hunters and career changers*. Berkeley, CA: Ten Speed Press, 1996.

_____. *Job hunting tips for the so-called handicapped or people who have disabilities: a supplement to what color is your parachute?*. Berkeley, CA: Ten Speed Press, 1991.

JONES, T. *Employee assistance programs in industry*. Phoenix, AZ: Do It Now Foundation, 1980.

KLARREICH, S. H. *Work without stress*. Nova Iorque: Brunner/Mazel Publishers, 1990.

O'HARA, V. *Wellness at work*. Oakland, CA: New Harbinger Publications Inc., 1995.

Contatos

National Rehabilitation Information Center (Centro Nacional de Informação sobre Reabilitação) (800) 346-2742.

American Association of Disabled Persons (Associação Americana de Pessoas com Deficiências) (407) 880-9232.

Job Accommodation Network (Rede de Adaptação ao Trabalho), Estados Unidos (800) JAN-7234, Canadá (800) JAN-2262.

Informação sobre o Americans with Disabilities Act (Ato sobre Americanos com Deficiências) (800) ADA-9675.

Informações *on-line* sobre o Americans with Disabilities Act (Ato sobre Americanos com Deficiências) - ADA estão disponíveis em:

http://www.public.iastate.edu/~sbilling/ada.html

Informação *on-line* sobre o National Rehabilitation Information Center (Centro Nacional de Informação sobre Reabilitação) estão disponíveis em:

http://www.naric.com/naric/home.html

9

Centros de dor e grupos de apoio

É muito fácil ficar confuso sobre o que fazer e onde procurar ajuda quando você sofre de dor crônica. Seus amigos lhe dirão uma coisa; você vai ler outra; e tudo vai parecer plausível. Mas a dor crônica é um assunto complexo. Muita pesquisa ainda precisa ser feita para explicar o mecanismo por trás dela e para validar os tratamentos usados contra ela. Você com certeza ficará confuso com a diversidade de informação que ouve. Uma coisa é certa: se você sofrer uma lesão, seu primeiro passo deve ser consultar um médico para fazer um exame completo. Seu médico deve avaliá-lo para verificar se sua dor aguda ou crônica não envolve outros problemas. Por exemplo, seu médico pode afastar a hipótese de que um tumor seja a causa de suas dores de cabeça. É preferível agir de modo seguro fazendo inicialmente um exame médico convencional, em vez de recorrer ao que você ouviu alguém dizer ou a um tratamento específico. Por exemplo, os tratamentos quiropráticos e de hipnose para o alívio da dor podem ser extremamente eficazes, mas devem sempre vir depois de um exame médico minucioso.

Depois de ter sido examinado por um médico e ambos considerarem que a dor está entendida tanto quanto possível, então você estará livre para experimentar inúmeros outros tratamentos. Você pode optar por experimentar vários deles simultaneamente, ou pode se limitar a um apenas. De qualquer modo, você terá tomado uma decisão bem consciente do que é certo para você.

Atualmente existem de 1.500 a 2.000 instituições para tratamento da dor nos Estados Unidos. Se você mora numa cidade grande ou próximo a uma, provavelmente poderá escolher entre vários centros. O número cada vez maior de locais que podem tratar sua dor auxilia no entendimento da importância de procurar num centro de dor. Neste capítulo examinamos as características de um centro multidisciplinar de dor e discutimos os prós e contras de optar por internação ou por tratamento ambulatorial. Também examinamos outro recurso usado por muitos pacientes de dor – o grupo de apoio.

Centros multidisciplinares de dor

O modo de tratar a dor tem sido um tópico controvertido durante anos. Em virtude do grande número de pessoas com dor crônica, grupos especializados, centros particulares e clínicas de dor apoiadas por instituições acadêmicas surgiram em muitos lugares. Existem muitas pessoas que afirmam ser capazes de "curar" a dor – o que significa que você precisa ter cautela ao escolher um centro certo para você e sua situação.

A medicina tradicionalmente se destaca no tratamento dos sintomas, mas nem sempre cura a pessoa como um todo. Os profissionais da área médica são treinados e acostumados para "consertar" a dor, ou pelo menos para tentar encontrar um modo de acabar com ela. À medida que as pesquisas e as atitudes com relação à dor evoluem, os profissionais da área de saúde têm buscado cada vez mais ampliar essa abordagem médica tradicional, examinando as emoções e a interação mente/corpo com relação à dor. Nenhuma abordagem é adequada se for usada isoladamente. A maioria dos especialistas concorda que a melhor abordagem é uma combinação das duas, uma mistura de terapias físicas e psicológicas que abrange a pessoa como um todo.

Os especialistas em dor crônica sugerem os critérios a seguir para avaliar a adequação dos centros de dor.

1. Um centro de dor deve reconhecer a complexidade da dor crônica; o efeito perturbador que ela tem sobre a vida emocional, social e profissional; a depressão e as mudanças comportamentais envolvidas; e a utilidade questionável de procedimentos cirúrgicos.

2. A complexidade do problema requer um programa terapêutico abrangente, que combine métodos médicos e psicossociais para lidar com os estados fisiológicos que podem estar por trás da dor. O programa deve ajudá-lo a livrar-se da dependência e passividade que muitas vezes acompanham a dor crônica, de modo que você possa recuperar o controle da dor e de sua vida.

3. O diretor do centro, que em geral é um médico, deve apoiar essa abordagem abrangente e ser qualificado numa das especialidades envolvidas no diagnóstico e no tratamento da dor crônica.

4. Uma equipe de profissionais treinados em outras formas de tratamento, que fazem parte de um programa abrangente, deve estar disponível em período integral. Tais profissionais normalmente incluem um psicólogo clínico, um fisioterapeuta, um enfermeiro padrão, um terapeuta com formação em *biofeedback*, um conselheiro vocacional e um nutricionista. Outros profissionais podem também estar envolvidos, como assistentes sociais, terapeutas ocupacionais, massagistas, acupunturistas e quiropráticos.

5. O centro deve dispor de profissionais qualificados para rever seu histórico e exames médicos, realizar testes adicionais quando apropriado para propósitos diagnósticos, fazer exames físicos e estabelecer objetivos adequados para o tratamento.

6. O programa deve ser capaz de lhe proporcionar os seguintes serviços de tratamento:

   - redução ou eliminação de medicamentos, bem como a administração adequada de narcóticos e tranqüilizantes;
   - fisioterapia e exercícios;
   - terapia psicossocial por intermédio de trabalho individual e/ou em grupo;
   - exercícios com ou sem *biofeedback* para ensinar relaxamento e reduzir o estresse;
   - terapia comportamental e/ou cognitiva para o paciente e sua família, para auxiliá-lo a modificar seu comportamento de dor e seus ciclos de pensamento negativo;
   - aconselhamento vocacional e reabilitação profissional;
   - um programa de pesquisa voltado para a melhoria do tratamento e para a mensuração de sua eficácia;
   - uma política de admissão que exija a indicação de um médico que deve ser informado sobre sua condição, ser consultado e aconselhado sobre os cuidados recomendados para o pós-tratamento.

Alguns especialistas detalharam ainda mais esses critérios, aconselhando as pessoas a evitarem qualquer médico explicitamente otimista que afirme que uma forma de tratamento ou um instrumento vai acabar com um problema de dor. Eles também alertam para o caso de um médico ou centro que seja pouco comunicativo, que prescreva muitos remédios e os distribua rotineiramente sem nenhum questionamento, ou que imediatamente indique a cirurgia ou o "corte" de nervos. O dr. Nelson Hendler, um importante pesquisador dessa área, enfatiza que um paciente deve desconfiar de qualquer pessoa que faça afirmações exageradas de sucesso ou que prescreva um único tipo de tratamento para todos os tipos de dor. Ele sugere que as pessoas busquem centros ligados a associações acadêmicas, pois eles tendem a ter maior acesso à pesquisa atual.

A Commission on Accreditation of Rehabilitation Facilities (CARF) (Comissão de Credenciamento de Instalações de Reabilitação) tem pesquisado e credenciado programas de dor crônica por todo os Estados Unidos. A Comissão atualmente divide os centros em três categorias: os que trabalham apenas com pacientes internados, os que oferecem apenas serviços ambulatoriais e aqueles que oferecem uma combinação dos dois tipos de serviços. Para receber gratuitamente uma lista dos programas aprovados, escreva para o CARF Report, 2500 North Pantano Road, Tuscon, Arizona 85715 ou ligue para (520) 325-1044, ramal 150. Você também pode comprar o manual publicado por eles a respeito das diretrizes para o credenciamento de programas. As normas da CARF ainda não são plenamente utilizadas em todo o país, portanto é difícil julgar um programa apenas pelo fato de ele ter sido aprovado pela CARF. Contudo, você pode ter uma boa idéia dos padrões que a CARF estabeleceu para serem seguidos pelos centros de dor. E se você for um empregador que está procurando um bom programa para seus empregados, pode ter mais facilidade para conseguir cobertura das seguradoras para um programa credenciado, embora não haja garantias a esse respeito.

Outra organização, a American Academy of Pain Management (AAPM) (Academia Americana de Controle da Dor), também credencia programas de dor de todos os tipos e começou a compilar um banco de dados nacional sobre dor. Nele estão registrados os resultados dos tratamentos dos centros participantes. Você pode escrever para a AAPM no seguinte endereço: AAPM, 13947 Mono Way, Suite A, Sonora, CA 95370, ou ligar para (209) 533-9744.

Centros de internação de pacientes e de tratamento ambulatorial

Muitos centros de tratamento de pacientes internados e de tratamento ambulatorial trabalham com o princípio de reduzir ou eliminar os comportamentos negativos ligados à dor e substituí-los por comportamentos positivos e saudáveis. A idéia básica é que os comportamentos aprendidos com relação à dor, como o resmungar excessivo, o queixar-se ou a letargia podem ser desaprendidos. Isso não significa que a base subjacente para sua dor seja questionada, nem do ponto de vista orgânico nem do psicológico. O princípio simplesmente significa que existem outros reforços em seu ambiente que o incentivam ou desestimulam a responder à sua dor de outras maneiras.

As famílias podem, sem se dar conta, agir de modo que reforce o comportamento negativo diante da dor. Veja o caso de John e de sua esposa Cathy. Ela logo aprendeu a cuidar de cada queixa de dor de John com muita solidariedade, comidas de sua preferência e sugestões para que ele fosse para a cama. Mas chegou um momento em que John precisava sair da cama e começar um programa gradual de exercícios. Nesse momento, reforçar seu comportamento quanto a repousar só servia para enfraquecer ainda mais os músculos dele e contribuir para sua imobilidade e depressão. No centro de dor, Cathy aprendeu a incentivar John a fazer seus exercícios e a ignorar qualquer reclamação que ele fizesse.

Em alguns casos, a pessoa que sente dor pode estar inconscientemente "usando" sua dor para obter um "ganho secundário" dos outros membros da família. Se ela está se sentindo negligenciada, a dor pode parecer o único meio a seu alcance para obter atenção. Era essa a situação entre John e Cathy.

No centro de dor Cathy aprendeu a dar atenção às atividades positivas de John, como a carpintaria, e retirar o foco de sua dor e de suas queixas. Ele aprendeu que podia receber amor e apoio quando realizava alguma atividade, e não apenas quando sentia dor.

Tanto os programas de internação quanto os ambulatoriais podem ensiná-lo a entender seus comportamentos perante a dor, e estabelecer circunstâncias em seu ambiente que reforcem o comportamento saudável. Aqui estão alguns reforços simples e típicos:

- elogios e atenção pelas realizações;
- recompensas por completar os exercícios (como presentear-se com um banho de hidromassagem no fim da sessão);
- atenção e apoio dos membros da família que são incentivados a participar das atividades com você;
- substituição da atenção negativa recebida dos membros da família (como importunar, ameaçar ou coagir, que na verdade podem reforçar a dor e a incapacidade) por formas positivas de atenção como o elogio.

Os programas de pacientes internados têm um controle mais firme sobre todas essas contingências porque é exigido que você permaneça na clínica ou perto dela por um período que vai de dez dias a três semanas, dependendo do programa. A equipe de tratamento de pacientes internados trabalha com você diária e rigorosamente para identificar e confrontar o comportamento negativo, e ajudá-lo a reaprender os comportamentos positivos do modo mais sólido possível. O tamanho da equipe e a quantidade de tempo envolvida pode elevar o custo desses programas. Alguns programas de dor só hospitalizam os pacientes para um período de desintoxicação, seguido por um tratamento ambulatorial, o que reduz os custos gerais e costuma ser mais conveniente para o paciente.

Num programa ambulatorial típico, dispõem-se dos mesmos serviços, mas não se fica na clínica. Depois de sua consulta inicial, você marca consultas de acompanhamento durante um período que vai de várias semanas a um ano ou mais, dependendo de suas necessidades. Os programas ambulatoriais são menos caros e menos exigentes, e podem facilitar uma mudança de estilo de vida sem perturbar seu ambiente doméstico ou profissional.

Contudo, seja qual for o tipo de programa escolhido, ele será inútil se você não transferir para sua vida cotidiana as habilidades que aprendeu na clínica. Os estudos mostram que as pessoas que obtêm sucesso, seja qual for o tipo de programa utilizado, são as que usam suas habilidades com regularidade. Depois de concluir um programa, você deve pedir a seu médico que lhe indique profissionais da área de saúde em sua região que possam lhe proporcionar apoio e reforço contínuos.

Grupos de apoio

A palavra *apoio* significa apenas isto: você obtém apoio de um grupo de pessoas que têm experiências semelhantes às suas e podem empatizar com você. Recorrer a um grupo de apoio para ajudar as pessoas a lidar com um problema não é uma idéia nova. Um dos grupos de apoio mais conhecidos é o Alcoólicos Anônimos, que ajudou a estabelecer o padrão para esse tipo de instrumento de convivência na sociedade moderna.

Existem muitos tipos de grupos de apoio. Alguns podem ter um aspecto fortemente educacional, enquanto outros podem ser puramente sociais e pouco estruturados. Segundo uma definição estrita, um grupo de apoio é basicamente uma reunião de pessoas solidárias que compartilham estratégias de convivência. Uma das principais formas de apoio que um grupo pode proporcionar é o sentimento de ser totalmente aceito, quaisquer que sejam seus problemas e limitações. Ao sentir-se aceito pelos outros, você consegue aceitar-se melhor. A seguir são relacionados outros motivos que transformam os grupos de apoio em um instrumento extremamente útil para conviver com a dor crônica.

1. Você está com outras pessoas que também sofrem de dor crônica e podem entender intuitivamente aquilo por que você está passando. Uma afirmação comum, muitas vezes feita com raiva e frustração, é: "Você não entende minha dor porque você nunca teve dor crônica". Esse argumento normalmente desaparece muito rapidamente num grupo em que todos os membros compartilham a mesma experiência.
2. Os membros veteranos do grupo que já conviveram com a experiência da dor podem identificar os estágios de negação e de raiva pelos quais passa quem tem de lidar com uma condição crônica, e facilitar a passagem dos novos membros por esses estágios.
3. Um grupo de apoio lhe proporciona um local neutro para expressar frustração, desapontamento e quaisquer outros sentimentos que você tenha com relação a sua experiência. Algumas vezes já é uma grande ajuda estar longe de casa, do trabalho ou do hospital para discutir dificuldades e obter uma nova perspectiva sobre seus problemas.
4. Um grupo de apoio pode ser psicoeducacional, isto é, você pode aprender como os outros convivem com a situação. O grupo pode ser um lugar onde você experimenta novos comportamentos, como o jogo de situações assertivas, maneiras de lidar com conflitos, ou prática de habilidades de escuta.

Os grupos de apoio lhe dão uma chance de sair e encontrar novas pessoas a um custo baixo ou nulo. Eles podem facilitar a transição entre o término da terapia ou aconselhamento médico e o momento de permanecer por conta própria – não existe nada tão solitário quanto sentir uma dor intensa e estar totalmente só. Desse modo, você não precisa ficar sozinho.

Algumas vezes os grupos de dor se formam espontaneamente quando as pessoas sentem a necessidade de um grupo desse tipo na comunidade. Por exemplo, existe um grupo de aproximadamente oito pessoas que se encontram duas vezes por mês durante três anos que é completamente voluntário e em que não há taxas. David, um participante desde o início do grupo, sente que foi imensamente ajudado desde que começou a freqüentá-lo. "Eu senti uma extrema sensação de perda quando terminei o trabalho com meu terapeuta e com o médico numa clínica de dor, como se tivessem me deixado sozinho no frio e sem apoio. Eu soube do grupo e tenho freqüentado regularmente as reuniões. É muito confortador estar com pessoas que me entendem e incentivam quando as coisas ficam difíceis."

Os especialistas que coordenam grupos de convivência com a dor sabem que as pessoas que sentem dor podem sentir-se socialmente isoladas e alienadas. Os grupos de apoio podem proporcionar um sentimento de apoio social que contrabalança essa sensação. Os grupos podem incluir todas as idades, raças e os diferentes níveis educacionais e sociais, e não têm uma duração preestabelecida. Os membros são incentivados a participar do grupo enquanto sentirem que estão sendo beneficiados, e podem voltar ao grupo a qualquer momento. O coordenador do grupo, um terapeuta, ajuda a informar os membros do grupo sobre a dor crônica e facilita a coesão e o confronto grupais. Ao confrontar mutuamente os mitos sobre a "cura perfeita" para a dor e outras crenças inúteis, os membros aprendem a aceitar sua dor crônica e começam a integrá-la num novo estilo de vida e num novo senso de identidade. O sucesso obtido por esses grupos prova que os membros acabam aprendendo a parar de falar sobre a intensidade da dor e começam a falar sobre como conviver com ela.

Leitura complementar

FISHBAIN, D. "Types of pain treatment facilities and referral slection criteria: A review". *Archive of family medicine,* vol. 4, 1995.

HOLZMAN, A. & TURK, D. (eds.). *Pain management.* Nova Iorque: Pergamon Press, 1986.

10

Sono e dor crônica

As pessoas que sofrem de dor crônica muitas vezes têm dificuldade em conseguir uma boa noite de descanso. Na verdade, a dor e a insônia estão entre as queixas mais comuns que chegam aos profissionais de saúde. Aproximadamente 30% da população reclama de insônia, e mais da metade das pessoas que sofrem de dor crônica descreve-se como "pessoas que dormem mal". Quando problemas de dor e de sono ocorrem juntos, os efeitos negativos sobre sua vida diurna e sobre seu conforto noturno podem aumentar bastante. Observe que se não tiver uma boa noite de sono, sua dor será mais intensa e mais difícil de controlar no dia seguinte. Do mesmo modo, acontecimentos estressantes que o deixem ansioso durante o dia (como a dor) vão interferir no seu sono, diminuindo, por sua vez, sua tolerância, ela. Esse círculo vicioso pode intensificar seu problema de dor crônica, resultando em letargia diurna, depressão e diminuição da habilidade para lidar com o estresse causado pela dor crônica. Contudo, você *pode* aprender a romper com o círculo vicioso, seguindo algumas regras de bom senso para desfrutar de um sono profundo e de boa qualidade.

Neste capítulo examinamos primeiro o que se considera um sono "normal", para que você tenha um quadro de referência com o qual comparar seus padrões de sono. Também é útil entender onde os *ritmos circadianos* se encaixam nos hábitos de sono. Os ritmos circadianos são as oscilações naturais e diárias de sonolência e vigília. A seção sobre a *higiene do sono* – os hábitos que você mantém com relação a seu ritual noturno de sono – traz orientações de bom senso para um bom sono. A higiene do sono inclui sua dieta, o ambiente em que você dorme e outros comportamentos ligados ao sono. Outros fatores que influenciam um sono saudável são exercício, técnicas de relaxamento e modos de lidar com o pensamento obsessivo. À medida que você lê este capítulo, poderia fazer algumas anotações para si mesmo – elas podem ter a forma de um diário – sobre o seu sono. Você pode encontrar algumas informações surpreendentes e dicas úteis nas quais ainda não havia pensado.

Estágios do sono

Se você costuma dormir de sete a oito horas por noite, normalmente passa por quatro ou cinco ciclos de sono. Esses ciclos duram aproximadamente noventa minutos cada. Os cientistas os chamaram *REM* (Movimento Rápido dos Olhos) e sono *NREM* (Estágios 1 a 4 de não REM).

Durante muitos anos os cientistas estudaram os movimentos rápidos dos olhos, os impulsos e as torções musculares, e a atividade vascular, respiratória e de ondas cerebrais que acontece durante o REM e os outros estágios. A pesquisa os ajudou a discernir padrões de sono, a diagnosticar distúrbios específicos e compreender melhor os efeitos das doenças sobre o sono.

Você normalmente começa pelo Estágio 1 de sono NREM, em que se encontra sonolento, os pensamentos são incoerentes e pode sentir como se estivesse flutuando ou caindo. Os especialistas em sono em geral concordam que o Estágio 2 de sono NREM começa logo depois. Você pode começar a sonhar nesse estágio e será mais difícil acordá-lo. Então, cerca de 15 a 30 minutos depois de você ter adormecido, começam os Estágios 3 e 4. Embora eles sejam estágios separados, considera-se que juntos formam o estágio mais profundo de sono, conhecido como Sono Delta. Isso dura aproximadamente uma hora, depois do que você volta ao Estágio 2 e quase imediatamente tem o sono REM, momento em que se acredita que acontecem a maioria dos sonhos. Você entra e sai desses estágios durante toda a noite. Os estágios de sono profundo vão se tornando cada vez mais curtos e os estágios REM ficam cada vez mais longos, atingindo uma duração máxima de até uma hora perto do final do sono. Isso pode explicar por que tantas pessoas se lembram de sonhos vívidos ao acordar.

A necessidade humana de sono muda com a idade. Os bebês recém-nascidos dormem aproximadamente dois terços do dia. Esse tempo diminui em 50%, passando a ser de doze horas por noite, aos seis meses de idade. As crianças continuam a dormir aproximadamente de dez a doze horas por noite. A duração do sono atinge o patamar de sete horas e meia por noite no caso de adolescentes e adultos. Por volta dos 55 anos, as horas de sono aumentam novamente para oito ou mais, mas a qualidade do sono é outra – ele tende a ser mais leve e mais agitado, e a pessoa normalmente acorda cinco vezes por noite. Embora seja um efeito natural do envelhecimento, isso também pode ser bastante incômodo, especialmente quando acompanhado por um problema de dor.

Embora não exista uma regra única a respeito da quantidade de sono necessária a você, o mais comum é dormir sete ou mais horas por noite. Algumas pessoas sentem-se bem com menos horas de sono. Na verdade, os estudos mostraram que a privação de sono – diminuir o número de horas que você dorme – pode ser uma abordagem para aliviar a depressão.

Ritmos circadianos e sono

Durante os anos de 1940 e 1950 foram realizadas pesquisas para determinar os ciclos de sono e vigília humanos durante as 24 horas do dia. Eles passaram a ser conhecidos como ciclos ou ritmos circadianos. A palavra circadiano vem do latim circa, ou "ao redor", e dies, ou "dia"; ela significa "ao redor de um dia". O dr. Nathaniel Kleitman, freqüentemente citado como o pai da moderna pesquisa do sono, ressaltou que o sono é "parte de um ciclo perpétuo e é o fator mais poderoso na organização de nossas vidas". Você se sente desorganizado quando sai de sincronia com o ciclo diário e natural de seu corpo.

Seus ritmos diários estão sincronizados com sinais internos e externos a seu corpo. A pista interna básica é seu "relógio corporal" interior que regula algumas funções fisiológicas, como temperatura corporal e níveis hormonais. Um relógio corporal é uma maneira de representar o controle dos ritmos circadianos. Exemplos de outras funções corporais que são reguladas para seguir mudanças cíclicas são os batimentos cardíacos, a pressão sanguínea, as secreções endócrinas, o metabolismo, a respiração e os estados de espírito.

Os sinais externos incluem a quantidade de luz solar disponível e o "relógio social", ou atividades diárias, como os horários das refeições. Se o tempo for distorcido, por exemplo, quando você viaja cruzando fusos horários ou é forçado a perder sono devido a dor crônica, os ritmos de seu corpo saem de sincronia com o seu ambiente. Os resultados podem ser perturbadores: dificuldade para adormecer, sono agitado e perturbado, fadiga, desorientação e até mesmo depressão.

O relógio interno

O ritmo circadiano das pessoas pode variar de ciclos de 24 ciclos de 28 horas, com uma média geral por volta de 25 horas. Isso significa que se você fosse deixado à vontade, sem nenhum estímulo externo, como as mudanças da noite para o dia ou despertadores, seus ritmos circadianos iriam se adaptar a um horário de aproximadamente 25 horas. Durante esse ciclo, sua temperatura corporal aumenta e diminui num padrão previsível, que por sua vez afeta os momentos em que você se sente sonolento e em que você está pronto para estar desperto e alerta. Como nosso ritmo inerente é um pouco mais longo que o dia de 24 horas, tendemos instintivamente a ir para a cama uma hora mais tarde do que deveríamos e a levantar uma hora mais tarde do que precisamos a cada dia. Isso tem um efeito sobre nossa habilidade de nos adaptarmos a mudanças de horário e de fuso.

A oscilação da temperatura corporal é responsável pelos pontos baixos e altos do estado de agilidade mental e física. As temperaturas em geral são mais baixas durante a última metade do sono, por volta das 3h às 5h da manhã, quando a maioria de nós precisa estar minimamente alerta, já que estamos no sono mais profundo. A temperatura aumenta de manhã, chegando ao auge em algum ponto entre o meio-dia e o fim da tarde, e começa a cair novamente conforme a noite se aproxima. Existe bastante variação no horário preciso em que cada pessoa atinge esse auge durante o dia. O que pode explicar por que algumas pessoas tem biorritmo matutino e outras são notívagas. A temperatura de uma pessoa com biorritmo matutino tende a chegar ao máximo antes da temperatura de uma pessoa notívaga. O dr. Kleitman descobriu que a vivacidade segue a temperatura corporal – nós nos sentimos mais alertas e temos um melhor desempenho no horário em que a temperatura está em seu ponto mais elevado, e vice-versa. É claro que os fatores externos podem afetar os pontos baixos e altos, por exemplo, climas extremamente quentes ou frios, comidas quentes ou frias e exercícios vigorosos. Não importa se você é uma pessoa com biorritmo matutino ou notívago, parece que todas as pessoas são afetadas por um fenômeno bem documentado chamado "rebaixamento pós-almoço". Isso acontece com a maioria dos adultos por volta das 2h da tarde, e pode ser um ritmo circadiano secundário que não tem nada a ver com a quantidade de comida que você ingeriu.

Em nossa sociedade espera-se que nos adaptemos a um ciclo de 24 horas, o que normalmente não é um problema muito grande para a maioria das pessoas. Contudo, observe que nos fins de semana você tende a ir dormir mais tarde e a levantar mais tarde, o que faz com que na segunda-feira de manhã você esteja um pouco fora de sincronia com seu horário normal de levantar. Provavelmente você observará que depois de um ou dois dias estará de volta a seu horário regular, sentindo-se descansado e alerta ao despertar.

Entretanto, algumas pessoas têm sérias dificuldades para se ajustar a um ciclo de 24 horas. As pessoas notívagas, por exemplo, na verdade não se sentem alertas e prontas para enfrentar o mundo até o fim da tarde, e atingem o auge de vigília em algum momento do fim da noite, quando as pessoas com biorritmo matutino estão bocejando e prontas para ir para a cama. (Você já ouviu o termo *corujão* – uma pessoa que gosta de fazer trabalho sério ou de se divertir nas primeiras horas da manhã.) Ao contrário, as pessoas com biorritmo matutino sentem que suas melhores horas estão na primeira metade do dia. Em geral elas têm um período de baixa à tarde e depois estão realmente prontas para dormir entre as 21h e as 23h. O que isso tem a ver com a convivência com a dor crônica? É importante saber quando você está em seus períodos de auge durante o dia – quando se sente forte, confiante e mentalmente alerta. Esse pode ser o melhor momento para realizar os exercícios de estresse e de dor deste livro, por exemplo. Ao contrário, se você sabe quando está mais fraco, mais vulnerável, você pode experimentar maior suscetibilidade a sua dor, e sentir-se mais desamparado e sem esperança de aprender a controlar a dor. Este também pode ser o melhor momento para usar as técnicas de controle e alívio de estresse como a respiração profunda e a imaginação, sugeridas neste livro.

Por exemplo, uma artista sentia que fazia seu melhor trabalho durante a noite. Ela adquiriu o hábito de assistir à televisão até tarde da noite para relaxar depois de seu trabalho noturno. Contudo, o despertador de seu marido tocava na mesma hora, bem cedo, todas as manhãs. Para compensar o fato de acordar cedo, ela tirava cochilos longos e repousantes durante a tarde. Tinha cada vez mais dificuldade para ir dormir num horário regular com o marido. A artista tinha um problema de controle de estímulos – seu ritual diurno envolvia um cochilo e o ritual antes de ir para a cama envolvia assistir à televisão até tarde. Além dos dois estímulos, ela também caiu em seu ritmo circadiano natural, permitindo a si mesma ir dormir cada vez mais tarde. Para voltar a um horário mais semelhante ao do marido, ela teria de reajustar seu relógio corporal.

Se você optar por um estilo de vida familiar e por uma carreira que lhe permitam trabalhar em seu próprio ritmo, os horários de dormir e acordar não serão um problema. Mas, se você acredita ter problemas de sono devido aos horários não sincronizados, seria aconselhável conversar mais detalhadamente com um especialista num laboratório de sono. Eles às vezes são chamados "cronoterapeutas" e podem examinar cuidadosamente seu horário de dormir e acordar, bem como ajudá-lo a encontrar outras soluções.

O sono e sua alimentação

Quando a dor prende toda a sua atenção, com freqüência você negligencia as coisas mais simples que podem atrapalhar uma boa noite de sono. Os hábitos que mantém de noite e durante o dia podem afetar seu sono de maneiras que você nem percebe. Neste capítulo, examine honestamente seus hábitos de sono para identificar quais deverão ser alterados. Considere seus hábitos pessoais como alimentação e horário habitual de refeições.

Cafeína

Uma substância óbvia a ser evitada é a cafeína. Você certamente conhece alguém que se vangloria de tomar café o dia todo e depois dormir profundamente à noite. O mais provável é que o sono dessa pessoa seja mais afetado do que ela pensa. A cafeína é um poderoso estimulante (ela aumenta a atividade do sistema nervoso central): a maioria das pessoas sente uma instabilidade desconfortável e uma ativação geral mesmo com pequenas quantidades de cafeína. Em doses elevadas, ela pode provocar suor, palpitação, entorpecimento, dificuldades respiratórias e paranóia. A cafeína é uma droga e você pode desenvolver tolerância a ela, mas ela sempre vai agir como um estimulante. A ingestão de qualquer alimento com cafeína, mesmo uma hora antes de ir dormir, pode provocar dificuldade para adormecer e um sono leve ou agitado durante toda a noite. Depois das 16h você não deve tomar bebidas que contenham cafeína. O mesmo vale para as seis horas que antecedem o momento de ir dormir. Melhor ainda se você puder cortar toda a cafeína de sua dieta. Lembre-se de verificar os rótulos de refrigerantes, chás e outras bebidas que podem conter mais cafeína do que você percebe. Alguns remédios e alimentos, como o chocolate, também contêm cafeína.

Nicotina

Como a cafeína, a nicotina também é um poderoso estimulante e – como você provavelmente já sabe – é um dos principais ingredientes do tabaco. Os estudos dos laboratórios de sono mostram que quem fuma, em média, um maço e meio por dia, demora mais para adormecer do que os não-fumantes. Se você tem insônia persistente, deve pensar seriamente em parar de fumar, não só pelo benefício potencial da melhora do sono, mas também por outras razões de saúde bastante conhecidas. Se isso simplesmente não é uma opção no momento, tente diminuir o fumo ao máximo, e não fume nas duas ou três horas que antecedem o horário de ir dormir.

Saiba que a retirada abrupta desses estimulantes do sistema nervoso central pode ter efeitos adversos. Depois de interromper a ingestão de cafeína ou nicotina, algumas pessoas experimentam dores de cabeça, agitação e sentimentos de pânico e ansiedade, o que pode indicar que elas estão passando pela *síndrome de abstinência*. Os efeitos da retirada da cafeína podem durar apenas uma semana. Contudo, a retirada da nicotina costuma ser um processo muito mais complexo. Você precisa realizar um planejamento cuidadoso para deixar de fumar, consultando a vasta literatura disponível sobre o assunto, ou consultando um profissional da área de saúde.

Álcool

A idéia de que o álcool melhora o sono é um mito. Embora os efeitos iniciais de uma bebida que contenha certo teor alcoólico sejam de fato relaxantes, o álcool ingerido antes de dormir perturba significativamente sua capacidade de manter o sono, e pode fazer com que você acorde de madrugada. Algumas pessoas sentem que até mesmo pequenas quantidades de álcool têm um efeito prejudicial sobre o sono. Se você bebe bastante antes de dormir com o intuito de ficar entorpecido e adormecer, bem como evitar pensamentos obsessivos, acabará descobrindo que o álcool, em geral, acaba por ser mais nocivo. Os pesquisadores demonstraram que o álcool inicialmente diminui a vigília, mas, à medida que é eliminado pelo corpo, aumenta a vigília na última metade da noite. Isso significa que a curto prazo o álcool é sedativo, mas os efeitos a longo prazo na verdade são *estimulantes* por causa da perturbação que ele provoca em seus ciclos naturais de sono.

Horários de refeições

Horários adequados para refeições podem melhorar sua rotina diária e ajudar a reprogramar seu corpo para que você se sinta sonolento na hora correta. O hábito de comer em horários regulares criará uma rotina, o que pode ajudar a sinalizar o horário de dormir. Se você fizer uma refeição pesada antes de ir dormir, pode talvez sentir dificuldade de relaxar adequadamente para adormecer, pois o seu trato digestivo tem de trabalhar horas extras. Faça suas refeições a intervalos regulares, e tente comer pelo menos nas três ou quatro horas que antecedem o horário de ir dormir. Regimes de emagrecimento rígidos podem ter um efeito negativo compreensível na qualidade de seu sono. Você pode acordar no meio da noite sentindo fome. Experimente dividir a ingestão de calorias durante todo o dia (fazendo de quatro a seis pequenas refeições em vez de duas ou três refeições maiores), de modo que você possa consumir algumas calorias antes de ir dormir. Se precisar de um lanche antes de dormir, beba leite quente. Ou experimente uma combinação de carboidratos, como pão, cereal ou macarrão. Existem alguns indícios de que as comidas que contêm muitos carboidratos provocam sonolência, e alimentos muito protéicos provocam vigília, embora ainda não haja estudos que confirmem essa observação.

Suplementos alimentares

Não existem provas de que alguma comida ou bebida específica melhore o sono. Contudo, os especialistas em ervas sugerem uma dieta rica em cálcio e magnésio, incluindo chás naturais como camomila, valeriana, lúpulo e maracujá (que também são encontradas em cápsulas). Você também pode usar medicamentos homeopáticos, que são substâncias derivadas de minerais e produtos animais, e também de ervas. Diversos estudos demonstraram os efeitos benéficos do levotriptofano, um aminoácido encontrado em grande parte dos alimentos que consumimos diariamente, como carne, laticínios, feijões e vegetais verdes. Se for consumido em grande quantidade, como um suplemento alimentar, é possível que o levotriptofano estimule a produção de serotonina no cérebro, fazendo com que você se sinta sonolento e contente. Atualmente o levotriptofano não está disponível na forma de pílulas. A Food and Drug Administration (departamento do governo norte-americano que libera remédios para uso do público) ainda não o liberou, considerando que há necessidade de mais estudos.

Ver Capítulo 11 para informações mais detalhadas a respeito de nutrição e saúde.

O fenômeno da melatonina

A melatonina, uma substância vendida sem receita médica em lojas de alimentação natural, tem recebido uma grande atenção nos Estados Unidos. Essa substância é um hormônio natural ou sintetizado, e acredita-se que ela pode melhorar significativamente o sono, embora isso ainda não tenha sido comprovado. Os cientistas estão estudando intensamente os efeitos desse hormônio; enquanto isso, as pessoas esperam ansiosamente.

Segundo o *Science News*, a melatonina foi descoberta em 1959. Em animais de grande porte é secretada pela glândula pineal que se localiza no centro do cérebro. O anoitecer ou a escuridão provocam a produção de melatonina, e a luz do Sol a inibe. Os seres humanos produzem naturalmente quantidades variáveis de melatonina, mas as quantidades produzidas podem ser afetadas por condições como exposição à luz, depressão, mudanças de fuso horário, e envelhecimento. O *Science News* relata que, com o passar do tempo, a glândula pineal acumula depósitos de cálcio que diminuem a produção de melatonina. Essa pode ser uma das razões pelas quais muitas pessoas mais velhas têm dificuldade para conseguir uma boa noite de sono. Lauri Aesoph, N.D., autor e médico, relata que os cientistas agora sabem que o aminoácido triptofano é convertido em serotonina no corpo, que, por sua vez, transforma-se em melatonina. Isso pode explicar por que algumas comidas com grande concentração de triptofano, como peru, bananas, e fígado aumentam a produção de melatonina. O fato também está ligado aos ritmos circadianos, mencionados anteriormente neste capítulo. Seu relógio interior envia sinais para que haja secreção de vários hormônios em horários diferentes durante o dia. Acredita-se que a melatonina tem papel fundamental como o cronometrista biológico desses hormônios, controlando os períodos de sonolência e de vigília.

Um importante pesquisador no campo do estudo da melatonina é Russel Reiter, do Centro de Ciência e Saúde da Universidade do Texas em Santo Antonio. Ele é neuroendocrinologista há trinta anos e vem estudando os efeitos da melatonina sobre o envelhecimento, ou seja, intensificando o sistema imunológico natural do corpo e inibindo os tumores cancerosos. Embora os resultados de seus estudos sejam encorajadores, ele é cauteloso ao falar sobre as maravilhas dessa droga chamada milagrosa, e reconhece que ainda precisam ser feitas muitas pesquisas. O dr. Reiter recomenda um miligrama ou menos na hora de dormir, no mesmo horário todas as noites. Ele explica que, de trinta a cinqüenta miligramas lhe darão um nível de melatonina próximo dos níveis naturais presentes no sangue. Quando lhe perguntaram se os suplementos de melatonina suprimem a produção natural se usados por longos períodos de tempo, ele explicou que não existe um "fenômeno de rebote" que provoque insônia se você parar de tomar melatonina. Não há relato também quanto ao fato de existir complicações com interações medicamentosas, mas ele aconselha cautela, pois muitas drogas não foram testadas com relação a sua interação com a melatonina. Ele recomenda que mulheres grávidas ou que estejam amamentando, crianças e pessoas com distúrbios auto-imunes e doença mental grave evitem o uso de melatonina.

Michael Murray, N.D., comenta em *Health Counselor* que a melatonina tem papel importante na indução do sono. Contudo, embora não pareça haver efeitos colaterais sérios nas doses recomendadas (0,33 mg a 10 mg) para insônia, supõe-se que suplementos de melatonina podem perturbar o ritmo circadiano normal. Ele e outros pesquisadores no campo aconselham cautela no uso da melatonina.

Higiene do sono

Você se pega pensando sobre as coisas que terá de fazer no dia seguinte enquanto está deitado na cama? Este é um exemplo comum de uso inadequado da cama como um "centro de atividade" ou como um local onde acontecem coisas incompatíveis com o sono. O uso da cama ou do quarto como o centro de seu universo é um modo natural, mas prejudicial, de lidar com as limitações físicas associadas com as condições ligadas à dor. Algumas pessoas organizam todas as suas atividades cotidianas em seus quartos. O problema é que quando você se envolve regularmente nessas atividades em seu quarto, esse ambiente passa a ser associado à vigília, e não ao sono. Exemplos de outros comportamentos noturnos incompatíveis na cama ou no quarto incluem: discutir, conversar animadamente, comer, ler livros empolgantes, assistir à televisão, fazer exercícios, fazer limpeza, preocupar-se (ver a seção sobre pensamento obsessivo).

Um atleta condiciona seu corpo por meio de treinamento regular, estabelecendo geralmente hábitos positivos que levem a um objetivo maior. Mas os padrões ou hábitos negativos também podem ser aprendidos. A insônia pode ser aprendida ou "condicionada" mediante algumas associações que você pode desenvolver consciente ou inconscientemente. Se for uma pessoa que gosta da mudança de ritmo provocada por um filme tarde da noite ou por uma conversa íntima, saiba que se você repetidamente continuar a alimentar hábitos prejudiciais, estará inconscientemente incentivando a insônia. Você pode treinar seu corpo do mesmo modo que um atleta faz, para responder a determinados sinais e adotar alguns hábitos que o ajudem a ter melhor desempenho. Esta seção o ajudará a examinar as associações potenciais que você pode estar fazendo, e maneiras de eliminá-las.

Seu ritual na hora de ir dormir pode conter associações poderosas que indicam sonolência. Por exemplo, escovar os dentes, ajustar o despertador e arrumar as cobertas podem assinalar a hora de dormir. Contudo, se você associar sua cama com atividades estimulantes como comer, discutir ou ver televisão (atividades que não incluam sexo), pode descobrir que tem sutilmente se treinado a ficar *desperto* em vez de *sonolento*. Por exemplo, uma executiva pode descobrir que costuma examinar as atividades do dia seguinte a cada noite, antes de forçar seus olhos a se fecharem. Ela começa a temer a cama, porque a associa a um momento em que se ocupa mentalmente. Seu ensaio mental só funciona como um lembrete das tarefas inacabadas, e, portanto, de suas imperfeições. Outro cenário: uma artista usa a tranqüilidade da noite para escrever. Ela cochila para compensar a perda de sono e descobre que o sol descendo no céu do fim de tarde "assinala" seu horário de cochilar. Quando ela estiver pronta para voltar a um trabalho fixo, será difícil reprogramar seu corpo para funcionar sem o cochilo.

O dr. Richard Bootzin, psicólogo, alerta que o fundamental para a pessoa que sofre de insônia é associar a cama apenas ao sono e nada mais. Aqueles que desenvolveram associações negativas com a cama – que a temem porque a encaram como um lugar em que se vira de um lado para o outro e surgem as preocupações – muitas vezes descobrem que seu sono melhora quando viajam ou até mesmo quando mudam para outro quarto. Os sinais que normalmente os mantêm alertas, ansiosos ou tensos estão ausentes, e assim eles dormem tranqüilamente.

Para evitar o desenvolvimento de associações negativas com sua cama, siga estas orientações recomendadas pelo dr. Bootzin.

- Só vá para a cama quando estiver se sentindo sonolento.
- Não use sua cama como um centro de atividade. A única exceção é a atividade sexual.
- Se você não adormecer em dez minutos, levante e vá para outra sala. Faça uma atividade não estimulante (nada de livros ou programas de televisão excitantes ou assustadores) até sentir-se sonolento; quando sentir sono, volte para a cama.
- Se você ainda estiver acordado depois de cerca de dez minutos, levante e repita sua atividade não estimulante, ou encontre outra. Não volte para a cama até sentir-se sonolento.
- Repita quantas vezes forem necessárias até adormecer em dez minutos. O objetivo é associar sua cama com o ato de adormecer rapidamente.
- Levante no mesmo horário todas as manhãs, independentemente de ter dormido pouco. Esse é um passo importante que não deve ser negligenciado. Um horário de acordar consistente vai ajudar seu corpo a começar a desenvolver um ritmo regular de sono.
- Não cochile. Seu objetivo é estabelecer indicações de sono consistentes em horários regulares e cochilar pode perturbar suas indicações de sono.
- Opção: Durma em outro cômodo ou coloque sua cama num lugar diferente, em seu quarto ou em outro.

Obstáculos comuns a esta abordagem

No início pode ser extremamente desconfortável sair da cama durante a noite. É provável que você tenha resistência em sair de uma cama quente, especialmente nas noites frias de inverno. Ou você pode sentir-se mal na solidão de uma casa quieta e escura. Algumas pessoas sentem uma fadiga extrema e lentidão durante os primeiros dias em que experimentam essa abordagem. Outras descobrem que se sentem ainda pior que o normal quando começam o tratamento, o que é uma reação comum e compreensível. Mas tenha certeza de que esse processo foi usado com sucesso para retreinar as atitudes das pessoas em relação a suas camas e seu sono. Embora seja prudente não esperar melhora imediata, algumas pessoas descobriram que conseguem dormir melhor depois de uma semana seguindo cuidadosamente essa estratégia. Se for persistente, você descobrirá que o sono obtido a longo prazo mais do que compensará o sono perdido inicialmente.

Outras diretrizes para o sucesso

- Evite "punir-se" inconscientemente por não dormir, forçando-se a fazer uma atividade desagradável. Será muito mais difícil sair da cama se você pensar que terá de lavar a roupa suja ou fazer as contas de seu talão de cheques. Torne as coisas mais fáceis para si mesmo: deixe um roupão quente e uma lanterna ao lado da cama. Desse modo você pode sair da cama com conforto e sem perturbar seu/sua companheiro(a). Evite comer, mas se precisar, coma algo leve que contenha carboidratos ou laticínios.
- Não se preocupe em seguir a regra de dez minutos com precisão cronométrica; é suficiente fazer uma estimativa do período de dez minutos. O que importa é que você *levante* se estiver na cama totalmente desperto depois de uma quantidade razoável de tempo. Se sentir que está quase dormindo, mas achar que se passaram quase vinte minutos, *continue na cama*. Evite ficar olhando para o relógio.
- Diga a si mesmo para levantar quando o despertador tocar, independentemente de quão agitada tenha sido sua noite. É importante que você se mantenha firme nesse último passo, porque está regulando novamente suas associações internas e acomodando seu corpo a um ritmo constante.

- Registre seu progresso num diário de sono mantido ao lado de sua cama. Manter um registro cuidadoso de seu comportamento de dormir vai ajudá-lo a obter perspectiva quanto a seu problema, e você pode perceber padrões ou conexões que não havia notado anteriormente. Ao perceber que está fazendo progressos, você também terá mais domínio e controle.

Você precisará ser persistente e seguir todas as orientações anteriores para quebrar o círculo vicioso de suas associações negativas. Mas vá devagar e não espere milagres da noite para o dia. Permita-se compreender e adotar gradualmente os princípios que encontrou neste capítulo. Use seu diário de sono. Compartilhe-o com um amigo em quem confie ou com um profissional de saúde. Peça ajuda e incentivo a eles. O sucesso pode ser mais doce quando compartilhado com outra pessoa que apóie suas realizações.

Cochilos

Os cochilos podem ser benéficos para as pessoas mais velhas cujos padrões de sono são mais curtos e mais leves, e portanto, mais agitados. Contudo, grande parte dos benefícios depende da hora do dia em que o cochilo ocorre. Isso se liga ao ritmo circadiano de seu corpo, que varia muito de pessoa para pessoa. De modo geral, os cochilos não deveriam ser usados para substituir o sono perdido. Os estudos mostram que cochilar não pode substituir uma boa noite de sono. Como os benefícios de cochilar podem depender do horário do dia em que o cochilo acontece, talvez você considere que, se optar por tirar um cochilo, funcionará melhor com um cochilo curto (dez a vinte minutos) no meio ou no fim do dia. Uma regra geral é não cochilar depois das 15h, e os cochilos não devem passar de uma hora. É possível que você queira experimentar diversos horários durante o dia para descobrir em que momento o cochilo é mais proveitoso.

Preste atenção para não usar os cochilos como forma de evitar certas tarefas ou para compensar sentimentos de desespero ou depressão. Se você tiver um problema decorrente como depressão, os cochilos muitas vezes podem ser extenuantes em vez de reparadores.

Fatores ambientais que devem ser considerados

Barulho

Se você suspeita que é especialmente sensível ao barulho, avalie o nível de ruído em seu quarto. Os especialistas afirmam que a sensibilidade ao barulho aumenta conforme você envelhece, e as mulheres parecem ser mais sensíveis ao barulho do que os homens. Se você tem vizinhos barulhentos ou mora próximo a um aeroporto ou uma rodovia, sem a opção de mudar de casa, providencie para tornar seu quarto à prova de som. Isso pode ser feito colocando-se materiais especiais ou isolantes nas paredes. Um sono saudável e satisfatório compensará o gasto. Uma alternativa mais barata é experimentar diversos tipos de "ruído branco", como ventilador, ar-condicionado, ou fitas com sons de oceano. Você também pode experimentar usar tapa-ouvidos.

Livre-se dos relógios com carrilhões ou sinais sonoros que marquem as horas, mesmo se eles perturbarem o seu sono de forma pouco considerável. Embora algumas pessoas nem percebam um barulho externo como um relógio de carrilhão, outras podem sentir que o soar de cada hora apenas reforça suas características obsessivas, lembrando-as da passagem das horas. Se você perceber que está contando cada hora que passa e antecipando o próximo soar do carrilhão, então desligue esse relógio.

Luz

Se sentir que há luz demais em seu quarto e isso o perturba ou o mantém acordado, verifique as opções disponíveis quanto a vendas para os olhos, persianas e cortinas que bloqueiam a luz. Se a escuridão da noite faz com que você se sinta desconfortável, adquira uma luz noturna e a coloque numa tomada em que possa ser vista com facilidade.

Questões de conforto

Não esqueça de avaliar a qualidade de seu colchão. Ele é firme demais ou macio demais? Uma cliente de um centro de dor reclamou durante semanas por causa de uma dor incômoda no quadril até que passou a dormir num colchão muito firme, a dor então desapareceu.

O dr. Peter Hauri, que escreve para a Upjohn Corporation, explica que quando a temperatura do quarto fica acima de 24°C, as pessoas acordam com maior freqüência, têm um sono mais agitado, sonham menos e dormem menos profundamente. Contudo, se o quarto estiver muito frio, você provavelmente não conseguirá dormir. As temperaturas ótimas estão na faixa de 18 a 21°C.

Você pode consultar seu médico ou um especialista de controle de dor com relação a algumas posições de sono adaptadas a seu tipo específico de contusão. Por exemplo, se você sofre de dor nas costas, será desejável encontrar uma posição que retire a pressão de sua coluna. Um bom modo de fazer isso é deitar de costas e apoiar suas pernas por trás dos joelhos com um travesseiro, para garantir que as costas não fiquem arqueadas. Ou você pode deitar-se na posição fetal, aproximando os joelhos do peito e colocando um travesseiro entre os joelhos.

O tamanho, o tipo e a maciez de seu travesseiro também podem influenciar bastante o conforto de seu sono, se você tem dor crônica. Mais uma vez, o profissional de saúde poderá lhe dar sugestões sobre isso.

Outra questão envolvida no sono pode ser a presença ou a ausência de um companheiro de cama. Um companheiro agitado provavelmente vai perturbar seu sono. Você pode ter de fazer alguns ajustes para dormir, se outros métodos não obtiverem sucesso. Se você está acostumado a seu companheiro de cama, pode sentir dificuldade para dormir bem sem ele.

Segurança

Você pode descobrir que é incapaz de relaxar ou de dormir tranqüilamente se sentir que seu prédio ou sua vizinhança são inseguros. Seu plano de sono pode incluir passos para tornar sua casa "à prova de crime", instalando um sistema de alarme, fechaduras extras nas portas, ou grades nas janelas. Como parte de seu ritual antes de ir para a cama, você pode fazer uma caminhada pela casa, trancando as portas, e ativando seus sistemas de segurança. Pode pensar também em instalar um telefone em seu quarto, perto de sua cama, para aumentar sua sensação de segurança. Tome qualquer medida que precise para sentir-se em segurança.

Exercício

Exercitar-se pode ser um fator importante para ajudá-lo a dormir melhor. O exercício regular traz muitos benefícios – mentais e emocionais, além de físicos – mas, às vezes, é difícil superar a inércia e começar. Apenas um pouco de exercício – caminhar ou cuidar do jardim – pode ajudar a aliviar a depressão, aumentar a auto-estima e proporcionar uma sensação de bem-estar. Tudo isso pode resultar em benefícios para o sono. Estudos sobre os efeitos de um programa de exercícios aeróbicos mostram que as pessoas que se exercitam tendem a ter pressão sanguínea mais baixa, menos ansiedade, menos tensão muscular, e conseguem lidar melhor com o estresse do que as que não se exercitam. Os estudos também mostram que mesmo uma pequena quantidade de exercício regular – alongamento, fortalecimento e movimentos suaves – ajuda as pessoas a dormir melhor em comparação com as pessoas que são completamente sedentárias. Isso é possível porque o exercício provoca a liberação de algumas substâncias químicas em seu cérebro (neurotransmissores) que provavelmente estão ligadas a sentimentos de bem-estar e de satisfação. A palavra-chave aqui é *regular*, porque as explosões esporádicas de exercícios extenuantes provavelmente não serão úteis – só dolorosas. Só existe uma precaução: evite fazer exercícios imediatamente antes de dormir. O exercício moderado ou extenuante à noite pode ter um efeito ativador, fazendo com que fique difícil relaxar. Muitos estudos sugerem que a melhor hora do dia para fazer exercícios é à tarde ou no início da noite. Mantenha um intervalo de três ou quatro horas entre os exercícios e a hora de dormir. Veja o Capítulo 3 para obter informações mais detalhadas sobre exercícios.

Relaxamento para dormir

Se a dor crônica interfere com seu sono, será necessário que você aprenda e pratique exercícios de relaxamento por duas razões simples e importantes: primeira, a experiência da insônia é por si só estressante. Ela reduz sua capacidade de funcionar, de lidar com as situações e de sentir-se bem, mental e fisicamente. Se não conseguir realizar suas atividades, você vai se sentir inútil. Se não for capaz de lidar com a situação, então os fatores estressantes vão começar a amontoar-se. A segunda razão é que você tensiona seus músculos em resposta a esses sentimentos e comportamentos negativos. Aperta os dentes, prevendo a insônia. Isso aumenta o nível de tensão geral de seu corpo, o que só piora a sua dor crônica, especialmente se você sofre de problemas musculoesqueléticos que resultam em dores de cabeça, nas costas e no pescoço.

Um passo em direção ao sono saudável é perceber que a tensão física e a ansiedade mental o levam a dormir menos, o que por sua vez pode deixá-lo mais ansioso e tenso. É um círculo vicioso, mas você pode rompê-lo, aprendendo a controlar a tensão em sua vida. Pode aprender a identificar a tensão em seu corpo e controlar sua interação com a insônia.

Nos Capítulos 4 e 5 você encontra exemplos de técnicas de relaxamento úteis. É aconselhável gravar seus exercícios favoritos, ou comprar uma fita gravada, e deixá-la à mão, perto da cama. Se tiver dificuldade para adormecer ou descobrir que acorda no meio da noite e não consegue voltar a dormir, você pode usar a fita como um recurso adicional.

Controlando o pensamento obsessivo

Uma questão que envolve qualquer doença ou problema físico refere-se aos processos de pensamento que você traz para a situação. No caso da dor física, o que você pensa a respeito de sua dor determina sua capacidade de lidar com ela. Se pensa de um modo negativo, achando que sua dor vai impedir que você durma melhor, essa profecia vai se realizar com grande freqüência. Se você se flagra dizendo coisas como "nunca vou melhorar", "isso não deveria ter acontecido comigo", ou "estou tão envergonhado por ter esse problema, devo ser uma pessoa sem valor", então você está prejudicando a si mesmo, ao preestabelecer que nunca vai melhorar.

Esta seção aborda os processos de pensamento e o modo como eles afetam sua capacidade de lidar com o sono e a dor crônica. Antes que você caia na tentação de pular esta seção e passar para a próxima (dizendo "isso não se aplica a mim"), deixe sua mente aberta e continue lendo. Evite a tentação de desconsiderar a capacidade que sua mente possui de afetar seu corpo (e jogar toda a responsabilidade sobre o estresse externo ou sobre o sofrimento físico). Sua mente é um instrumento poderoso que pode ser dirigido para ajudá-lo a lidar mais efetivamente com a dor.

Veja se você se identifica com as oito características gerais das pessoas insones:

1. *Você tem um histórico de ativação física geral*, o que significa que seu corpo fica mais tenso e você reage de um modo tipicamente exagerado à ativação, seja ela positiva ou negativa.
2. *Você tem uma tendência específica para apresentar tensão muscular elevada quando está sob estresse.* Aperta os dentes e tensiona os músculos, o que pode provocar dores de cabeça tensionais, dor nas costas, cansaço e dores musculares em geral.
3. *Você tem medo de fracassar.* A idéia de fracassar em algo é totalmente inaceitável para você.
4. *Você possui tendências perfeccionistas.* Não consegue permitir-se ser menos do que perfeito, o que significa que você "fracassa" quando não dorme bem.
5. *Você é raivoso.* Leva a raiva para o quarto. A raiva afeta não só seu sono, mas também seu trabalho e suas relações pessoais.
6. *Você tende a prever catástrofes.* Seu medo de falhar e seus padrões perfeccionistas se combinam para deixá-lo constantemente na defensiva. Você não consegue deixar de sentir que os outros estão só esperando para colocar você para baixo, e assim sempre espera pelo pior.
7. *Você tem medo de se soltar.* Não consegue abaixar a guarda, pois teme que os acontecimentos e as pessoas fujam a seu controle. Você precisa permanecer sempre vigilante.
8. *Você fica obcecado.* Por causa de todas as tendências mencionadas anteriormente, você se foca constantemente nos problemas e nas questões, tentando resolvê-los por meio da preocupação contínua.

Passos que você pode dar para neutralizar o pensamento obsessivo negativo

Passo 1: Consciência

Mesmo que no momento o pensamento obsessivo negativo esteja impedindo seu progresso na direção de um sono melhor, você pode dar passos para dominá-lo e transformá-lo em algo que funcione a seu favor, em vez de contra você. Seu primeiro passo é tomar consciência de seu tipo de pensamento obsessivo.

De modo geral, as pessoas começam a ficar obcecadas nos momentos que antecedem a hora de dormir. Reserve algum tempo para anotar seus pensamentos obsessivos negativos imediatamente antes de ir dormir. Pode ser prático manter uma caderneta perto da cama e usá-la exclusivamente para registrar os aspectos referentes a seu sono. É possível que você descubra que tem muitos outros tipos de pensamentos que não se encaixam bem nas categorias citadas aqui. Simplesmente escreva-os com suas próprias palavras e se familiarize com eles. O objetivo é criar um quadro de referência dentro do qual você possa trabalhar, de modo que a perspectiva de controlar o pensamento negativo não pareça arrasadora.

Passo 2: Neutralizar

Depois de sentir que tem mais consciência de seu estilo de pensamento obsessivo, você pode começar a neutralizar cada pensamento. O pensamento negativo aparece com tanta espontaneidade que o força a armar-se com toda a munição contrária possível. A munição tomará a forma de pensamentos positivos ou mais saudáveis, que tenham força e importância equivalentes às do pensamento negativo.

Primeiro, pode ser necessário frear abruptamente o pensamento negativo, gritando a palavra "pare". Isso pode aterrorizar seu companheiro de cama no meio da noite, por isso é melhor "gritar" mentalmente. Outras técnicas podem ser usadas para interromper o fluxo de pensamento negativo. Por exemplo, você pode usar uma faixa de borracha em seu pulso e dar um puxãozinho nela ao primeiro sinal de pensamento desagradável. Preencha o vazio deixado pelo pensamento interrompido com pensamentos positivos preparados com antecedência. Esses pensamentos positivos devem ser mais realistas, assertivos e construtivos.

Passos para parar o fluxo de pensamentos

Assim que você observar que está negativamente obcecado, escolha uma maneira de interromper abruptamente o fluxo de pensamentos improdutivos. Algumas pessoas consideram que imaginar a palavra "pare" dita em tom bem alto é o melhor modo, outras levantam a mão, estalam os dedos, ou usam a técnica da faixa de borracha descrita anteriormente. Logo depois de dizer "pare", deixe que sua mente se esvazie de qualquer sinal de pensamento perturbador, mas permita a continuidade de qualquer pensamento neutro ou agradável. Tente manter sua mente vazia ou focada em assuntos neutros por aproximadamente trinta segundos. Se o pensamento perturbador reaparecer dentro de trinta segundos, imagine mais uma vez o sinal de "pare!". Continue fazendo isto até conseguir eliminar o pensamento várias vezes em seguida.

Outro fator que auxilia é respirar profundamente e de um modo relaxado no fim de cada seqüência de parada. O relaxamento provocado pela respiração profunda dará o sinal para que você aceite mais plenamente os pensamentos positivos que substituirão os negativos.

As afirmações a seguir foram planejadas para substituir cada pensamento negativo. Leia todas. No início talvez você não concorde com elas. Isso é natural e perfeitamente aceitável. Todavia, para que você não perca o sono constantemente por causa de seus pensamentos obsessivos, é necessário que encontre uma substituição agradável, uma afirmação na qual possa acreditar. A lista de afirmações neutralizadoras é apenas um exemplo. Você pode descobrir que obtém melhores resultados quando desenvolve suas próprias afirmações saudáveis que neutralizam seus pensamentos negativos. Há linhas em branco para que você escreva suas próprias afirmações.

Exemplos de afirmações neutralizadoras

1. Quando você perceber que está ficando tenso, diga a si mesmo.
   - "Eu posso relaxar."
   - "Meus músculos estão ficando moles."
   - "Estou mais calmo."
   - "Respire profundamente."

   _____

   _____

2. Medo do fracasso.
   Pense em exemplos prévios de sucesso. Quando você ficar obcecado com fracassos, durante a noite, mude o foco para um exemplo de sucesso e diga a si mesmo: "Algumas vezes tenho sucesso, em outras não. Agora é hora de relaxar e dormir".
   - "Eu não sou um fracassado."

- "Eu já obtive sucesso antes na vida."
- "O fato de eu não conseguir dormir de noite não significa que eu seja um fracassado."
- "Não estarei bem amanhã, se perder o sono hoje à noite."

---

3. Perfeccionismo.
   - "Não há nada de errado em ser menos que perfeito."
   - "Ninguém disse que eu tenho que ser perfeito."
   - "Não existe a pessoa perfeita, e se existisse, essa pessoa seria um tédio."
   - "Já me torturei o suficiente por uma noite. As coisas podem parecer diferentes de manhã."

---

4. Raiva.
   - "Vou deixar minha raiva do lado de fora do quarto."
   - "Todas essas coisas que estão me deixando com raiva vão esperar até amanhã. Vou lidar com elas depois."
   - "Vou abrir mão dos pensamentos raivosos. É hora de relaxar."

---

5. Previsão de catástrofes.
   - "Não preciso ficar na defensiva. Esses sentimentos me impedem de relaxar."
   - "Vou deixar isso de lado. Amanhã eu enfrento isso."

---

6. Soltar-se.
   - "Estou aprendendo que não preciso controlar tudo."
   - "Permaneça flexível. Se puder dar errado, provavelmente dará."
   - "Abra mão."

---

7. Pensamentos obsessivos.
   - "Vou neutralizar cada pensamento negativo com um pensamento apaziguador e cheio de paz."
   - "Não vou permitir que esses pensamentos me enlouqueçam."
   - "Vou descartar um a um esses pensamentos, e substituí-los por pensamentos que me deixem sonolento."
   - "Vejo meus pensamentos negativos flutuando como folhas de outono sobre a superfície de um riacho, sendo levados pelas curvas do córrego e saindo de vista."

São necessários tempo, paciência, prática e compromisso para substituir seus pensamentos negativos, assim não desista se não observar melhora imediata na qualidade do sono e no tempo necessário para adormecer. Você passou uma vida inteira na construção de seu próprio arsenal de pensamentos negativos, agora dê a si mesmo o tempo necessário para livrar-se deles e desenvolver hábitos mais saudáveis.

Talvez você considere que o uso da visualização dê mais poder a seus pensamentos positivos. Por exemplo, enquanto repete seus pensamentos positivos, visualize-se como uma pessoa poderosa, confiante e relaxada. Veja-se falando de modo assertivo. Imagine-se permanecendo calmo sob pressão. Recrie sentimentos de prazer com seu sucesso em permanecer calmo, assertivo e confiante. Se isso não for possível, você pode optar por uma cena ou um objeto positivos, que evoque sentimentos de paz e calma. Recorra ao Capítulo 5 para obter mais informações a respeito de práticas de visualização.

A técnica de substituição dos pensamentos negativos pode funcionar em qualquer momento da noite, sempre que você observar que está ficando ansioso e cheio de preocupações. Tudo o que você tem a fazer é praticar bastante, para que ela se transforme em algo natural e você passe a reagir de modo positivo em vez de negativo. Um momento da noite especialmente vulnerável é o imediatamente anterior ao amanhecer – das 3h às 5h da manhã – quando é mais fácil sentir-se tomado pelos pensamentos ansiosos. Se você acorda freqüentemente nesse horário e tem dificuldade para voltar a dormir, prepare-se a cada noite, antes de ir para a cama, para dizer frases positivas a si mesmo quando necessário.

Uma nota adicional

Como isto neste capítulo, às vezes os problemas de sono não estão ligados a distúrbios físicos ou mentais complexos, mas são simplesmente o resultado de maus hábitos. Contudo, é uma boa idéia consultar seu médico para afastar qualquer possibilidade de distúrbios de sono que precisem ser avaliados num centro de sono. Alguns problemas de sono são suficientemente sérios para exigir atenção médica imediata e não devem ser ignorados.

Considerações finais

A dor crônica complica seu problema de insônia, do mesmo modo que os distúrbios de sono complicam a forma pela qual você experimenta a dor e a doença. Mas existe uma maneira de recuperar o controle e quebrar esse círculo. Quando você se compromete a ser paciente e persistente na prática de técnicas de sono saudável, deve sentir uma melhora gradual em seu sono. A pesquisa psicológica mostrou que para obter sucesso no controle da insônia associada à dor crônica, é necessária uma adesão consistente a esse programa durante oito a dez semanas. A abordagem de autocontrole implica que você assuma responsabilidade pela aplicação das mudanças recomendadas e desempenhe um papel ativo no processo de tratamento. Você pode notar que seu padrão de sono piora nas primeiras noites de prática e que desperta de manhã sentindo-se mais exausto do que o usual. Não desanime. Seu padrão de sono vai melhorar com o passar do tempo e a repetição da prática. Se você aplicar fielmente as técnicas descritas neste capítulo, mas continuar a ter insônia causada pela dor crônica, é aconselhável consultar seu médico e pedir-lhe que o encaminhe a uma clínica de sono ou a um centro multidisciplinar de dor. Você pode se beneficiar com o apoio adicional e com o reforço obtido pelo contato com outros pacientes, e também com uma orientação cuidadosa dos profissionais de saúde para corrigir qualquer erro ou barreira que possa interferir com o processo de recuperar o controle sobre seu sono.

Leitura complementar

ANCH, A. M.; BROWMAN, C. P.; MITLER, M. M. & WALSH, J. K. *Sleep: a scientific perspective*. Englewood Cliffs, Nova Jersey: Prentice Hall, 1988.

BOOTZIN, R. R. & NICEST, P. M. "Behavioral treatments for insomnia"In: Herrent *et al* (eds.). *Progress in behavior modification*. Nova Iorque: Academi Press, 1978. vol. 6.

CATALANO, E. M.; WEBB, W.; WALSH, J. & MORIN, C. *Getting to sleep*. Oakland, CA: New Harbinger Publications Inc., 1990.

DAVIS, M.; McKAY, M. & ESHELMAN, E. R. *The relaxation stress reduction workbook*. 4. ed. Oakland, CA: New Harbinger Publications Inc., 1995.

DRYER, B. & KAPLAN, E. *Inside insomnia: how to sleep better tonight*. Nova Iorque: Villard Books, 1986.

HAURI, P. *The sleep disorders*. Kalamazoo, MI: Upjohn, 1982.

LAMBERG, L.; THE AMERICAN MEDICAL ASSOCIATION. *Straight-talk, no-nonsense guide to better sleep*. Nova Iorque: Random House, 1984.

NIH TECHNOLOGY ASSESSMENT CONFERENCE. "Integration of behavioral and relaxation approaches into the treatment of chronic pain and insomnia". Natcher Conference Center, Bethesda, MD. 16-18 out. 1995.

THE AMERICAN MEDICAL ASSOCIATION. *Better sleep*. Nova Iorque: Random House, 1984.

Informações *on-line* disponíveis em:

htttp://www.cloud9.net/~thorpy/
htttp://www.sleepnet.com

11

Alimentação e dor crônica

Catherine Geiser, R.D.

O médico do futuro não dará remédios, mas despertará em seus pacientes o interesse
pelo cuidado do corpo humano, pela dieta e pelas causas das doenças.
Thomas Edison

O clichê "você é aquilo que come" pode não estar longe da verdade. A boa alimentação é essencial para o bem-estar, o que comemos afeta o modo como nos sentimos e funcionamos. Uma alimentação saudável pode fazer a diferença para melhorar a vida de uma pessoa que sofre de dor crônica. Os neurotransmissores, os mensageiros químicos no corpo, são responsáveis pela transmissão de sensações de cansaço, de calma e de alerta. Como já visto, eles passam de uma parte a outra do corpo. O destino final dos neurotransmissores é o cérebro, onde as sensações físicas são interpretadas em sentimentos e emoções. Os sentimentos são nossa interpretação do acontecimento químico. Você já deve ter notado que se sente sonolento depois do almoço ou fica irritado quando está com fome. Tais sentimentos e sensações podem ser provocados pelo fato de você ter comido demais ou por não ter conseguido o equilíbrio correto no que foi ingerido. A comida que você ingere tem papel essencial em sua sensação de bem-estar. Seu corpo precisa do combustível certo para funcionar num nível ótimo; portanto, depende de você proporcionar a ele uma diversidade de comidas saudáveis.

A população norte-americana parece ter tomado consciência das questões referentes à saúde, visto o número de lojas de comidas saudáveis e de academias de ginásticas espalhadas por todos os cantos. No entanto, você ficará surpreso ao descobrir que a dieta norte-americana típica está longe de ser considerada saudável. Os americanos exageram no consumo de sal refinado, açúcar, cafeína, álcool e gordura, e praticamente negligenciam outros alimentos como vegetais, frutas, carboidratos complexos e líquidos. Segundo a Academia Nacional de Ciências, 60% da energia diária dos americanos é extraída do açúcar e da gordura. Esse tipo de dieta está associado a um aumento do risco de desenvolver doenças crônicas, inclusive obesidade, doenças cardíacas, câncer, doença degenerativa das articulações, hipertensão arterial, e também de agravar outros estados como prisão de ventre, hipoglicemia, indigestão, dores de cabeça e fadiga. Com o ritmo agitado do mundo atual, as pessoas muitas vezes recorrem ao *fast-food*. Infelizmente, essas comidas podem contribuir para uma alimentação rica em gordura e açúcar, e pobre em nutrientes. É uma prática comum quando não se tem tempo, mas sempre existem formas de cozinhar de modo simples e eficaz, e ao mesmo tempo proporcionar a seu corpo os nutrientes que ele deseja e dos quais precisa.

Seria fácil ter uma alimentação saudável se nossa única motivação para comer fosse fornecer combustível a nosso corpo. A realidade não é tão simples. As pessoas comem por diversas razões, além da fome física. As tradições familiares e a cultura têm um papel crucial no modo como nos alimentamos. Muitos alimentos nos lembram de nossa infância ou são servidos tradicionalmente nas celebrações e festas. Nós comemos para celebrar realizações; nós comemos para confortar-nos. Existem até mesmo comidas consideradas alimentos de conforto, como sopas e ensopados que evocam uma sensação calorosa. Comemos quando estamos emocionados ou com medo, e quando desejamos nos sentir melhor. É difícil desassociar a comida desses sentimentos. O melhor é você se informar a respeito dos alimentos que come. Há muita informação com relação a terapias alimentares para dor crônica. Tenha consciência de que muitas dessas terapias ainda não foram comprovadas pela pesquisa científica. Contudo, existem mudanças alimentares ao seu alcance para melhorar sua saúde e que o ajudarão no controle de sua dor.

Este capítulo o ajudará a avaliar seus hábitos alimentares atuais e lhe trará idéias para seguir uma dieta mais saudável. Ao fazer mudanças positivas em seus hábitos alimentares, você terá maior probabilidade de adquirir força, mental e física, para controlar outras áreas que podem fazer a diferença no controle de sua dor. Uma dieta saudável pode ajudá-lo indiretamente a manter sua rotina de exercícios, a praticar técnicas de relaxamento e a manter uma atitude mental positiva.

Componentes de uma dieta saudável

Antes de discutir os componentes de uma dieta saudável, avalie seus padrões de alimentação atuais. A avaliação de sua dieta atual o ajudará a identificar as áreas de foco para mudança no sentido de um estilo de vida mais saudável.

Faça uma lista de tudo o que você comeu ontem, usando o formulário a seguir. Se ontem não foi um dia comum, você pode escolher outro dia. Anote a hora, a quantidade de comida, o método de preparação, os sentimentos e outras atividades realizadas enquanto come. Por exemplo:

Horário	Comidas e bebidas	Quantidade	Método de cozimento	Sentimentos	Outras atividades
8h	Farelo de cereais	1 xícara		Solidão	Ler jornal
	Leite desnatado	½ xícara			
	Café	160 g			
	Creme	1 colher/chá			
	Biscoito	1			

Não é incomum que você tenha hábitos de alimentação esporádicos por causa de uma agenda cheia. Faça de cada refeição ou lanche um acontecimento. Muitas vezes, você acaba comendo mais se estiver assistindo à televisão ou fazendo outra atividade ao mesmo tempo. Dedique algum tempo para desfrutar da preparação, do aroma e do sabor de sua comida. Sente-se à mesa e saboreie o alimento que está comendo. Tente não comer apressadamente, inclua horários de refeições e intervalos em seu dia. Dedicar algum tempo para garantir hábitos de alimentação saudáveis vai aproximá-lo um pouco mais de uma dieta saudável.

Depois de ler este capítulo e de preencher seu Formulário de Registro de Alimentação, você poderá identificar as áreas que precisam ser mudadas em sua dieta. Obviamente nenhum dia isolado é indicativo de como você come, entretanto, ele deve lhe dar uma idéia de seus hábitos de alimentação atuais. Lembre-se de que a boa nutrição é o primeiro passo para construir um corpo saudável e ser capaz de lidar melhor com o estresse da dor crônica.

Formulário de Registro Alimentar

Horário	Comidas e bebidas	Quantidade	Método de cozimento	Sentimentos	Outras atividades

Orientações alimentares

A Pirâmide dos Alimentos apresentada na Figura 1 foi desenvolvida pelo Departamento de Agricultura dos Estados Unidos para ajudar as pessoas a terem uma alimentação saudável. A pirâmide ilustra que a parte principal de sua dieta deve ser constituída por pães, grãos, frutas e vegetais. Esses alimentos contêm principalmente carboidratos, além de muitas vitaminas e minerais, também conhecidos como micronutrientes. Leite, queijos, carnes, peixes, aves, feijões e legumes devem compor o restante de sua dieta. Esses alimentos são ricos em proteína, mas também podem conter bastante gordura; portanto, você precisa escolher com cuidado. Finalmente, gordura, açúcar e álcool devem ser usados parcimoniosamente.

As Orientações para uma Alimentação Saudável, apresentadas a seguir, foram desenvolvidas pelos departamentos de Agricultura e Saúde, e do Bem-Estar Social dos Estados Unidos para ajudar as pessoas a obter uma dieta semelhante à da Pirâmide dos Alimentos. Leia as sete orientações a seguir e pense em como poderiam ser incluídas em sua própria dieta.

Figura 1:

Pirâmide de Alimentos
Um guia para a escolha diária de alimentos

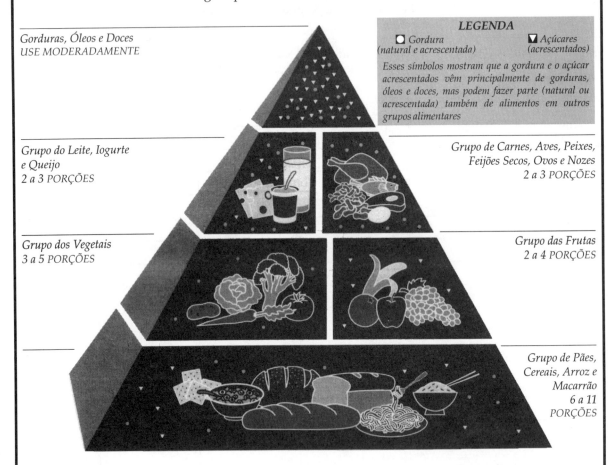

A Pirâmide de Alimentos enfatiza alimentos dos cinco grupos mostrados nas três seções mais baixas da Pirâmide. Cada um desses grupos alimentares lhe dá alguns, mas não todos, os nutrientes de que você necessita. Alimentos de um grupo não podem substituir os alimentos de outro. Nenhum grupo alimentar é mais importante que os outros – você precisa de todos para ter saúde.

Grupo dos Pães, Cereais, Arroz e Macarrão
1 fatia de pão, ½ xícara de arroz ou macarrão cozido, ½ xícara de cereal, 30 g de cereal pronto para servir

Grupo dos Vegetais
½ xícara de vegetais picados, crus ou cozidos, 1 xícara de fruta em lata, ¼ de xícara de fruta seca

Grupo das Frutas
1 fruta ou 1 fatia de melão, ¾ de xícara de suco, ½ xícara de fruta em lata, ¼ de xícara de fruta seca

Grupo do Leite, Iogurte e Queijo
1 xícara de leite ou de iogurte, 45 g de queijo natural, 60 g de queijo industrializado

Grupo de Carnes, Aves, Peixes, Feijões Secos, Ovos e Nozes
60 a 90 g de carne magra, ave ou peixe cozidos, ½ xícara de feijões cozidos, ou 1 ovo, ou 2 colheres de sopa de manteiga de amendoim correspondem a 30 g de carne magra

Gorduras, Óleos e Doces
LIMITE AS CALORIAS DESTE GRUPO, especialmente se você precisa perder peso

1. Coma alimentos diversificados

Comer alimentos diversificados garante que você irá ingerir os mais de cinqüenta nutrientes de que necessita para uma boa saúde. A Figura 2 relaciona 14 dos principais minerais e vitaminas com suas funções. Cada nutriente é vital para que seu corpo tenha um bom funcionamento. Apenas um grupo alimentar não pode lhe proporcionar todos os nutrientes de que seu corpo necessita para funcionar. Isso significa que você precisa de pelo menos cinco porções de frutas e/ou vegetais, de seis a onze porções de pães, grãos ou cereais, de duas ou três porções de laticínios, de duas ou três porções de carne, peixe, aves ou feijões e legumes diariamente.

Figura 2: Funções Essenciais dos Principais Micronutrientes

Vitaminas

B1 Tiamina	Ajuda as células do corpo a extrair energia dos alimentos. É necessária para o funcionamento do sistema nervoso.
B2 Riboflavina	É necessária para a produção de energia dentro das células do corpo.
B3 Niacina	É necessária para a síntese de gordura, para a respiração dos tecidos e para o uso dos carboidratos.
B6 Piridoxina	Está envolvida no metabolismo de proteínas e gorduras.
B12 Cobalamina	É necessária para a síntese do DNA, para a manutenção dos nervos e para a fabricação e o desenvolvimento das células vermelhas do sangue.
Vitamina C	É necessária para a formação do colágeno que tem como função unir as células. Também é importante para a reparação dos tecidos. Tem papel crucial no sistema imunológico.
Ácido fólico	É importante na produção do heme, a substância que contém o ferro nas células sanguíneas, para a produção e divisão celular, o crescimento de tecidos e a função enzimática.
Vitamina A	Promove uma pele saudável e é necessária para a visão noturna.
Vitamina D	É necessária para a absorção e uso do cálcio.
Vitamina E	Antioxidante que previne a oxidação da vitamina A e de outras gorduras.
Vitamina K	Ajuda no revestimento das células sanguíneas.

Minerais

Ferro	É importante no transporte do oxigênio pelo sangue e pelas enzimas envolvidas na oxidação da gordura e dos carboidratos.
Cálcio	Dá estrutura e força aos ossos e dentes. É importante no revestimento das células sanguíneas, para a contração e o relaxamento muscular.
Zinco	Está presente em diversas enzimas e na insulina. É importante para a cura de ferimentos.

Há um equívoco comum quando se afirma que, se pouco é bom, muito deve ser ainda melhor, especialmente no caso das vitaminas e dos suplementos minerais. O corpo precisa apenas de determinada quantidade de micronutrientes. Qualquer excesso será eliminado na urina ou guardado em seu corpo em níveis potencialmente perigosos. É dito que os norte-americanos têm a urina mais cara do mundo por causa da quantidade de vitaminas e suplementos minerais que consomem. Se você tiver uma dieta bem balanceada, o excesso de vitaminas e minerais suplementares não só é desnecessário como também pode trazer sérios efeitos colaterais. Por exemplo, embora a vitamina A seja necessária para uma pele saudável e para a visão noturna, ela pode provocar danos ao fígado e dores de cabeça se estiver presente em quantidades excessivas. Descobriu-se que a vitamina C provoca diarréia em alguns indivíduos, se consumida numa quantidade acima de 1000 mg por dia. O selênio, se combinado com a niacina, pode levar a danos nos tecidos. A niacina também pode provocar danos ao fígado. O zinco pode enfraquecer a resposta imunológica se estiver presente em doses elevadas. As Quantidades Diárias Toleradas são definidas como o nível de consumo de micronutrientes, baseado no conhecimento científico, que é considerado adequado para as necessidades de praticamente todas as pessoas saudáveis. As margens de segurança estão incorporadas nesses valores levando em conta a variabilidade entre as pessoas. É aconselhável que você não utilize suplementos de vitaminas além da quantidades recomendadas. Qualquer pessoa que esteja interessada no uso de suplementos acima dessa quantidade deve consultar um médico, nutricionista ou farmacêutico para pesar possíveis riscos e benefícios. Isso inclui os suplementos minerais e produtos à base de ervas, que devem ser usados com cautela e preferencialmente sob prescrição médica.

Mais de 60% do peso do corpo humano é representado por água. É importante beber muito líquido diariamente para manter o corpo bem hidratado e, portanto, funcionando com mais eficiência. Lembre-se da regra tradicional. Beba pelo menos oito copos de água ou de outros líquidos por dia, com exceção de líquidos que contenham cafeína, como café, e refrigerantes.

2. Mantenha um peso saudável

Nosso corpo funciona de modo mais eficaz quando não está nem pesado nem leve demais. Diversos estudos mostraram um aumento da incidência de doenças associado às pessoas nos dois extremos do espectro de peso. A obesidade pode complicar um quadro de dor na parte inferior das costas e aumentar a pressão e a dor sobre as articulações. Além disso, ter excesso de peso pode afetar sua capacidade de exercitar-se, o que é crucial para controlar a dor crônica. O excesso de peso também pode afetar sua auto-imagem e atitude mental. Veja a Figura 3 para ter uma idéia de qual é o seu peso saudável. A ampla diversidade dentro de cada proporção altura–peso permite que sejam consideradas as variações individuais referentes à massa óssea e muscular.

Alcançar e manter um peso saudável baseia-se nesta equação simples: energia ingerida (calorias vindas da comida) = energia gasta (exercício e atividade). Existem duas maneiras de alterar o peso — mudar a quantidade de comida que você consome ou mudar a quantidade de energia que você utiliza.

Se você quer perder peso, deve diminuir a quantidade de calorias que consome e ao mesmo tempo aumentar a quantidade de atividade que realiza diariamente. Só carboidratos, proteínas, gordura e álcool, também chamados de macronutrientes, contêm calorias. Os carboidratos e as proteínas têm quatro calorias por grama, enquanto o álcool tem sete calorias por grama e a gordura tem nove calorias por grama. Gordura e álcool são densos em calorias – você pode comer mais carboidratos e proteínas para obter a mesma quantidade de calorias contida numa porção menor de gordura ou de álcool.

É melhor perder peso gradualmente. Os estudos têm mostrado que a maioria das pessoas que fazem dietas radicais vai recuperar os quilos perdidos, e até mais. Isso é conhecido como "efeito ioiô" e pode ser um círculo vicioso. Uma estratégia mais saudável é diminuir o tamanho de suas porções e fazer uma caminhada diariamente. Veja os tamanhos das porções na Pirâmide dos Alimentos. Experimente medir uma porção típica para ter uma idéia de como ela fica em seu prato. Dentro de cada grupo, escolha os alimentos pobres em gordura. Essa atitude provocará a perda gradual de peso.

Figura 3: Pesos Saudáveis para Homens e Mulheres

Altura	Homens	Mulheres
1 m 47 cm		41 – 54 kg
1 m 50 cm		42 – 55 kg
1 m 52 cm		43 – 56 kg
1 m 53 cm		45 – 58 kg
1 m 57 cm	51 – 64 kg	46 – 59 kg
1 m 60 cm	52 – 65 kg	47 – 59 kg
1 m 62 cm	53 – 67 kg	49 – 62 kg
1 m 65 cm	55 – 69 kg	50 – 64 kg
1 m 67 cm	56 – 70 kg	52 – 66 kg
1 m 70 cm	58 – 73 kg	53 – 68 kg
1m 72 cm	60 – 75 kg	55 – 70 kg
1 m 75 cm	61 – 77 kg	57 – 71 kg
1 m 78 cm	63 – 79 kg	59 – 74 kg
1 m 80 cm	65 – 81 kg	61 – 76 kg
1 m 83 cm	67 – 83 kg	63 – 78 kg
1 m 85 cm	69 – 85 kg	
1 m 88 cm	70 – 88 kg	
1 m 90 cm	73 – 90 kg	
1 m 93 cm	74 – 92 kg	

Fonte: Departamento de Saúde, Educação e Bem-Estar dos Estados Unidos.

Se seu objetivo for ganhar peso, aumente a quantidade de calorias em sua dieta e mantenha um estilo de vida ativo para fortalecer os ossos e os músculos. Aqui estão algumas sugestões para aumentar a quantidade de calorias em sua dieta.

- Faça refeições pequenas e freqüentes – a meta é fazer cinco ou seis pequenas refeições por dia.
- Opte por lanches saudáveis, mas densos em calorias, como barras de cereais, manteiga de amendoim ou biscoitos.
- Planeje suas refeições a cada dia e cumpra o horário planejado.
- Carregue sempre consigo um lanche saudável.

3. Escolha uma dieta pobre em gordura, em gordura saturada e em colesterol

Uma dieta rica em gordura está associada ao desenvolvimento de doenças crônicas e à obesidade. Refeições ricas em gordura podem, na verdade, diminuir o fluxo de sangue e o transporte de oxigênio para os tecidos, fazendo com que você se sinta cansado e lento. Todas as gorduras são formadas por três tipos de ácidos graxos – saturados, poliinsaturados e monoinsaturados.

A gordura saturada é sólida à temperatura ambiente. As fontes de gordura saturada incluem carne, laticínios e alguns óleos vegetais, como os de coco, de palma e de palmiste. A gordura saturada é o principal responsável pelo aumento dos níveis de colesterol no sangue, mais ainda do que o colesterol presente na dieta. Níveis elevados de colesterol no sangue estão associados ao desenvolvimento de problemas cardíacos.

As fontes de ácidos graxos poliinsaturados incluem o óleo de milho, óleo de açafrão, de soja, de algodão e de gergelim. Dietas com grande quantidade de ácido graxo poliinsaturado abaixam o "bom" colesterol, ou o "carregador" de colesterol que transporta o colesterol até o fígado para ser eliminado. Uma dieta rica em ácidos graxos poliinsaturados pode estar associada a alguns tipos de câncer, como os de mama, cólon e próstata.

Os ácidos graxos monoinsaturados preponderam nos óleos de oliva, canola e amendoim, e também nos abacates. Esses óleos têm um efeito neutro sobre o colesterol no sangue e devem ser mais consumidos em sua dieta.

O colesterol é uma substância natural similar à gordura que é encontrada em todas as células do corpo. Ele é necessário para a manutenção das membranas celulares, para a síntese de hormônios, para a camada de proteção dos tecidos nervosos, para a síntese da vitamina D, e para a produção da bílis. Embora seja necessário para que nossos corpos funcionem bem, é indesejável ter uma quantidade elevada de colesterol no sangue (acima de 200 mg/dl). O colesterol presente na alimentação é encontrado apenas em alimentos naturais como carne, peixe, aves e laticínios.

Alimentos ricos em colesterol

- Laticínios com gordura elevada.
- Rim, miolos e fígado de boi.
- Gema de ovo.
- Pele de aves.

É necessário que haja uma pequena quantidade de gordura em sua dieta. Apenas 7 a 10 gramas de gordura por dia lhe proporcionarão a dose de gordura essencial. Considera-se desejável que uma dieta tenha 30% ou menos de suas calorias provenientes de gordura. Gordura em excesso, quer seja monoinsaturada, poliinsaturada ou saturada, contribui para a obesidade e deve ser limitada em sua dieta. Aqui estão algumas maneiras para diminuir a gordura consumida.

- Use menos gordura extra como manteiga, margarina e óleos de cozinha.
- Use métodos de cozimento que requeiram pouca gordura, como assar, refogar, grelhar, assar na churrasqueira ou cozinhar no vapor.
- Adquira o hábito de ler os rótulos para evitar alimentos que contenham mais de 30% de calorias provenientes de gordura.
- Use apenas dois ou três ovos por semana.
- Retire toda a gordura visível da carne.
- Tire a pele das aves antes de servir.
- Escolha cortes mais magros de carne bovina, de porco e de carneiro.

4. Opte por uma dieta com muitos vegetais, frutas e grãos

Vegetais, frutas e grãos são compostos basicamente por carboidratos e têm relativamente pouca gordura, mas são ricos em vitaminas, sais minerais e fibras. As fibras são encontradas em todos os alimentos vegetais, constituindo a parte do alimento que não conseguimos quebrar nem digerir. As fibras funcionam como a "vassoura da natureza", varrendo a comida por seu intestino. Elas podem ajudar a prevenir a prisão de ventre, o câncer de cólon e a diverticulite. Os divertículos são pequenos sacos sobre a superfície interna do intestino grosso causados por tensão excessiva e por prisão de ventre. As fibras criam volume e podem fazer com que você se sinta satisfeito com menor quantidade de comida.

Alimento	Conteúdo de fibras (gramas)
1 xícara de morangos	5,0
1 batata assada	5,5
½ xícara de feijões, lentilhas ou grão-de-bico	8,0
½ xícara de brócolis ou cenouras	4,0
3 xícaras de pipoca	3,5
½ xícara de arroz integral	2,0

5. Use açúcar com moderação

Os açúcares refinados e concentrados, como o açúcar branco e o mel, contêm poucos nutrientes e pouca ou nenhuma fibra. Grandes quantidades de açúcares simples podem afetar nosso estado de espírito. Você já deve ter notado que doces podem aumentar seu nível de energia, porém, uma hora depois, você se sente lento. Essas oscilações de energia fazem com que você se sinta irritadiço e cansado. Um modo de evitar esses altos e baixos de açúcar é recorrer a pequenas refeições freqüentemente, durante o dia inteiro, para manter mais constante o nível de açúcar no sangue. Quando estiver comendo um alimento rico em carboidratos, como frutas, ingira também alguma proteína ou um pouco de gordura, como queijo. Os alimentos que contêm proteína e gordura vão diminuir a velocidade de absorção do açúcar e ajudarão a manter um nível constante de glicose no sangue, o que vai prevenir essas mudanças de estado de espírito.

6. Use sal e sódio com moderação

O sódio é um sal mineral que está presente naturalmente em alguns alimentos. Contudo, ele é acrescentado a muitos alimentos como conservante ou tempero. Você só precisa de 200 a 500 miligramas (mg) de sódio por dia. Uma dieta baixa em sódio pode reduzir o risco de hipertensão e prevenir a retenção de água, especialmente no caso de pessoas que estejam tomando medicamentos com glucocorticóides capazes de agravar a retenção de água. Algumas comidas ricas em sódio são:

Petiscos e comidas semiprontas   Conservas e alimentos defumados

Condimentos e temperos   Queijo

Molhos prontos   Carnes salgadas e industrializadas

Sopas em pacotes ou em latas

7. Se você consome bebidas alcoólicas, faça-o com moderação

Embora acredite-se que as bebidas alcoólicas sejam um modo de relaxar, na verdade, elas são depressivas e podem afetar intensamente seu estado de espírito. O excesso de álcool (mais do que um ou dois drinques por dia – 120 ml de vinho, 350 ml de cerveja, ou uma dose de licor) podem ter um efeito adverso em seu estado de espírito, além de ser uma fonte densa de calorias, contribuindo para a obesidade.

Cafeína/nicotina

A cafeína e a nicotina merecem atenção por serem drogas potentes e causarem dependência, além de terem efeitos colaterais potencialmente negativos. Para ajudar seu corpo a ter um bom desempenho, recomenda-se usar essas substâncias com moderação.

Muitas pessoas acreditam-se incapazes de iniciar o dia sem uma xícara de café que as ponha em movimento. Entretanto, no meio da manhã, descobrem que não estão tão alertas quanto gostariam e recorrem a mais uma xícara de café, de capuccino, ou a refrigerantes. Cada xícara adicional de cafeína, entretanto, tem como efeito menos ativação e mais irritação e nervosismo. Portanto, consuma no máximo uma ou duas xícaras de bebidas com cafeína por dia. Você pode sentir dores de cabeça enquanto se desacostuma da cafeína. Elas devem desaparecer depois de poucos dias. Além de provocar irritabilidade, a cafeína também é diurética – ela faz com que você urine com maior freqüência, e assim corra o risco de ficar desidratado.

O fumo é um dos maiores perigos para a sua saúde, portanto, é muito importante quebrar este hábito para ter um corpo saudável. Infelizmente, a nicotina é uma droga potente, que facilmente causa dependência, e abandoná-la pode ser muito difícil. O fumo provoca má circulação do oxigênio no sangue (o oxigênio é necessário para quase todas as funções do corpo, da respiração até os processos de cura) e aumenta imensamente o risco de doença cardíaca, e também de câncer. Se você tem dificuldade para parar de fumar, converse com seu médico ou profissional de cuidados de saúde.

Interações entre medicamentos e nutrientes

As pessoas que convivem com a dor crônica com freqüência recebem prescrições de diversos medicamentos, com o propósito de ajudá-las a encontrar alívio. Algumas das medicações mais comuns para a dor têm efeitos colaterais sobre a nutrição, o que pode diminuir a capacidade do corpo em curar-se. Os medicamentos mais comumente prescritos para a dor são os narcóticos (ou opiáceos) e os glucocorticóides.

Os narcóticos incluem a codeína e a morfina, e podem provocar prisão de ventre. Se você tiver qualquer problema com prisão de ventre, é vital que tome maior quantidade de líquidos e aumente a quantidade de fibras insolúveis em sua dieta. As fibras insolúveis são encontradas em grãos integrais, feijões, vegetais e frutas. Sua ação estimula o trato intestinal e previne a prisão de ventre.

Os medicamentos glucocorticóides, inclusive Prednisona e Decadron, podem provocar retenção de sódio e de água, e aumentar a eliminação de vitamina C. Com o uso prolongado, os glucocorticóides podem levar à atrofia muscular, ao aumento do apetite e de peso. Portanto, ingira alimentos com baixo teor de sódio, aumente seu consumo de alimentos com vitamina C, como laranjas, morangos e pimentões verdes, e consuma quantidades adequadas de proteína, por exemplo, duas ou três porções de carne magra, peixe, aves ou legumes, e duas ou três porções de laticínios com pouca ou nenhuma gordura, por dia.

Escolhendo alimentos saudáveis – colocando seu conhecimento em ação

Mesmo com todas essas informações, talvez seja difícil escolher alimentos saudáveis no supermercado. Aprenda a ler os rótulos dos alimentos. As indicações nas embalagens dos alimentos e nos anúncios podem ser confusas e, às vezes, até enganosas. O novo rótulo com Informação Nutricional, desenvolvido pelo Departamento de Agricultura dos Estados Unidos, ajuda os consumidores a fazer escolhas alimentares baseadas em informações. Quase todas as embalagens de alimentos devem ter esse rótulo (ver a Figura 4). O rótulo traz informações sobre o tamanho das porções, calorias, gordura, proteína, carboidratos e os quatro micronutrientes em que a dieta norte-americana é mais deficiente – vitamina A, vitamina C, ferro e cálcio.

Agora é a sua vez

Reserve algum tempo para rever a informação que você obteve com relação à alimentação. Reveja o Formulário de Registro Alimentar, no início do capítulo, que identifica as áreas em que uma mudança em suas opções alimentares seria benéfica. Depois examine novamente as Orientações para um Dieta Saudável e a Pirâmide dos Alimentos. Nas linhas em branco a seguir, escreva três atitudes que você

Figura 4:
Leia e Coma Bem
Analisando o novo rótulo nutricional

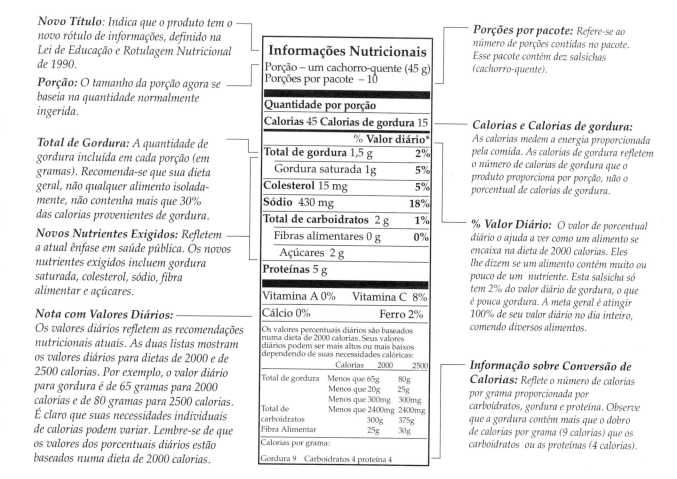

pode tomar agora para começar a alimentar-se de modo mais saudável e ajudar seu corpo a ter o melhor desempenho possível. Seus objetivos não precisam ser drásticos. Por exemplo, é irreal a expectativa de cortar imediatamente toda a gordura de sua dieta. Uma meta mais realista seria tomar iogurte congelado em vez de sorvete, na sobremesa. Esvazie o saleiro e evite colocar mais sal nos alimentos. Beba mais água a cada dia, até chegar a um total de oito copos diários. Afixe o papel com seus objetivos na geladeira ou em outro local em que você saiba que os verá e se lembrará deles todos os dias. A boa nutrição é uma parte crucial do quebra-cabeça do bem-estar. Uma dieta saudável é um passo que você pode dar no caminho da recuperação.

1. _____

_____

_____

_____

_____

2. _____

_____

_____

_____

_____

3. _____

_____

_____

_____

_____

Leitura complementar

BAIRD, P. *The pyramid cookbook: pleasures of the Food Guide Pyramid.* Nova Iorque: Henry Holt and Company Inc., 1993.

PONICHTERA, B. *Quick and healthy:* Dalles, OR: Scaledown, 1995, Vol. II.

SOMER, E. *Food & mood: the complet guide to eating well and feeling your best.* Nova Iorque: Henry Holt and Company Inc., 1996.

Informações relativas a alimentos e nutrição podem ser obtidas na:

America Dietetic Association / National Center for Nutrition and Dietetics Nutrition Hotline

(Associação Dietética Americana / Centro Nacional para Nutrição e Linha Direta sobre Dieta e Nutrição)

Tel.: (800) 366-1655

Informações *on-line* estão disponíveis em:

http://www.usda.gov

http://www.lifelines.com/ntnlnk.html

http://www.eatright.org

12

Medicação e controle da dor

Robert W. Allen, M.D.

Como paciente de dor crônica, você provavelmente consultou vários médicos e experimentou inúmeros medicamentos. Essa experiência é compartilhada por muitas pessoas que sofrem de dor crônica, senão pela maioria. Contudo, quase todos entendem pouco ou nada sobre o motivo da prescrição de determinados medicamentos; quais efeitos os remédios deveriam ter e que tipos de efeitos colaterais podem ser previstos. De fato, muitas pessoas consideram óbvio que seus remédios sejam adequados para seu caso. Elas parecem acreditar que é impossível saber mais a respeito de sua medicação.

É verdade que compreender o uso adequado dos medicamentos constitui-se num assunto complexo. Por exemplo, você pode tomar vários remédios receitados por mais de um médico e nenhum deles vai acompanhar o efeito de todos os medicamentos. Você não só pode ter efeitos colaterais difíceis de atribuir a um ou outro remédio, mas os medicamentos podem *interagir* uns com os outros, criando novos problemas.

Se você usa remédios como parte de seu programa de controle da dor, é importante que compreenda tanto o propósito quanto o uso adequado desses remédios. Quanto mais você souber sobre os medicamentos que ingere, inclusive o modo como funcionam, seus efeitos colaterais potenciais e suas limitações no controle da dor, mais eficaz será sua medicação. Não existem remédios perfeitos e todos têm algum efeito colateral. Você tem de avaliar constantemente os benefícios e os riscos de qualquer remédio que ingerir. Além disso, é improvável que algum medicamento vá eliminar totalmente seu problema de dor crônica. Assim, o que a maioria dos pacientes busca é encontrar um remédio que possa *reduzir* o nível de dor que sente, e fazer isso com o menor número possível de efeitos colaterais.

Neste capítulo vamos rever as causas da dor e identificar como os medicamentos específicos agem no corpo quando utilizados no controle da dor. Examinaremos como os medicamentos estão agrupados segundo seu modo de funcionamento, a maneira em que são usados pelos médicos e seus efeitos colaterais (ver tabelas no final do capítulo). Vamos nos referir a cada droga usando primeiro seu nome químico ou genérico e entre parênteses um nome de marca para o mesmo remédio.

Como sentimos dor?

Quando uma parte de seu corpo sente dor, é porque há uma conexão nervosa. Tomemos o exemplo de um tornozelo quebrado. O osso tem muitas conexões nervosas e o mesmo acontece com os tecidos (músculos, tendões e assim por diante) ao redor do tornozelo. Os nervos no tornozelo fazem parte do *sistema nervoso periférico*, que inclui todos os nervos nos braços e nas pernas. Quando você quebra o tornozelo, as terminações nervosas na área são ativadas ou *estimuladas*. Essa ativação do nervo envia sinais elétricos pelo nervo periférico até a *medula espinhal*. Os nervos da medula recebem a informação e a levam até o cérebro. Quando o sinal chega ao cérebro, você consegue traduzir essa informação elétrica numa sensação de dor. Os nervos da medula espinhal e do cérebro são chamados *sistema nervoso central.*

Usando nosso exemplo, ao quebrar o tornozelo, em geral, você vê inchaço e inflamação. O que está acontecendo por baixo é que o tecido ao redor do tornozelo está ferido e deixa vazar diversas substâncias químicas contidas nas células. Essas substâncias químicas inflamatórias também sensibilizam as fibras nervosas de dor, o que significa que elas ficam muito mais sensíveis e dolorosas. As diversas substâncias químicas dentro das fibras nervosas também permitem que os nervos se comuniquem uns com os outros, por exemplo, quando os nervos periféricos passam sinais para a medula espinhal e depois até o cérebro, por intermédio das *vias dolorosas*. Os medicamentos vão interagir com essas substâncias químicas, produzindo o alívio da dor. Vamos discutir esses diversos medicamentos mais adiante neste capítulo. Você pode encontrar uma outra descrição das rotas da dor no Capítulo 2.

Se houver uma lesão recente, como um tornozelo fraturado ou deslocado, e o nervo periférico for ativado, mas não danificado, chamamos isso de *dor nociceptiva aguda*. Se o trauma chegar a atingir o próprio nervo, usamos a expressão *dor neuropática* (dano ao nervo). A dor nociceptiva aguda com freqüência responde aos remédios contra dor e se cura mais eficazmente que a dor resultante do dano ao nervo. A dor neuropática geralmente dura muito mais tempo e responde menos aos medicamentos comuns para dor. É esse tipo de lesão que freqüentemente leva à dor crônica. A maioria dos pacientes de dor crônica tem alguma forma de ferimento neuropático ou dano ao nervo. A dor neuropática pode ocorrer ou no sistema nervoso periférico ou no sistema nervoso central (como no caso de um ferimento na medula ou de um derrame) ou em ambos. Quando existe um ferimento com dor neuropática, a maneira pela qual os sinais de dor são transmitidos ao cérebro parece ser diferente da comunicação normal entre os nervos. Infelizmente, ainda não entendemos completamente por que alguns pacientes desenvolvem apenas um ferimento nociceptivo, que é curado, enquanto outros sofrem danos nos nervos que não se curam totalmente.

Como funcionam os medicamentos?

Vamos rever alguns pontos importantes a respeito da dor para que você possa entender mais claramente o papel dos medicamentos, e onde eles atuam na redução ou na eliminação da dor. Quando queima a pele, quebra um osso, ou passa por cirurgia, o trauma envolvido ativa as fibras dos nervos de dor, localizadas nesses tecidos de pele, do osso ou dos ligamentos. E, conforme discutido anteriormente, o dano ao tecido resulta na liberação de substâncias químicas potentes que provocam uma reação inflamatória (inchaço, vermelhidão) e também faz com que as fibras de dor fiquem mais sensíveis. As fibras de dor localizadas na pele ou nos ossos enviam mensagens químicas à medula (da mesma maneira em que a energia entra em sua casa vinda da companhia de eletricidade, quando você liga um interruptor). Por sua vez, isso ativa os nervos da medula que enviam mensagens a seu cérebro, permitindo que você perceba o processo como doloroso. Pense então nos medicamentos como substâncias químicas planejadas para interferir em algum ponto dessa comunicação e assim reduzir a quantidade de informação "dolorosa" que chega à medula espinhal ou ao cérebro. Algumas vezes, as fibras nervosas de dor não são ativadas de modo normal, estão feridas, e podem provocar dor neuropática, como já foi dito. As mudanças e as comunicações que acontecem quando um nervo está ferido podem ser diferentes do que está descrito anteriormente, e, portanto, podem não responder tão bem aos medicamentos.

E os efeitos colaterais?

Os efeitos colaterais são, em geral, definidos como qualquer efeito produzido pelo medicamento e que não se refira aos efeitos para os quais ele é prescrito. Todos os remédios à venda têm efeitos colaterais. Consulte seu médico a respeito do benefício potencial e dos efeitos colaterais possíveis ao tomar um medicamento. É aconselhável saber quais efeitos colaterais são mais prováveis e também que é possível reduzir alguns dos efeitos colaterais negativos mudando a maneira de ingerir os remédios. Lembre-se de que nem todos os efeitos colaterais são considerados indesejáveis, e que, na verdade, um medicamento por ser receitado porque um de seus efeitos colaterais pode ser benéfico para você. Por exemplo, embora um anti-histamínico seja, com freqüência, usado para ajudá-lo a respirar com mais facilidade, um efeito colateral comum é a sedação (ou sonolência) e, algumas vezes, os médicos receitam esse tipo de remédio para ajudá-lo a dormir. Discuta sempre os efeitos colaterais potenciais com seu médico. Faça também uma pesquisa, perguntando ao farmacêutico ou procurando alguns livros sobre medicamentos na biblioteca ou nas livrarias. É muito importante estabelecer um relacionamento com seu médico de forma que possa expressar livremente suas preocupações com relação aos medicamentos que está tomando. Os efeitos colaterais nem sempre são perigosos, mas podem ser desagradáveis (como boca seca ou náusea leve). Portanto, você e seu médico precisam ponderar o benefício (redução da dor) *versus* os efeitos colaterais intoleráveis antes de decidir evitar ou eliminar medicamentos que sejam potencialmente eficazes.

A seguir estão alguns pontos simples que devem ser lembrados.

- Tente manter a mente aberta a respeito dos medicamentos que seu médico recomendar.
- Aprenda tanto quanto puder acerca do que pode acontecer depois de ingerir esses medicamentos.
- Converse com seu médico sobre suas preocupações ou medos.
- Se você decidir experimentar um novo remédio, estabeleça um plano com o qual se sinta à vontade, como quando e para quem ligar caso surjam sintomas inesperados ou efeitos colaterais.

Sem dúvida, seu médico, e também os outros especialistas, vão considerar tipos diversificados de medicamentos e experimentarão vários deles no tratamento de sua dor crônica. Adiante, neste capítulo, abordaremos as diversas classificações de medicamentos, inclusive por que eles são usados, os benefícios potenciais e os efeitos colaterais possíveis.

Qual é a maneira mais eficiente de usar os medicamentos?

Neste capítulo você encontrará uma grande quantidade de informações a respeito de alguns remédios. Você pode ficar insatisfeito com a quantidade de informação disponível. Talvez queira simplesmente ouvir: "Se você tem tal dor, tome tal remédio". Contudo, a informação isolada não é o suficiente para usar os medicamentos de um modo eficaz, pois cada pessoa tem uma situação particular. Muitos fatores devem ser considerados antes que você comece a tomar um remédio. Alguns relacionam-se com o tipo de distúrbio ou dor que você tem, por exemplo, uma condição inflamatória ou dor devido a um dano ao nervo. Outros fatores importantes que devem ser levados em consideração dizem respeito às suas características pessoais: peso, idade, sexo, alergias e outros problemas de saúde ou preocupações psicossociais que possa ter. Também precisamos examinar o medicamento e considerar a dose terapêutica adequada, os efeitos colaterais e as precauções. Essas são apenas algumas das preocupações manifestadas por seu médico antes de prescrever um remédio. Um objetivo importante é atingir o controle de dor mais eficaz possível, com a menor interferência em sua capacidade de levar sua vida adiante. Se você verificar com seu médico qual o tipo de medicamento que está sendo prescrito, pode examinar este capítulo para familiarizar-se com as propriedades dessa droga. Mostre o livro a seu médico, indique os tópicos que lhe dizem respeito e discuta-os com ele.

Principais tipos de drogas

Os tipos principais de medicamentos contra a dor incluem:

1. narcóticos ou opiáceos;
2. antidepressivos, inclusive tricíclicos e inibidores da recaptação seletiva de serotonina;
3. produtos que contêm aspirina e paracetamol (Tylenol);
4. anticonvulsivos;
5. drogas antiinflamatórias não-esteroidais;
6. esteróides;
7. anestésicos locais;
8. tranqüilizantes menores ou ansiolíticos;
9. relaxantes musculares;
10. tranqüilizantes maiores ou agentes antipsicóticos ou drogas neurolépticas.

Narcóticos ou opiáceos

Os narcóticos são drogas que aliviam a dor, como o ópio e outros derivados, como morfina, codeína e heroína (ver a Tabela 1). Eles são usados freqüentemente no tratamento da dor aguda, ou de dor de curta duração no processo de cura após um trauma ou uma cirurgia. Os narcóticos também são usados para tratar a dor provocada pelo câncer ou por outras doenças terminais. Essencialmente, os narcóticos funcionam de dois modos: a) eles tendem a reduzir a quantidade do sinal de dor proveniente do nervo periférico ativado e que atinge a medula espinhal; e b) eles reduzem a quantidade do sinal de dor que chega ao cérebro proveniente da medula espinhal. Os efeitos colaterais dos narcóticos incluem náusea, vômito, prisão de ventre, sedação, confusão mental, tolerância (seu efeito diminui depois de ser usado por algum tempo), possível dependência, e algumas vezes morte causada por *overdose*.

O uso de narcóticos para o controle da dor crônica é bastante polêmico entre os profissionais de saúde por causa de seu potencial para dependência e abuso. Em parte, a controvérsia existe porque alguns estudos mostraram que os narcóticos não são eficientes para reduzir a dor neuropática crônica, enquanto outros estudos sugerem que eles podem ser benéficos. Embora alguns pacientes experimentem grande diminuição da dor com o uso de narcóticos e possam retomar muitas de suas atividades diárias normais, outros acham que os narcóticos não reduzem a dor ou sentem efeitos colaterais intoleráveis.

Ainda não sabemos como o uso prolongado de narcóticos vai afetar a capacidade de uma pessoa aumentar seu nível de atividade. Não existem regras simples com relação ao uso de narcóticos para dor crônica e cada caso de dor deve ser avaliado individualmente. Uma conhecida clínica de dor crônica nos Estados Unidos usa uma avaliação extensa e interdisciplinar para ajudar a determinar se o uso de narcóticos será benéfico em cada caso. Muitos fatores são examinados nesse processo. Um histórico de abuso químico e de dependência (como alcoolismo ou abuso de cocaína) sugere que a dependência poderia ser um problema se essa pessoa viesse a usar um narcótico. Muitos médicos também são cautelosos quanto ao uso de narcóticos no caso de pacientes gravemente deprimidos ou com tendências suicidas.

A controvérsia sobre o uso de narcóticos para casos de dor crônica também está relacionada ao estigma que envolve a palavra *dependência*. Dependência é uma palavra muito ampla, associada a muitos estereótipos negativos. No passado, tanto a dependência física quanto a adicção eram rotuladas como sendo um único problema. Uma teoria recente no campo do controle da dor sugere que a dependência física e a adicção não devem mais ter o mesmo significado. É importante que você entenda essa distinção. No campo do controle da dor, a adicção é definida como "o uso compulsivo de um narcótico e que resulta em diminuição da capacidade física, psicológica, ou social, com o uso contínuo, apesar de a evidência da diminuição da capacidade". Ou seja, as pessoas adictas tendem a abusar da droga. Ao contrário, as pessoas que são fisicamente dependentes, podem não demonstrar todos os outros comportamentos negativos que uma pessoa adicta demonstraria, seu organismo se adaptou ao narcótico de modo que quando elas não recebem mais a dose costumeira do narcótico, exibem sintomas de abstinência. Os sintomas de abstinência incluem suor, náusea, sintomas semelhantes aos do resfriado, e um desejo intenso por mais narcóticos, caso eles sejam interrompidos bruscamente.

Várias clínicas de dor pedem que você preencha um *contrato de uso de narcóticos* se eles forem receitados como um medicamento de uso contínuo. O objetivo desse contrato é explicitar as expectativas que seu médico tem com relação ao uso do narcótico, antes que surjam problemas ou mal-entendidos. Como os narcóticos são monitorados de perto pelos médicos, um contrato pode ajudar você e seu médico a desenvolver um plano específico e detalhado para seu tratamento. Saber desde o início o que se espera de você pode lhe dar uma sensação de segurança e de confiança quanto ao cuidado que está recebendo. Embora cada clínica tenha um contrato com aparência e características próprias, a maioria dos contratos contém as mesmas expectativas básicas para os pacientes. Veja um exemplo de contrato de uso de narcótico no final deste capítulo.

É importante que um paciente com dor aprenda e recorra a diversos comportamentos para controlar sua dor. Os narcóticos podem ser uma medicação adequada se você estiver muito motivado e for capaz de seguir um regime rigoroso prescrito por seu médico, utilizando estratégias alternativas (como as mencionadas em todo este livro) além do narcótico para controlar a dor, e usar a redução obtida na dor para aumentar sua atividade.

Existem modos corretos e incorretos de usar os narcóticos se eles lhe forem indicados. Em primeiro lugar, se você estiver lidando com a dor crônica, os medicamentos devem ser tomados em horários regulares, não só quando você sentir vontade. Em segundo lugar, você deve tomar narcóticos que tenham uma ação *mais duradoura*. Existem dois tipos básicos de narcóticos: a) narcóticos de longa duração que agem por um período de oito a dez horas; e b) narcóticos de curta duração que agem aproximadamente por quatro horas. Por exemplo, adesivos de metadona (Metadon), sulfato contínuo de morfina (Dimorf LD), ou fentanila (Durogesic) são narcóticos de longa duração, enquanto drogas como Dimorf e Dolantina são de curta duração. As vantagens dos narcóticos de longa duração incluem: menos tempo sentindo dor (pois há menos momentos em que você está saindo da medicação logo antes de tomar sua próxima dose) e menos possibilidades de dano ao fígado, pois os narcóticos de longa duração normalmente não incluem Tylenol, que agora sabemos que pode causar esse tipo de dano se for usado em doses altas durante um tempo prolongado.

Um alerta: nunca aumente a dose de narcóticos sem ordem de seu médico. Muitos pacientes cometem o erro de supor que se determinada dose os ajuda um pouco, então, aumentando a dose obterão mais ajuda. Pode ou não ser assim, e você e seu médico devem determinar isso juntos. Aumentar gradativamente as doses de narcóticos sem a aprovação de seu médico é, com freqüência, considerado abuso de drogas e um alerta para os médicos. O aumento das doses de narcóticos sem aprovação médica pode também levar à *overdose*, capacidade de julgamento comprometida e acidentes.

O papel dos narcóticos no controle da dor crônica continua a ser investigado pelos especialistas em dor. Acreditamos que eles podem ter papel valioso em situações específicas. Contudo, os narcóticos não são a resposta final para os problemas da maioria dos casos de dor crônica. Você pode sentir-se melhor no início. Entretanto, isso nem sempre significa que essa é a melhor maneira de tratar sua dor, por causa dos inúmeros efeitos colaterais. À medida que você desenvolve tolerância, os benefícios obtidos serão apenas temporários. É importante que você converse bastante sobre esse assunto com seu médico antes de iniciar o uso de narcóticos e equilibre os aumentos potenciais de atividade com os possíveis efeitos colaterais negativos.

Antidepressivos

Os antidepressivos são usados com freqüência para controlar todos os tipos de dor crônica, mas particularmente nos casos de dor provocada por lesão nos nervos (dor neuropática). Provavelmente esse seja também o tipo de medicamento menos compreendido (pelos pacientes) dentre todos os remédios usados para o controle da dor crônica. Muitos pacientes se negam a tomar antidepressivos porque não acreditam que a depressão tenha relação com sua dor, ou porque pensam que quando o médico o prescreve, o faz em razão de a dor estar "apenas em sua mente". A seguir vamos esclarecer o papel dos antidepressivos no tratamento da dor crônica para ajudar a reduzir parte da confusão a respeito desses medicamentos tão úteis.

Atualmente existem dois tipos principais de antidepressivos que são usados com freqüência – *antidepressivos tricíclicos* (Amytril, Limbitrol, Pamelor e Donaren) e *antidepressivos inibidores da recaptação seletiva de serotonina* (Prozac, Zoloft, Aropax e Pondera). Os antidepressivos tricíclicos são mais comumente usados no controle da dor porque se acredita que eles alteram o nível e a liberação das substâncias químicas (neurotransmissores) nas fibras nervosas de dor. Ao alterar os níveis de liberação dessas substâncias químicas, eles também alteram a comunicação dos sinais de dor para o cérebro, diminuindo assim o nível de dor. É difícil mensurar a medicação necessária para obter o efeito benéfico. Normalmente as doses de antidepressivos tricíclicos usadas para tratar a dor são mais baixas do que as usadas para tratar a depressão. Na verdade, na maioria dos casos, quando seu médico opta por usar uma dose baixa de antidepressivo, ele está provavelmente receitando-o por causa de sua dor, e não para cuidar de uma eventual depressão.

Como discutido no Capítulo 6, existem muitos casos em que a depressão pode estar realmente presente, além da dor. Desse modo, tanto a dor quanto a depressão podem ser tratadas com esse tipo de medicamento, permitindo que os pacientes tenham uma redução no nível de dor e uma melhora no estado de espírito. Contudo, para que os antidepressivos tricíclicos tenham um efeito sobre a depressão, eles precisam ser ministrados em doses mais elevadas do que as recomendadas apenas para o controle da dor. Os efeitos colaterais dos antidepressivos tricíclicos incluem boca seca, sonolência (especialmente no início da manhã), ressaca matinal e tontura quando você se levanta partindo de uma posição sentada ou deitada. Eles também podem piorar a prisão de ventre se você já estiver tomando narcóticos. Um ponto importante que deve ser lembrado é que, embora você possa sentir efeitos colaterais intoleráveis com um antidepressivo tricíclico específico, você pode ser capaz de tolerar outro. Não rejeite esse tipo de medicamento; ele pode ser extremamente benéfico no controle da dor neuropática crônica.

O segundo tipo de antidepressivo, inibidores da recaptação seletiva de serotonina, parece ser mais eficaz para o tratamento da depressão do que para o controle da dor. Os inibidores da recaptação seletiva de serotonina têm sido usados com eficácia para o tratamento da depressão durante mais de uma década e parecem ter menos efeitos colaterais do que os antidepressivos tricíclicos. Na verdade, alguns inibidores da recaptação seletiva de serotonina são muitas vezes escolhidos para tratar a depressão porque também podem ter o efeito colateral de diminuir o apetite, o que é especialmente positivo para alguém que tenha ganho peso por causa da dor e da depressão.

Todos os medicamentos antidepressivos podem ser prejudiciais se forem tomados acompanhados de álcool. Os pacientes devem evitar todo tipo de bebida alcoólica se estiverem pensando em qualquer um desses medicamentos para o controle da dor. Veja a Tabela 2 para informações sobre os antidepressivos mais comumente prescritos.

Aspirina e Tylenol

Esses analgésicos com freqüência são esquecidos e negligenciados pelas pessoas que sofrem de dor crônica, porque não precisam de receita médica. Embora tenham excelentes propriedades analgésicas (de alívio da dor), apresentam efeitos colaterais igualmente importantes que devem ser levados em consideração.

Aspirina

A aspirina é um medicamento efetivo para a dor em algumas condições. Ela tem uma potente ação antiinflamatória e é eficiente quando as substâncias químicas inflamatórias estão deixando as fibras nervosas de dor mais sensíveis num ferimento agudo. Ela é mais benéfica para os estados de dor aguda, mas se mostra em geral ser menos eficiente para a maioria das condições de dor crônica. Uma condição de dor crônica que pode ser controlada com eficácia por intermédio da aspirina é a artrite, que é um quadro de inflamação contínua nas articulações (ver Capítulo 18). As substâncias químicas inflamatórias presentes na articulação agem de modo que sensibilize as fibras nervosas de dor que também estão presentes. Medicamentos como a aspirina abaixam a concentração dessas substâncias químicas inflamatórias e conseqüentemente reduzem a dor. Os principais efeitos colaterais da aspirina incluem irritação gástrica (inclusive possíveis úlceras) e aumento da tendência de sangramento. Veja a Tabela 3.

Paracetamol (Tylenol)

O paracetamol não reduz a inflamação, mas pode reduzir a dor e a febre. Ele é efetivo para algumas dores mais leves e é freqüentemente usado em combinações com outros medicamentos mais fortes para a dor. Os efeitos colaterais são relativamente poucos com as doses mais baixas de Tylenol, mas o medicamento é quebrado quimicamente no fígado, transformando-se em uma substância química que pode danificá-lo se forem tomadas doses excessivas. Por causa do dano potencial ao fígado, a maioria dos médicos acredita que a dose de Tylenol deve ser limitada entre 2.000 e 4.000 mg por dia, ou não mais do que oito comprimidos de Tylenol por dia. O mesmo se aplica a outros remédios que contenham paracetamol, como Tylex. Contudo, se usado de maneira segura, o Tylenol pode ser um excelente acréscimo a seu tratamento de controle da dor. Veja a Tabela 4.

Anticonvulsivos

Esse tipo de medicação inclui carbamazepina (Tegretol, Tegretard), fenitoína (Epelin, Hidantal), ácido valpróico (Depakene) e gabapentina (Neurotin, Progresse) (ver Tabela 5). Todos esses medicamentos são usados para o controle de convulsões. Acredita-se que uma convulsão é precipitada por tecido nervoso no cérebro que "é ativado" espontaneamente e envia sinais por meio de ondas elétricas. Esses medicamentos servem para diminuir essa atividade elétrica e reduzir ou prevenir as convulsões. Imagine um fio elétrico gasto em sua casa. Quando ele perde a camada protetora de isolamento, a eletricidade deixa de passar suavemente pelo fio e pode escapar pela área danificada. Se você tocar esse fio, certamente levará um choque. O mesmo pode acontecer com um nervo no corpo que foi danificado, o qual não mais envia as transmissões nervosas de uma maneira normal, ao contrário, ativa-se espontaneamente porque sua camada de isolamento está ausente ou foi danificada por causa de um ferimento. Os anticonvulsivantes constroem uma nova camada de isolamento sobre o fio que está gasto e assim têm o potencial de reduzir a ativação espontânea e a dor associadas ao ferimento. Algumas dores que normalmente respondem bem aos anticonvulsivantes são muitas vezes descritas como dores semelhantes a "facadas, tiros e pontadas".

Os efeitos colaterais desses medicamentos podem ser significativos, especialmente quando você os toma pela primeira vez ou quando começa a tomar doses mais elevadas. Alguns efeitos colaterais típicos podem incluir confusão mental, sedação e problemas com equilíbrio. Uma preocupação especial com relação à carbamazepina (Tegretol) se refere à supressão da medula óssea. Provavelmente seu médico pedirá exames de sangue para determinar os níveis da droga em seu corpo e assegurar que você não tenha efeitos permanentes ou prejudiciais.

Drogas antiinflamatórias não-esteroidais

Essa categoria inclui ibuprofeno (Advil, Actiprofen, Artril, Benotrin, Danilon, Doretrim, Motrin, Parartrin) e naproxeno (Naprosyn). Uma lista mais completa pode ser encontrada na Tabela 6. O trauma ou ferimento aos tecidos resulta num vazamento de substâncias químicas chamadas *prostaglandinas*. Sabemos que as prostaglandinas deixam as fibras nervosas mais irritáveis e podem aumentar o nível de dor. Os antiinflamatórios não-esteroidais interferem com a produção das prostaglandinas e assim diminuem o nível de dor que você sente. Contudo, essa classe de medicamentos tem o que é chamado *efeito teto*. Isso significa que existe uma dose máxima que não resulta em benefício adicional se for ultrapassada, só aumentando as chances de ter efeitos colaterais. Também descobrimos que pacientes com problemas clínicos semelhantes algumas vezes apresentam níveis diferentes de alívio com o uso do mesmo antiinflamatório não-esteroidal. Ou seja, existem muitos antiinflamatórios não-esteroidais disponíveis no mercado, portanto, se você tem efeitos colaterais ou pouco alívio da dor com um deles, tem a chance de obter benefícios com o uso de um dos outros. É importante experimentar diversos agentes, um por vez, antes de eliminar essa classe de medicamentos como uma opção no controle de sua dor crônica. Qualquer efeito colateral que se apresentar deve ser discutido com seu médico.

Os efeitos colaterais dos antiinflamatórios não-esteroidais acontecem como resultado da redução do nível das prostaglandinas. Podem surgir úlceras de estômago ou de intestino, e os sintomas incluem dor ou queimação no estômago, perda de apetite, prisão de ventre ou diarréia. Problemas gástricos mais sérios incluem perfuração de úlcera e sangramento estomacal. Existem alguns remédios, como omeprazole e misoprostol, que reduzem a incidência de úlceras. Há também um aumento no risco de sangramento com o uso dos antiinflamatórios não-esteroidais; você deve informar seu médico se tiver um histórico de problemas de sangramento. Deve informá-lo também se tiver um histórico de problemas nos rins, pois os antiinflamatórios não-esteroidais podem interferir com a função renal. É importante saber que alguns estudos sugerem que pessoas idosas têm maior tendência a problemas na função renal.

Os efeitos colaterais dos antiinflamatórios não-esteroidais podem parecer alarmantes. Contudo, se sua dor tem predominância de componente inflamatório, esses agentes podem ser os melhores medicamentos disponíveis bem como muito seguros, desde que você e seu médico façam um acompanhamento adequado.

Esteróides

Os esteróides estão entre as melhores drogas antiinflamatórias disponíveis. Eles também estão entre os medicamentos mais controversos, tanto no controle da dor quanto para uso geral. Originalmente os esteróides eram prescritos por via oral durante longos períodos de tempo para ajudar a reduzir a inflamação em determinadas doenças crônicas (como a artrite). Infelizmente, alguns pacientes desenvolveram efeitos colaterais de perda óssea, decomposição química em tecidos da pele e de órgãos internos, e inchaço. Por causa dos efeitos colaterais, o uso de esteróides por via oral diminuiu significativamente, embora eles ainda sejam usados ocasionalmente em algumas doenças inflamatórias de difícil tratamento, e em situações específicas como ataques severos de asma. Você sempre deve conversar com seu médico antes de tomar esteróides orais por um prazo longo. Entretanto, apesar de sua reputação controversa como um medicamento oral, eles têm recebido uma ampla aceitação quando administrados pela região peridural.

A *região peridural* está localizada ao longo da coluna, tanto na parte superior quanto na inferior das costas, onde se localizam os nervos individuais que vão para os braços e as pernas. Ocasionalmente, a inflamação ou o inchaço ao redor da região peridural pode pressionar os nervos, e, portanto, aumentar sua dor. Os esteróides podem ser injetados na região peridural, o que vai reduzir a inflamação e possivelmente diminuir o nível de dor. Permita que apenas médicos especialmente treinados nessa técnica apliquem a injeção peridural (os anestesiologistas atualmente são os profissionais que realizam essa técnica com maior freqüência). Injetar os esteróides na região peridural tem uma vantagem sobre tomá-los por via oral. Como o medicamento pode ser aplicado diretamente no local inflamado, as doses necessárias podem ser mais baixas do que quando administradas oralmente. De modo geral, o uso a curto prazo de esteróides orais e esteróides administrados por injeção peridural pode ser benéfico se a inflamação ou o edema (inchaço) estiverem aumentando sua dor.

Anestésicos locais

Um *anestésico local* é aplicado diretamente nos tecidos ou nervos a fim de "entorpecê-los" antes de uma cirurgia ou um trabalho dentário (ver Tabela 7). Eles funcionam bloqueando a atividade elétrica dos nervos e dessa forma "entorpecem" o tecido. Alguns anestésicos locais, como a lidocaína, são eficientes na redução de algumas dores neuropáticas que não parecem responder às medicações comuns para dor (ver Capítulo 20 para maiores informações a respeito de dor neuropática). Entretanto, quando usados para tratar a dor neuropática, eles não são aplicados diretamente no nervo, mas são injetados por via intravenosa. Acredita-se que o medicamento reduza a irritabilidade do tecido nervoso doloroso quando introduzido no corpo por via intravenosa. O efeito da administração do anestésico local por injeção intravenosa é apenas temporário, mas se você achar que esse procedimento reduz a dor, provavelmente receberá medicamentos orais (pílulas) que agem de um modo semelhante ao anestésico aplicado por via intravenosa. Por exemplo, quando um paciente com dor neuropática tem um bom alívio da dor ao experimentar lidocaína por via intravenosa, ele recebe uma receita de um medicamento oral chamado Mexitil. Os efeitos colaterais predominantes do Mexitil são náuseas e vômitos. Geralmente recomendamos que os pacientes comecem a ingerir esse medicamento gradualmente e aumentem lentamente a dose até chegar ao nível que lhes traz maior alívio de dor, porém, de modo seguro. As doses eficazes variam de pessoa para pessoa. Você deve conversar com seu médico a respeito tanto desse procedimento quanto desse tipo de medicamento.

Tranqüilizantes menores ou drogas ansiolíticas

Os *tranqüilizantes menores* (também chamados de *medicamentos ansiolíticos*) são usados ocasionalmente no tratamento de pacientes de dor. O tipo mais comumente usado de tranqüilizantes leves são os *benzodiazepínicos*, que incluem diazepam (Valium), clonazepam (Rivotril), alprazolam (Frontal) e lorazepam (Lorax), entre outros relacionados na Tabela 8. Esses medicamentos têm papel comprovado no tratamento de determinados distúrbios psiquiátricos, especialmente aqueles que envolvem ansiedade severa ou aguda, e devem portanto ser prescritos por um psiquiatra. O papel dos benzodiazepínicos no tratamento da dor crônica é pouco claro. Existem diversos problemas potenciais com o uso prolongado dos benzodiazepínicos, inclusive dependência, interferência no sono e depressão. Muitos médicos receitam tranqüilizantes leves para pacientes com dor, para ajudar a reduzir a ansiedade, o medo ou a irritabilidade relacionados à dor, e não para reduzir a dor. No entanto, os especialistas em dor crônica preferem outras técnicas como *biofeedback*, gerenciamento de estresse, treinamento de habilidades de convivência e aconselhamento individual para ajudar a reduzir a ansiedade e o pânico, bem como a sensação para aumentar o senso de autocontrole e de poder pessoal. Esses modos mais naturais de reduzir a ansiedade são bem mais seguros, têm menos efeitos colaterais e, em muitos casos, são igualmente eficazes na redução da dor e do estresse. Ver Capítulos 4 e 5 para mais informações sobre essas técnicas.

Relaxantes musculares

Os medicamentos mais comumente usados como relaxantes musculares incluem o carisoprodol (AlgiTanderil) e a ciclobenzaprina (Miosan). Ver Tabela 9 para mais detalhes a respeito desses medicamentos. Eles foram desenvolvidos originalmente para ajudar a reduzir as sensações espasmódicas de tensão que muitas vezes estão presentes na dor muscular. Contudo, os termos "relaxante muscular" soam um tanto equivocados, pois, na maioria dos casos, essas substâncias não parecem agir diretamente sobre os músculos para relaxá-los. Muitos médicos acreditam que esses medicamentos funcionam por meio do relaxamento ou da sedação de todo o sistema nervoso central (que inclui o cérebro e a medula espinhal), e assim permitem que os músculos relaxem. Outro relaxante muscular, baclofeno (Lioresal), é bastante usado quando existe espasticidade severa (tensão muscular elevada e movimentos desajeitados e "aos trancos"), sendo de fato eficaz. O diazepan (Valium), uma benzodiazapina, é freqüentemente usado como relaxante muscular imediatamente após cirurgias, quando os espasmos musculares podem ser um problema. Entretanto, como mencionado na seção anterior, a respeito dos tranqüilizantes leves, seu uso a longo prazo é polêmico, e em geral não é recomendado para o controle da dor crônica.

Tranqüilizantes maiores

Ao contrário do que se acreditava anteriormente, os tranqüilizantes maiores, inclusive a fenotiazina, não se mostraram úteis no controle dos problemas de dor. Seus efeitos colaterais podem ser significativos e, portanto, essas substâncias devem ser evitadas ou usadas com grande cautela.

Outros medicamentos

Algumas vezes os narcóticos são combinados com outros tipos de medicamentos em um mesmo comprimido, por exemplo, "Tylenol com codeína". Ver Tabelas 10 e 11 para informações a respeito de combinações de drogas ou para drogas que têm uma formulação química peculiar.

Tomando mais de um medicamento de uma vez

Os pacientes que sofrem de dor crônica com freqüência precisam tomar diversos medicamentos de vários tipos. Isso pode acontecer por inúmeras razões. Primeiro, você pode ter tipos diferentes de dor, que necessitam de tipos diferentes de remédios contra a dor. Ou você pode ter outros problemas de saúde que requerem medicamentos diferentes daqueles que toma para a dor (como remédios para pressão arterial ou para problemas cardíacos). Em alguns casos, você pode precisar tomar medicamentos receitados por médicos diferentes que o tratam ao mesmo tempo. Tal situação pode facilmente se transformar num problema sério se você não tiver um médico que centralize as informações e acompanhe esses medicamentos, suas interações e os efeitos colaterais.

O perigo reside no potencial de *overdose* (tomar uma dose excessiva de um tipo de remédio). Por exemplo, isso pode acontecer se você tiver dois médicos diferentes que estejam receitando a mesma *classe* de medicação, mas de marcas diferentes. As interações entre drogas representam outro perigo potencial ou fonte de efeitos colaterais. Às vezes, quando duas drogas são tomadas ao mesmo tempo, elas interagem uma com a outra e alteram a maneira em que cada substância funciona quando tomada isoladamente, ou quando tomada com drogas que não interajam. Algumas vezes essas duas drogas podem ter *efeitos cumulativos*, ou seja, elas aumentam o efeito que as drogas têm quando tomadas isoladamente. Isso pode ser usado "terapeuticamente" (ou seja, de modo benéfico) quando o médico receita uma dose menor que o normal de um medicamento (o que reduz potencialmente os efeitos colaterais) em combinação com outro medicamento que vai acentuar o efeito da dose mais baixa. Contudo, as interações também podem ser prejudiciais. As interações medicamentosas podem fazer com que você experimente problemas aparentemente não relacionados com sua dor, e que poderiam resultar do uso de medicamentos múltiplos, que tenham efeitos interativos desconhecidos.

Em alguns casos, seu médico (ou qualquer novo especialista) pode ter dificuldade para avaliar adequadamente seu problema, se você estiver tomando medicamentos múltiplos e sentindo dor por um longo período. Portanto, pode ser necessário que você interrompa seus medicamentos contra a dor durante o período que antecede uma avaliação médica. Entretanto, se estiver tomando medicamentos narcóticos ou tranqüilizantes menores por um período de vários meses ou anos, você pode ter ficado dependente e precisar da ajuda de um médico para se *desintoxicar* desses medicamentos. Esse processo pode ser realizado de diversas maneiras, desde a internação num centro de tratamento de drogas até uma diminuição lenta e gradativa dos medicamentos num regime ambulatorial. É importante que você não interrompa a medicação sem conversar primeiro com seu médico!

Uma última palavra

Muitas pessoas nos Estados Unidos se transformaram em consumidores passivos de cuidados de saúde. Elas aprenderam a ir a um consultório médico, a contar seus sintomas, e a levar uma receita na hora de ir embora. Você deve reagir a essa situação transformando-se num consumidor ativo de serviços de saúde. Não tenha receio de falar com seu médico. Relate imediatamente ao profissional de saúde os problemas ou efeitos colaterais provocados pelos remédios ministrados a você, antes de agir por sua conta. Fale com seu médico quando tiver dúvidas sobre sua condição ou sobre medicamentos. Você e ele precisam formar uma sociedade, ou melhor, faça com que seu médico seja parte de toda uma equipe de tratamento se você estiver trabalhando com mais de um profissional de saúde. A comunicação certa é a chave para uma boa saúde e um controle adequado da dor.

Leitura complementar

BURGER, A. *Understanding medications: what the label doesn't tell you.* Washington, DC: American Chemical Society, 1995.

SILVERMAN, H. M. *The pill book.* 6. ed. Nova Iorque: Bantam Books, 1994.

TAKING YOUR MEDICATIONS SAFELY. Springhouse, PA: Springhouse Corp., Nurse Advisor Books, 1996.

THUESON, D. *Using over-the-counter medications wisely.* Rockville, MD: Dept. of Health and Human Services, Public Health Service, Food and Drug Administration, 1994.

Informações *on-line* estão disponíveis em:

http://pharminfo.com/
http://www.pharmweb.net
http://wilmington.net/dees/

Materiais multimídia:

THE PILL BOOK: *an illustrated guide to the most-prescribed drugs in the United States.* Ver. 2.00, CD-ROM, Carlsbad, CA: Compton's New Media, 1993.

Tabela 1
NARCÓTICOS

NOME DA DROGA	DOSE MAIS COMUM	FREQÜÊNCIA	COMENTÁRIOS
PROPOXIFENO (Doloxene)	*65 mg*	*a cada 4 ou 6 horas*	*Narcótico fraco*
CODEÍNA (Codein, Tylex, Codaten)	*30 a 60 mg*	*a cada 4 ou 6 horas*	*Narcótico fraco*
MORFINA (Dimorf)	*10 a 30 mg*	*a cada 3 ou 4 horas*	*Dose muito variável*
MORFINA (MS Long, MST Continus) Liberação controlada	*30 a 100 mg*	*a cada 8 ou 12 horas*	*Ação de longa duração*
*HIDROMORFINA**	*2 a 4 mg*	*a cada 3 ou 4 horas*	*Ação de curta duração*
*LEVORFANOL**	*2 a 4 mg*	*a cada 8 ou 12 horas*	*Ação de longa duração*
METADONA (Metadon)	*5 a 10 mg*	*a cada 8 ou 12 horas*	*Ação de longa duração*
FENTANILA (Durogesic)	*25 a 100 mg*	*a cada 3 dias*	*Aplicado na pele*
OXICODONA (Oxycontin)	*10-20 e 40 mg*	*a cada 8 ou 12 horas*	*Ação de longa duração. Recém-aprovado pelo FDA*
*BUTORFANOL**	*1 a 2 jatos*	*a cada 4 ou 6 horas*	*Não aconselhável para dor crônica*

N.E.: As drogas indicadas por asterisco (*) não estão em uso no Brasil.

Tabela 2
ANTIDEPRESSIVOS

NOME DA DROGA	DOSE MAIS COMUM	FREQÜÊNCIA	COMENTÁRIOS
AMITRIPTILINA (Amytril; Limbitrol e Tryptanol)	*25 a 200 mg*	*a cada 24 horas*	*Tricíclico. Efeitos positivos sobre a dor bem documentados*
IMIPRAMINA (Tofranil; Imipra)	*25 a 200 mg*	*a cada 24 horas*	*Tricíclico*
NORTRIPTILINA (Pamelor)	*25 a 200 mg*	*a cada 24 horas*	*Tricíclico*
DESIPRAMINA*	*25 a 200 mg*	*a cada 24 horas*	*Tricíclico*
DOXEPIN*	*25 a 200 mg*	*a cada 24 horas*	*Tricíclico*
TRAZADONA (Donaren)	*25 a 200 mg*	*a cada 24 horas*	*Bons efeitos para dormir*
FLUOXETINA (Prozac; Deprax; Eufor 20; Fluxene; Nortex; Psiquial; Verotina)	*20 a 40 mg*	*a cada 24 horas*	*Inibidor da recaptação seletiva de serotonina. Características antiobsessivas*
PAROXETINA (Aropax; Ponderal e Cebrilin)	*20 a 40 mg*	*a cada 24 horas*	*Inibidor da recaptação seletiva de serotonina. Características antiobsessivas*
SERTRALINA (Zoloft; Tolrest e Sercerin)	*50 a 200 mg*	*a cada 24 horas*	*Inibidor de recaptação seletiva de serotonina. Características antiobsessivas*
VENLAFAXINA (Efexor)	*75 mg*	*a cada 12 horas*	*Inibidor de recaptação seletiva de serotonina. Características antiobsessivas*
NEFAZODONA (Serzone)	*150 mg*	*a cada 12 horas*	
FLUVOXAMINA (Luvox)	*50 a 300 mg*	*a cada 24 horas*	

Tabela 3
ASPIRINA (ácido acetilsalicílico)

NOME DA DROGA	DOSE MAIS COMUM	FREQÜÊNCIA	COMENTÁRIOS
Bufferin; Aspirina; AAS; Melhoral; Ecasil	*60 mg*	*a cada 4 ou 6 horas*	*Em combinação com muitas outras drogas*

Tabela 4
PARACETAMOL (anteriormente chamado de Acetaminofen)

NOME DA DROGA	DOSE MAIS COMUM	FREQÜÊNCIA	COMENTÁRIOS
Tylenol	*325 a 500 mg*	*a cada 4 ou 6 horas*	*Em combinação com muitas outras drogas. Dose diária MÁXIMA 4000 mg. A overdose pode causar danos ao fígado ou morte*

Tabela 5
ANTICONVULSIVOS

NOME DA DROGA	DOSE MAIS COMUM	FREQÜÊNCIA	COMENTÁRIOS
CARBAMAZEPINA (Tegretol; Tegretard)	*200 a 400 mg*	*a cada 8 horas*	*Requer exames de nível no sangue regularmente*
FENITOÍNA (Epelin; Hidantal)	*100 a 200 mg*	*a cada 8 horas*	*Requer exames de nível no sangue regularmente*
ÁCIDO VALPRÓICO (Depakene)	*250 mg*	*a cada 8 horas*	*Requer exames de nível no sangue regularmente*
GABAPENTINA (Neurontin; Progresse)	*300 a 600 mg*	*a cada 8 horas*	

Tabela 6
DROGAS ANTIINFLAMATÓRIAS NÃO-ESTEROIDAIS

NOME DA DROGA	DOSE MAIS COMUM	FREQÜÊNCIA	COMENTÁRIOS
IBUPROFENO (Advil; Artril; Benotrin; Danilon; Ibufran; Motrin; Parartrin)	200 a 800 mg	a cada 6 ou 8 horas	
NAPROXENO (Naprosyn)	250 a 500 mg	a cada 8 ou 12 horas	Tem menor efeito sobre a pressão sanguínea
CETOPROFENO (Artrimid; Bi-Profenid; Profenid)	50 a 75 mg	a cada 8 horas	
ÁCIDO ETODÓLICO	200 a 400 mg	a cada 6 ou 8 horas	
FLURBIPROFENO* (Ocufen)	50 a 100 mg	a cada 8 horas	
FENOPROFENO (Trandor)	200 a 600 mg	a cada 6 ou 8 horas	
DIFLUNISAL	250 a 500 mg	a cada 12 horas	
TRISSALICILATO*	500 a 1000 mg	a cada 8 a 12 horas	Menos tendência a sangramentos
INDOMETACINA (Indocid)	25 a 50 mg	a cada 8 horas	Maior irritação gástrica
SULINDACO	150 a 200 mg	a cada 12 horas	
TOLMETINA*	200 a 400 mg	a cada 8 horas	
CETOROLACO DE TROMETANINA (Acular; Torogesic)	10 a 20 mg	a cada 6 horas	
NABUMETONA (Reliflex)	1000 mg	a cada 12 ou 24 horas	
DICLOFENACO (Voltaren)	50 a 75 mg	a cada 8 ou 12 horas	
PIROXICAM (Feldene)	10 a 20 mg	a cada 24 horas	

Tabela 7
ANESTÉSICOS LOCAIS

NOME DA DROGA	DOSE MAIS COMUM	FREQÜÊNCIA	COMENTÁRIOS
LIDOCAÍNA (Xilocaína)	5 mg/kg I.V.		Aplicação feita apenas por médicos
MEXILETINA (Mexitil)	300 mg	a cada 8 horas	

Tabela 8
TRANQÜILIZANTES MENORES / ANSIOLÍTICOS (BENZODIAZEPÍNICOS)

NOME DA DROGA	DOSE MAIS COMUM	FREQÜÊNCIA	COMENTÁRIOS
CLORAZEPATO (Tranxilene)	3,75 a 7,5 mg	a cada 8 horas	
FLURAZEPAM (Dalmadorm)	15 a 30 mg	à noite	
CLORDIAZEPÓXIDO (Psicosedin)	5 a 10 mg	a cada 6 a 8 horas	
DIAZEPAM (Valium; Dienpax; Ansilive; Calmociteno; Kiatrium)	5 mg	a cada 8 horas	Também usado como relaxante muscular
ALPRAZOLAM (Frontal)	0,5 a 1 mg	a cada 6 a 8 horas	
LORAZEPAM (Calmogenol; Lorax; Lorium; Mesmerin)	0,5 a 1 mg	a cada 8 a 12 horas	
OXAZEPAM (Miorel Antidistônico)	10 mg	a cada 8 horas	
BUSPIRONA (Buspanil; Ansienon; Buspar)	5 a 10 mg	a cada 8 horas	
CLONAZEPAM (Rivotril)	0,5 a 2 mg	a cada 12 a 24 horas	

Tabela 9
RELAXANTES MUSCULARES

NOME DA DROGA	DOSE MAIS COMUM	FREQÜÊNCIA	COMENTÁRIOS
CARISOPRODOL (Algi Tanderil; Dorilax; Mioflex)	350 mg	a cada 8 horas	
METOCARBAMOL* (Robaxin)	500 a 750 mg	a cada 8 horas	
CICLOBENZAPRINA (Miosan)	10 mg	a cada 8 horas	
CLORZOXAZONA (Paralon)	250 mg	a cada 8 horas	
ORFENADRINA (Miorrelax)	100 mg	a cada 12 horas	
BACLOFENO (Lioresal)	10 a 20 mg	a cada 8 horas	Usada freqüentemente para espasticidade

Tabela 10
COMBINAÇÕES COM NARCÓTICOS
(Os narcóticos estão relacionados em primeiro lugar)

NOME DA DROGA	DOSE MAIS COMUM	FREQÜÊNCIA	COMENTÁRIOS
PROPOXIFENA mais *ASPIRINA* *(Doloxene-A)*	*1 drágea*	*a cada 4 ou 6 horas*	
CODEÍNA mais *PARACETAMOL (Tylex)*	*1 a 2 drágeas*	*a cada 4 ou 6 horas*	
HIDROCODONA mais *PARACETAMOL**	*1 a 2 drágeas*	*a cada 4 ou 6 horas*	
OXYCODONA mais *ASPIRINA**	*1 a 2 drágeas*	*a cada 4 ou 6 horas*	
OXICODONA mais *PARACETAMOL**	*1 a 2 drágeas*	*a cada 4 ou 6 horas*	

Tabela 11
OUTROS MEDICAMENTOS

NOME DA DROGA	DOSE MAIS COMUM	FREQÜÊNCIA	COMENTÁRIOS
BUTATITAL mais *ASPIRINA mais CAFEÍNA**	*1 a 2 drágeas*	*a cada 6 ou 8 horas*	
BUTATITAL mais *PARACETAMOL mais* *CAFEÍNA**	*1 a 2 drágeas*	*a cada 6 ou 8 horas*	
TRAMADOL *(Sylador; Tramal)*	*50 a 100 mg*	*a cada 6 ou 8 horas*	

Exemplo de Contrato de Uso de Narcótico
Diretrizes para Analgesia com Opiáceos

Objetivos do tratamento/experimento com opiáceos:

-
-

Medicamentos propostos: _____

Nome do médico: _____

Duração proposta do tratamento/experimento: _____

Intervalo de reavaliação previsto: _____

- Medicações analgésicas que contenham opiáceos (Metadona, MS Long, Tylenol com codeína, Fentanila etc.) devem ser prescritas por um único médico.

- Se seu médico for iniciar um experimento com um opiáceo, será enviada uma carta a seu clínico geral ou médico principal pedindo que ele não lhe prescreva opiáceos. Se o experimento com o opiáceo for bem-sucedido, seu médico no Centro de Controle da Dor vai transferir essa medicação para seu médico principal, tendo em vista o acompanhamento a longo prazo.

- Os experimentos de medicamentos opiáceos exigem pelo menos visitas mensais para avaliação do efeito analgésico, dos efeitos colaterais, e para qualquer ajuste de dose que seja necessário.

- *Não será fornecida receita para nenhum medicamento opiáceo por telefone.*

- Receitas ou medicamentos perdidos ou roubados não serão substituídos. Você é responsável por seus próprios medicamentos, e é de sua responsabilidade verificar se as receitas estão preenchidas corretamente e se o suprimento de remédios vai durar até a data marcada para sua próxima consulta, a menos que sejam feitos aumentos na dose receitada, antes de sua consulta de acompanhamento.

- Nenhum aumento da dose deve ser feito sem a aprovação de seu médico. *Nenhuma receita será complementada por causa de aumentos na medicação feitos sem autorização médica. Não serão tolerados aumentos na dose dos medicamentos realizados sem autorização médica.*

- As dúvidas com relação à medicação opiácea poderão ser encaminhadas durante o horário normal de funcionamento, isto é, de segunda a sexta-feira, das 9h às 16h.

- Durante os experimentos de medicação, espera-se que todos os pacientes cumpram plenamente as recomendações individuais recebidas em seu tratamento. Faltas a consultas marcadas serão interpretadas como descumprimento do acordo, e podem resultar em diminuição involuntária de medicação e/ou término do tratamento no centro.

** Entende-se que emergências acontecem e assim podem ocorrer exceções a essas políticas, sob circunstâncias especiais. Os casos individuais serão revistos e modificados conforme necessário.

- Caso o experimento com opiáceo não obtenha sucesso, será proporcionado acompanhamento durante a necessária diminuição gradual do medicamento. O encaminhamento para instituições especializadas em desintoxicação medicamentosa pode ser necessário.

CUIDADO: MEDICAMENTOS OPIÁCEOS PODEM PROVOCAR SONOLÊNCIA. BEBIDAS ALCOÓLICAS NÃO DEVEM SER CONSUMIDAS DURANTE O USO DESSES MEDICAMENTOS. SEJA ESPECIALMENTE CUIDADOSO AO DIRIGIR AUTOMÓVEL OU AO OPERAR MÁQUINAS PERIGOSAS. A LEGISLAÇÃO FEDERAL PROÍBE A ENTREGA DESSAS DROGAS A QUALQUER PESSOA QUE NÃO O PRÓPRIO PACIENTE PARA QUEM ELAS FORAM PRESCRITAS.

Eu, abaixo assinado, atesto que as diretrizes anteriores me foram explicadas e todas as minhas perguntas e preocupações com relação ao tratamento foram adequadamente tratadas. Concordo em cumprir as diretrizes anteriores. Recebi uma cópia deste documento.

Assinatura do paciente: _____Data:_____

Assinatura da testemunha: _____Data:_____

Assinatura do médico: _____Data:_____

13

Dores nas costas e no pescoço

A mais comum entre todas as dores musculoesqueléticas é a dor nas costas. Alguns estudos mostram que a área inferior das costas, conhecida como região lombar, é responsável por metade de toda a dor registrada, a área do pescoço é responsável por outros 20%. Em termos de tempo de trabalho perdido estima-se que 550 milhões de dias úteis são perdidos por causa de dor, o que representa mais de sessenta bilhões de dólares de produtividade perdida.

Embora a dor nas costas e no pescoço seja um problema presente em todas as faixas etárias, um número surpreendentemente alto de contusões ocorre com os jovens entre vinte e trinta anos. Isso talvez se deva ao fato de eles terem acabado de sair da faculdade, onde provavelmente faziam alguma atividade física, e depois de se graduarem, começaram a trabalhar e a ter uma vida sedentária. Seus músculos perderam parte do tônus e da flexibilidade, e se tornaram mais vulneráveis a contusões. Contudo, a maior concentração de contusões ocorre na faixa etária que vai dos trinta aos quarenta anos, à medida que as pessoas continuam com suas atividades normais e começa a se dar o processo de envelhecimento. A coluna normalmente se deteriora de forma lenta e quase imperceptível com o envelhecimento. Entretanto, antes de sentir dor nas costas e no pescoço por causa do processo de envelhecimento, a maior parte da dor muscular é provocada por contusões.

Este capítulo apresenta princípios e práticas para prevenir distensões e luxações que acontecem antes da deterioração normal do envelhecimento. Você também conhecerá os aspectos básicos da dor nas costas e no pescoço e vai examinar os métodos de tratamento e de prevenção atuais.

Quem tem dor nas costas?

Dor e contusão nas costas não é um problema limitado a um tipo ou grupo específico de pessoas. Você pode ter problemas nas costas se trabalhar o dia inteiro numa função braçal, ou pode ter os mesmos problemas se permanecer sentado o dia inteiro atrás de uma mesa. Embora seja difícil prever exatamente quando, onde e quem terá uma súbita de dor nas costas, existem alguns fatores comuns que podem predispor você a esse problema.

- Postura incorreta.
- Mecânica corporal deficiente.
- Excesso de peso.
- Músculos fracos e pouco flexíveis.
- Estresse.

A coluna é um complexo entrelaçamento de músculos, tendões, ligamentos, articulações, discos, nervos e cartilagem. Não existem duas colunas exatamente iguais. Obviamente, o ideal para prevenir problemas seria manter bons hábitos antes de sentir dor. Contudo, depois do aparecimento da dor, você precisa saber quais medidas podem ser tomadas para recuperar o máximo de mobilidade possível e prevenir outras contusões.

Para organizar a grande quantidade de informações disponíveis, as causas de dores nas costas e no pescoço podem ser divididas nas seguintes categorias.

- Infecções, como meningite.
- Inflamação, inclusive artrite.
- Distúrbios metabólicos, como a doença de Paget.
- Neoplasias, como tumores cancerosos e não-cancerosos.
- Dor refletida, ou dor que se origina em *outros locais* que não as costas, mas que você sente nas costas.
- Traumas e problemas mecânicos, como os descritos a seguir.

Neste capítulo, vamos examinar a dor causada por traumas e problemas mecânicos. As contusões traumáticas nas costas são causadas principalmente por fraturas e incluem tanto o trauma agudo (como num acidente) quanto o trauma cumulativo (problemas que aumentam com o tempo). Os problemas mecânicos representam a maior parte de todos os problemas na parte inferior das costas e no pescoço, como distensões musculares, luxações e hérnias de disco. As outras categorias não serão discutidas aqui pois são muito menos freqüentes e exigem outros tipos específicos de tratamento. Os problemas nas costas provocados pela artrite são examinados mais detalhadamente no Capítulo 18.

Anatomia das costas e do pescoço

Em seu livro, *Goodbye backache,* o dr. David Imrie explica que a coluna vertebral é o principal sistema de "andaimes" de sustentação do corpo, proporcionando-lhe força e estabilidade, além de movimento e flexibilidade. Os ossos na coluna vertebral estão ligados entre si e conectam os músculos, tendões e ligamentos que permitem que seu corpo se movimente. A coluna vertebral também aloja a medula espinhal, o cabo nervoso vital que liga o cérebro a todas as outras partes do corpo.

Todas as principais áreas da coluna são compostas por blocos em formato de caixa, chamados *vértebra*. Em termos médicos, a primeira dessas áreas é a *cervical*, ou área do pescoço, que sustenta a cabeça e o pescoço e permite que eles se movam para a direita e a esquerda. Como essas vértebras só precisam sustentar o peso de sua cabeça, elas são menores, mais planas e mais delicadas. A área *torácica*, ou peito, inclui as vértebras que fazem parte da proteção que as costelas proporcionam ao coração e aos pulmões. Essas vértebras têm menos mobilidade e são bem maiores que as vértebras cervicais, pois precisam sustentar o peso dos braços e ombros. A área *lombar*, ou parte inferior das costas, contém vértebras maiores e mais pesadas que as anteriores. Isso acontece porque elas suportam o maior peso e permitem o movimento de inclinação para a frente e para trás (ver Figura 1). As vértebras *sacrais* são, na verdade, formadas por um grande osso na base da coluna vertebral, que é imóvel, e se aloja entre os dois ossos do quadril. O *cóccix*, abaixo do sacro, é uma série de pequenas vértebras que, com os demais ossos pélvicos, sustenta os poderosos músculos das nádegas. Cada vértebra recebe um número, e assim o seu médico pode indicar o local exato de uma contusão ou de um problema. As áreas que vamos focalizar são as regiões cervical e lombar da coluna. A flexibilidade e a mobilidade dessas áreas da coluna combinam-se com o alinhamento e as pressões sofridas pelas vértebras, constituindo os fatores que contribuem para defeitos e fraturas.

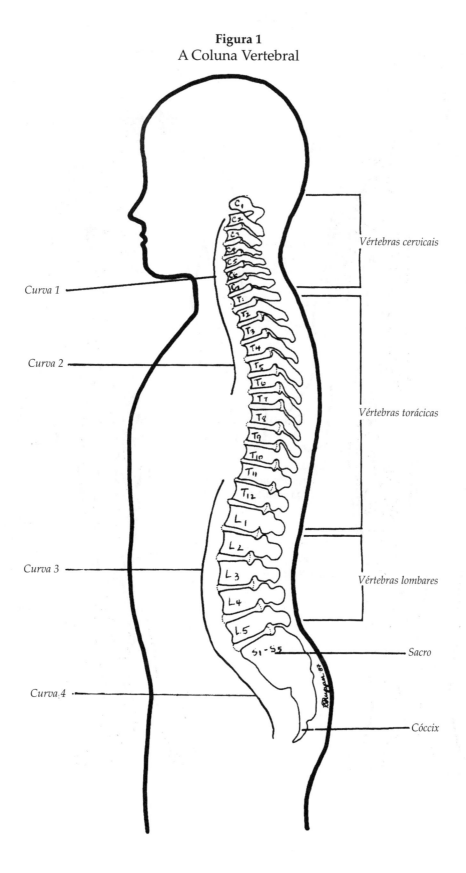

Figura 1
A Coluna Vertebral

Figura 2

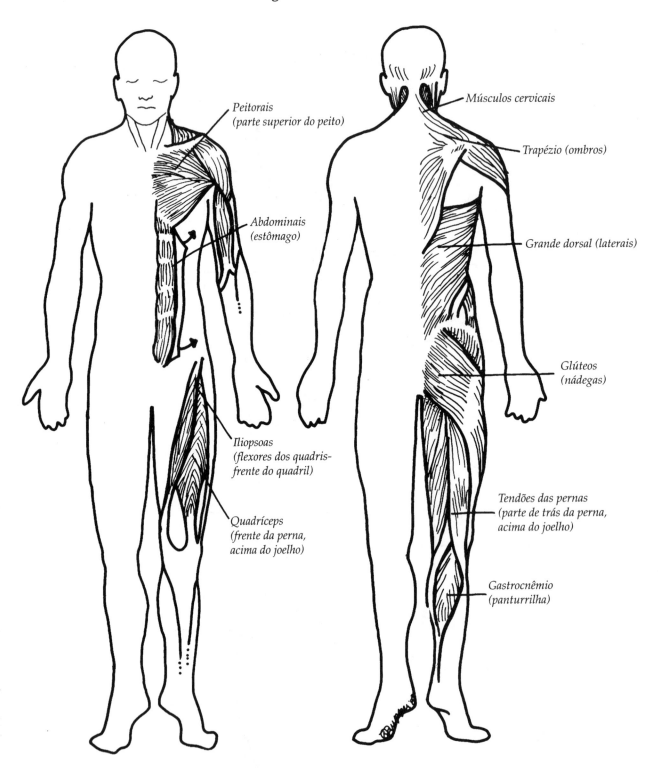

Costas saudáveis normalmente apresentam quatro curvas: na região cervical, na região torácica, na região lombar e na região sacral (ver Figura 1). (A forma geral dessas quatro curvas algumas vezes é chamada de curva em "duplo S".) Postura incorreta, obesidade e espasmos musculares podem achatar ou exagerar a maioria dessas curvas, provocando dor e disfunção. As curvas também podem se alterar com a inatividade ou atrofia muscular. A atrofia é o "definhamento" do músculo provocado por nutrição ou atividade inadequadas. Exercícios, postura correta e técnicas adequadas de levantamento de pesos podem fortalecer os músculos e ligamentos e recolocar essas curvas numa posição saudável.

Uma coluna saudável tem a pressão distribuída por igual por suas curvas. Isso significa que todos os grupos musculares ao redor da coluna estão trabalhando juntos de modo equilibrado, e nenhum grupo muscular está fazendo mais que sua parte do trabalho. Numa coluna desequilibrada, um ou mais grupos musculares podem estar carregando o fardo de um grupo muscular contundido, com baixo grau de condicionamento, atrofiado ou deficiente, fazendo com que os músculos que mais trabalham fiquem fatigados e fracos, e, portanto, mais propensos a contusões. Quando você compensa sua dor crônica, mantendo seus músculos contundidos imóveis por um longo tempo, está transferindo peso, pressão e trabalho para os outros grupos musculares. Você pode estar de pé numa posição "inclinada" ou desajeitada, fazendo com que os músculos se encurtem de um lado e se alonguem do outro. É por isso que um programa de exercícios bem equilibrado é importante para que seu corpo possa voltar ao estado anterior à contusão.

A Figura 2 mostra os principais grupos musculares que devem ser exercitados para um controle adequado da dor nas costas, nos ombros e no pescoço.

Vértebras e discos

Cerca de 33 vértebras que formam a coluna espinhal são os blocos de construção da coluna. Elas têm a forma de um cubo com protuberâncias ósseas que você pode sentir quando passa os dedos subindo e descendo pela coluna (ver Figura 3). Os *ligamentos* são faixas elásticas resistentes que reforçam as articulações e ajudam a manter as vértebras juntas. As protuberâncias ósseas, chamadas de *processos espinhosos*, são conectadas por ligamentos que permitem algum movimento de torção e de inclinação. Essas protuberâncias ósseas ajudam a formar um canal que aloja a medula espinhal, que é o nervo vital de conexão com o cérebro, como já foi mencionado.

Figura 3

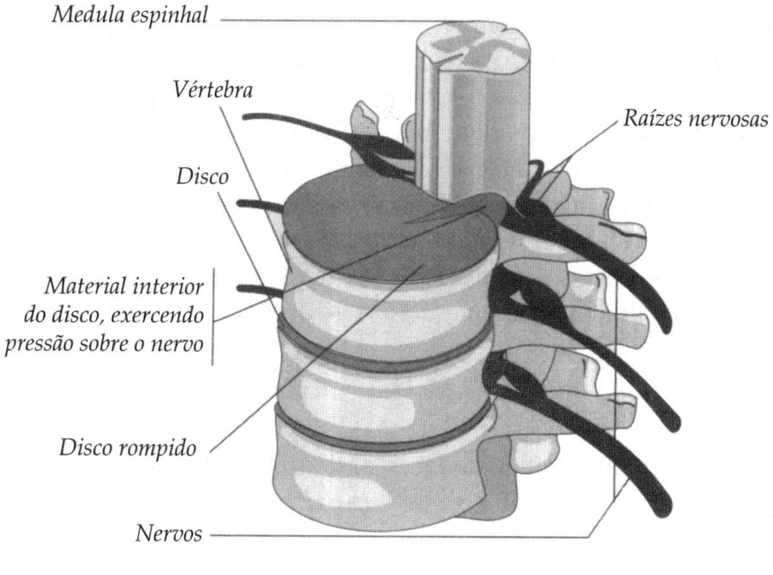

Os músculos ajudam a manter a coluna ereta e permitem movimentos para a frente (flexão), para trás (extensão) e de torção (rotação). Nas costas existem músculos profundos e também músculos de superfície.

Entre cada vértebra e a que lhe é adjacente existe outra estrutura chamada *disco*. O disco contém uma substância gelatinosa chamada "núcleo pulposo". Esse fluido gelatinoso, com a vértebra óssea e o disco externo cartilaginoso, age como o amortecedor de choques de um carro. Quando é aplicada uma pressão (como ao levantar um peso), o fluido é comprimido; ele volta a sua forma original quando a pressão é liberada. Sem esse efeito esponjoso do fluido do disco, as vértebras iriam se desgastar mutuamente e terminariam por deteriorar-se.

O disco gelatinoso pode provocar dor ao vazar ou tornar-se saliente, pressionando os nervos localizados ao longo da coluna espinhal. Você certamente já ouviu as expressões hérnia de disco, disco rompido, disco deslocado, disco sobressalente, prolapso de disco, ou disco protuberante. Todos esses termos têm o mesmo significado geral — uma ruptura ou deterioração da membrana que envolve o disco, o que permite que parte do fluido forme uma saliência, ou escape pela ruptura. Entretanto, o termo "disco deslocado" é impreciso, pois o disco, na verdade, raramente sai do lugar. (Algumas vezes a vértebra pode ter uma rachadura ou um defeito que faz com que ela se desloque da vértebra que fica abaixo, mas essa é outra doença chamada *espondilolistese*, que não é abordada neste livro.)

Os discos que têm maior probabilidade de apresentar hérnia são os das regiões cervical e lombar. Algumas vezes um disco fica saliente ou o fluido escapa, o que pode pressionar as *raízes nervosas* (o lugar onde o nervo se separa da medula espinhal). Várias raízes nervosas específicas convergem para formar o *nervo ciático* (um nervo grande e grosso que sai da pélvis abaixo do sacro e desce pelas pernas) (ver Figura 3). A pressão contra as raízes nervosas provoca um tipo de dor conhecido como *ciática*. Essa dor penetrante altera os sinais enviados pelos nervos; a pressão do disco saliente sobre o tecido nervoso também provoca entorpecimento e fraqueza nas pernas. Se o disco estiver pressionando as raízes nervosas na área do pescoço, você sentirá com freqüência dor, entorpecimento e fraqueza nos braços. Entretanto, é importante que você perceba que nem todos os discos salientes provocam dor. Um estudo de pessoas sem sintomas de dor descobriu que quase metade delas tinha discos salientes, que eram perceptíveis no exame. Na verdade, discos rompidos ou salientes podem curar-se por si mesmos com um tratamento conservador, como fisioterapia, medicamentos e postura corporal adequada. É por isso que a maioria dos cirurgiões da coluna está se tornando muito mais conservadora e só recorre à cirurgia em casos muito evidentes de compressão das raízes nervosas.

Algumas vezes, esporões ósseos ou tecido cicatricial também podem pressionar as raízes nervosas, provocando diminuição na capacidade de movimento e dor aguda. Os esporões podem ser comparados a calos nas mãos — eles podem ser uma tentativa da parte do corpo ou de um osso para curar-se ou estabilizar-se. O tecido cicatricial pode ser resultado de uma cirurgia anterior e muitas vezes não é detectado pelo raio X. Os esporões ósseos podem ser removidos cirurgicamente.

Também é possível que uma raiz nervosa seja comprimida por causa de um quadro conhecido como escoliose. Esta, que pode acontecer na infância, resulta numa coluna progressivamente curvada, geralmente nas áreas torácica ou lombar, e não tem causa conhecida. Essa curva pode provocar um estreitamento do espaço entre os discos. Um pequeno número de casos acontece por causa de uma postura habitual incorreta ou de falta de alinhamento das pernas (uma perna é mais curta que a outra).

Testes diagnósticos

Antes de discutirmos o tratamento das doenças das costas, vamos examinar os testes diagnósticos atualmente disponíveis para que você saiba o que esperar quando for encaminhado para uma Tomografia Axial Computadorizada ou uma eletroneuromiografia (ENMG).

Os raios X são fotos dos ossos das costas e do pescoço tiradas para detectar doenças, inflamações, abcessos, e outras doenças ósseas. Espasmos musculares e danos nos tecidos moles (músculos, tendões, ligamentos) como inchaço, que são causas muito comuns de dores nas costas, não aparecem nos raios X. A *mielografia* é um tipo especial de raio X, no qual uma tintura (chamada *contraste*, pois ela ajuda o fluido e o tecido mole a se destacarem na foto) é injetada no espaço do fluido espinhal para avaliar o dano causado aos tecidos moles ao redor da medula espinhal ou das raízes nervosas. Esse teste exige que você permaneça em repouso, na cama, por diversas horas depois de seu término, para prevenir dores de cabeça. Algumas vezes ele é realizado antes de uma intervenção cirúrgica, mas recentemente passou a ser menos utilizado por causa do desenvolvimento de outras técnicas superiores, como a *imagem por ressonância magnética*. A *discografia* é um processo semelhante à mielografia, no qual o contraste é injetado no disco fazendo com que ele seja mais visível nos filmes de raio X. Uma *Tomografia Axial Computadorizada* (também conhecida como exame TC) é um tipo de exame com raio X que possibilita ao médico verificar qualquer dano ao tecido mole mais de perto e muito mais detalhadamente. A palavra "axial" significa que a visão é mostrada em camadas, de um modo semelhante a uma fatia de pão. Esse é um processo computadorizado e assim tem muito mais nitidez que os outros tipos de radiografia.

A *eletroneuromiografia* (ENMG) é um teste no qual um eletrodo muito fino, semelhante a uma agulha, é inserido no músculo para medir eletricamente a condição do nervo e do músculo e a capacidade que o músculo tem de contrair ou relaxar. Dessa forma, esse processo avalia qualquer dano à capacidade funcional do músculo. A inserção do eletrodo pode provocar um certo incômodo.

A *imagem por ressonância magnética* (IRM) usa um campo eletromagnético para estimular os núcleos (as partes centrais das células) no tecido, que por sua vez emitem sinais de rádio que são transformados numa imagem da área problema. A *termografia* determina o "desequilíbrio térmico" no tecido e no osso, medindo a quantidade de calor irradiado das áreas-problema e traduzindo o calor em sinais elétricos que formam imagens. Os dois testes são não invasivos (não perfuram a pele), não apresentam riscos e podem ser especialmente benéficos quando associados a outros testes diagnósticos.

Esses testes são geralmente escolhidos por seu médico com base no tipo de dor que você está sentindo e no local em que a dor parece estar localizada. Por exemplo, a discografia tem o propósito de descobrir problemas num disco, enquanto uma eletromielografia é realizada quando os problemas parecem estar nos nervos ou nos músculos. Uma tomografia computadorizada mostra-se mais eficaz para examinar os ossos detalhadamente, enquanto a imagem por ressonância magnética produz um filme com mais detalhes dos tecidos moles. A termografia é usada quando existe suspeita de problemas no fluxo sanguíneo.

Verifique com seu médico a eficácia e a disponibilidade desses testes no local em que você vive.

Tratamentos médicos para dores nas costas e no pescoço

Cirurgia

Existem apenas duas situações que normalmente exigem intervenção cirúrgica imediata, no caso de dores nas costas e no pescoço: a) se houver uma lesão extensa (um tumor ou outros materiais do disco) que esteja pressionando as principais raízes nervosas ou a medula espinhal; e b) se houver uma compressão da medula espinhal ou de raiz nervosa causada por uma fratura ou por outra grande instabilidade provocada por ferimento. As cirurgias mais freqüentemente realizadas nesses casos são as seguintes.

Laminectomia. O cirurgião corta através da lamina (a parte do anel ósseo que rodeia a medula espinhal ou as raízes nervosas) para remover o disco que apresenta hérnia.

Microlaminectomia. É semelhante à laminectomia descrita anteriormente, à exceção de que o disco com hérnia é removido por *laser*, o que permite um procedimento mais preciso.

Discectomia. Indicada para um disco com hérnia ou rompido, ela é considerada depois de se tentar sem sucesso um tratamento conservador (repouso na cama, tração, medicamentos) que tenha durado de um a quatro meses. Uma laminectomia parcial dá acesso ao disco, que é então removido. A taxa de sucesso varia de 40% a 80%, dependendo das circunstâncias específicas do paciente. Cirurgias de disco repetidas obtêm um índice bem menor de sucesso, provavelmente por causa do acúmulo de tecido cicatricial ao redor do local da cirurgia.

Artrodese de coluna. Ela é realizada por causa de instabilidade da coluna, ou para estabilizar a coluna depois de uma discectomia. As vértebras são "soldadas" por enxertos ósseos, que são pedaços de ossos que podem ser colocados entre as vértebras para permitir que o osso se consolide numa única peça. Esse tipo de cirurgia é feito se o ferimento ou doença tiver provocado a instabilidade da coluna, ou para estabilizar ou endireitar as curvas anormais da escoliose.

Quimionucleólise. Em 1982, o Food and Drug Administration (departamento do governo norte-americano que autoriza o uso de medicamentos e processos terapêuticos em seres humanos) aprovou o uso da quimopapaína, uma substância injetada no espaço dos discos para dissolver o disco com problema. A quimopapaína é derivada da planta *papaya* e está relacionada à substância ativa que amacia as carnes. Uma das vantagens desse processo é que ele não necessita de uma incisão e pode ser menos traumático para as costas do que uma cirurgia.

Medicação

Nos estágios agudos da dor nas costas ou no pescoço, quando os músculos estão apresentando espasmos e a mobilidade está gravemente prejudicada, alguns medicamentos narcóticos são extremamente úteis para ajudar você a descansar e a relaxar. Exemplos desses medicamentos são Doloxene e Tylex, e outros relacionados nas Tabelas 1 e 10 do Capítulo 12. Entretanto, se o problema não estiver resolvido depois de várias semanas, você provavelmente vai desenvolver tolerância a essas drogas (elas vão perder parte de sua eficácia), pode sentir efeitos colaterais desagradáveis e importantes (como prisão de ventre) ou pode descobrir que está se tornando dependente — e todos esses problemas superam os benefícios. Medicamentos ansiolíticos (ou tranqüilizantes menores) também têm sido usados por pessoas com dor aguda, principalmente para diminuir a ansiedade associada à dor ou para ajudá-las a relaxar. Contudo, a longo prazo, essas drogas apresentam uma infinidade de efeitos colaterais negativos, como dependência, insônia crônica e um rebaixamento do limiar de dor (sensibilidade aumentada). Drogas antiinflamatórias não-esteroidais são bastante usadas para dores nas costas quando existe um componente inflamatório na dor, mas, com o tempo, elas podem provocar problemas estomacais sérios se forem usadas com freqüência. Os antidepressivos são usados com muita regularidade para tratar diversos tipos de dor crônica, inclusive dores nas costas e no pescoço. Eles normalmente são prescritos numa dose muito mais baixa quando se trata de controle de dor em comparação àquela que seria usada para o tratamento da depressão. Essas drogas têm a vantagem de não provocar dependência, e atualmente existem muitas opções nesse tipo de medicamento, o que permite que se escolha um medicamento que tenha o efeito mais benéfico para você, e o mínimo de efeitos colaterais. Consulte o Capítulo 12 para informações mais detalhadas a respeito dos medicamentos adequados para dores crônicas nas costas e no pescoço.

Bloqueios nervosos

Anestésicos locais de bloqueio nervoso e injeções nos pontos-gatilho são utilizados para interromper o ciclo dor-espasmo-dor, que pode prolongar sua sensação de dor e mantê-lo ansioso e tenso. Esses bloqueios podem ajudar a aliviar o estresse postural e permitir que você faça exercícios leves, técnicas de relaxamento e outros tratamentos de reabilitação. Um tipo seguro e efetivo de bloqueio nervoso é uma *injeção esteróide na região peridural* que rodeia a medula espinhal e os nervos. A terapia peridural esteróide é especialmente útil para a ciática, a dor nas pernas provocada por doença nos discos. Outro tipo de bloqueio nervoso, menos comum, mas aparentemente tão seguro quanto o primeiro, é uma *injeção nas articulações facetárias. Injeções nos pontos-gatilho* injetam um anestésico local onde há dor num músculo (um *ponto-gatilho* é um local sensível no músculo) ou no local de dor refletida (ver o Capítulo 15 sobre a síndrome da dor miofascial) para bloquear os impulsos nervosos que carregam a mensagem de dor. Esses três bloqueios podem ser extremamente úteis, e aliviam a dor crônica nas costas, pelo menos durante algum tempo. Todos eles são ainda mais úteis quando combinados com exercícios e com outros recursos disponíveis em um centro de controle da dor. Você não deve pensar nos bloqueios nervosos como seu único tratamento para a dor, mas considerá-los como parte de um programa de tratamento abrangente.

Outros tratamentos físicos

Seu médico pode receitar formas de tratamento mais conservadoras (com menor risco potencial) como *coletes ortopédicos.* Eles são feitos sob medida, têm uma aparência semelhante à de espartilhos e ajudam a sustentar e a imobilizar a coluna. Os *apoios de pescoço* mantêm o queixo nivelado ou numa posição ligeiramente abaixada e também apóiam os músculos do pescoço e da região cervical. Os coletes ortopédicos, em geral, são usados durante as fases de recuperação imediatamente após um ferimento ou uma cirurgia. Entretanto, se forem usados de modo contínuo depois dessa fase inicial, podem provocar atrofia muscular e, especialmente nas horas em que o colete não estiver sendo usado, um significativo aumento de dor. Isso acontece porque o colete começa a assumir o trabalho de sustentação que deve ser realizado pelos próprios músculos, e o corpo começa a depender do colete, em vez de apoiar-se nos músculos de sustentação apropriados para sustentar sua cabeça ou manter seu corpo ereto.

A tração é usada para endireitar e alongar o tecido mole ao redor da superfície da articulação e assim endireitar a coluna. O que pode ser útil para puxar e separar ligeiramente as vértebras e permitir que um disco com hérnia nas costas ou no pescoço seja curado. Mais uma vez, isso é útil especialmente durante as fases iniciais de cura depois de um ferimento ou de uma cirurgia, mas não é uma solução para um quadro crônico.

Os equipamentos de estimulação nervosa elétrica transcutânea podem ser úteis ao proporcionar uma sensação de formigamento que funciona como alternativa à dor e que bloqueia o sinal doloroso enviado ao cérebro. Veja o Capítulo 2 para uma explicação mais detalhada sobre esse tipo de equipamento. A *estimulação de pontos,* uma forma mais recente de estimulação elétrica, pode funcionar de um modo semelhante ao da acupuntura para aliviar a dor. Todas as formas de estimulação elétrica podem ser aplicadas nos pontos-gatilho ou no local da dor.

O *calor* pode ser aplicado de diversas formas. Toalhas quentes ou compressas aquecidas aplicadas diretamente no local da dor ou banhos quentes podem aumentar o fluxo sanguíneo e aliviar músculos tensos ou em espasmo. O calor úmido, em geral, penetra mais profundamente: estão disponíveis no mercado diversos tipos de compressas que podem ser aquecidas em fornos de microondas, permitindo uma aplicação mais rápida e conveniente. A *diatermia* estimula o calor nos músculos profundos por uma corrente elétrica aplicada levemente na superfície da pele. O *ultra-som* também eleva a temperatura dos tecidos, penetrando profundamente no músculo por ondas sonoras de alta freqüência.

As mãos são equipamentos de geração de calor muito populares. A *massagem* pode ser um modo excelente de aquecer e relaxar um músculo tenso, estimulando um aumento do fluxo sanguíneo para a área. Mas o espasmo pode piorar se seu massagista pressionar com firmeza excessiva um músculo que esteja em espasmo. Experimente primeiro um banho quente ou uma compressa aquecida. Pare a qualquer momento se sentir uma dor aguda durante a massagem. Ver Capítulo 2 para mais informações sobre massagem.

O *frio* também pode ser benéfico para a dor nas costas ou no pescoço, especialmente se seu quadro incluir um processo inflamatório. Muitas pessoas descobriram que o gelo parece "entorpecer" a área dolorida, proporcionando, ao menos, um alívio temporário. Existem compressas em gel que podem ser congeladas ou aquecidas, dependendo do que você achar melhor no seu caso. Algumas compressas em gel são feitas especialmente para não ficarem sólidas ao congelar, mas para permanecer com uma consistência gelatinosa de modo que ela possa assumir a forma de suas costas. Para algumas pessoas, esfregar levemente a área dolorida com um cubo de gelo até que aconteça o entorpecimento é ainda mais eficaz que uma compressa fria por causa da estimulação mais intensa.

Muitas pessoas com dor nas costas ou no pescoço podem obter algum alívio, ou aumentar sua atividade, quando dão atenção à *postura* e ao *posicionamento*. Pode ser que você se lembre claramente de um de seus pais dizendo "sente-se ereto" ou "não relaxe" e de como você tentava se adaptar às expectativas dele. Quando você tem uma contusão nas costas ou no pescoço, a postura incorreta pode criar uma tensão excessiva (causada pela gravidade) que mantém sua dor num nível intolerável. Diversos profissionais de saúde podem lhe ensinar como ficar em pé, como sentar-se e como caminhar de maneiras que vão reduzir a tensão sobre sua coluna e assim reduzir a dor. Muitos fisioterapeutas e terapeutas ocupacionais dão aulas de movimento que podem ser úteis para você. Esses cursos muitas vezes são chamados "escola de costas" e têm o objetivo de ensinar posturas adequadas e maneiras seguras de se movimentar. Por exemplo, muitos homens carregam carteiras nos bolsos traseiros de suas calças, o que pode fazer com que um lado das nádegas fique mais alto que o outro quando eles se sentam, provocando tensão e dor. Alguns estilos de sapatos também podem criar posturas corporais desajeitadas, causando dor nas costas. Os fisioterapeutas também podem sugerir almofadas ou outros equipamentos que podem ajudar você a aumentar sua capacidade de realizar atividades cotidianas sentindo menos dor. Os terapeutas ocupacionais podem fazer uma análise de seu local de trabalho (mesa, pia, e assim por diante) para ajudá-lo a projetar um sistema *ergonomicamente mais correto* (um sistema que funcione melhor para suas necessidades individuais).

Algumas vezes as pessoas que sentem dores nas costas e no pescoço encontram alívio para a dor crônica ou aguda usando os serviços de um *quiroprático*, um profissional de saúde com um treinamento muito especializado, que usa a *manipulação ou o ajustamento da coluna* para corrigir a falta de alinhamento provocada por doença ou contusão. Um quiroprático trabalha com cada uma das vértebras, movimentando manualmente um segmento por vez para dobrar, torcer ou alongar a articulação vertebral, ajudando a reposicioná-la. Uma abordagem mais recente, e que alguns consideram mais segura, usada por alguns quiropráticos, inclui o uso de um instrumento especial chamado *ativador*, que "golpeia levemente" a vértebra desalinhada para aumentar a mobilidade e evita as técnicas tradicionais de manipulação comumente utilizadas. Quando houver compressão de uma raiz nervosa, os quiropráticos vão determinar esse quadro primeiro por uma série de testes diagnósticos (como raios X, tomografias computadorizadas, ou elevação das pernas esticadas) antes de tentar manipular a coluna. Se houver compressão da raiz do nervo, eles podem escolher outras formas de tratamento, como mesas de tração ou outros equipamentos de tração. Um quiroprático também pode encaminhá-lo a um cirurgião, caso haja uma clara compressão de raiz nervosa.

Do mesmo modo que os fisioterapeutas, ortopedistas e treinadores de atletas, os quiropráticos empregam uma ampla variedade de tratamentos para aliviar a dor, como técnicas de estimulação elétrica, acupuntura, ou massagem. Eles vão trabalhar de modo integrado com seu médico geral para avaliar sua medicação e sua alimentação. Os quiropráticos também têm consciência da importância do exercício regular e muitas vezes vão prescrever exercícios que aumentem a flexibilidade, a força, e a amplitude de movimento das costas e do pescoço, como forma de tratamento suplementar.

Como acontece com outras modalidades de tratamento, a pesquisa ainda é inconclusiva no que diz respeito à eficácia do tratamento quiroprático. Peça a seu médico ou a seus amigos que lhe recomendem um quiroprático bem conceituado em sua região. Discuta cuidadosamente seu problema nas costas ou no pescoço com seu médico ou com o quiroprático antes de iniciar qualquer tratamento. A manipulação pode piorar alguns problemas, como a fratura de uma vértebra, resultante de ossos frágeis por causa da osteoporose.

O que você pode fazer

Exercícios para as costas

Consulte duas pessoas quaisquer e você ouvirá duas opiniões diferentes a respeito do tipo de exercício que deve ser feito para suas costas. Algumas dirão que o melhor é fazer o tipo de exercício que só exige uma inclinação para trás (extensão); outras dirão que a inclinação para a frente (flexão) é o melhor. Mas, a maioria dos especialistas parece concordar em um ponto: o exercício é crucial para a reabilitação de suas costas. Como já foi discutido no Capítulo 3, o alongamento e o fortalecimento ajudam os músculos a aumentar sua capacidade de absorver choques e tensões e a diminuir sua tendência de entrar em espasmos. Conforme seus músculos forem ficando mais fortes e mais flexíveis, a probabilidade de você sofrer outra contusão vai ficando cada vez menor. Se o estresse em sua vida estiver sendo direcionado diretamente para as costas, músculos fortes e flexíveis terão mais capacidade de suportar espasmos potenciais provenientes de tensão.

Mesmo que você tenha um problema de disco, ainda poderá recorrer a muitos dos exercícios aconselháveis para luxações e distensões, com exceção de exercícios específicos que estão assinalados tanto aqui quanto no Capítulo 3. Embora um disco saliente traga alguns problemas específicos, os músculos que rodeiam e sustentam a coluna ainda estão vulneráveis à tensão e aos espasmos provocados pela dor e pelo estresse causados pelo problema do disco. Isso significa que você precisa continuar alongando e fortalecendo os músculos abdominais e das costas para proteger a área do disco vulnerável.

Você precisará consultar seu médico antes de iniciar qualquer programa de exercícios. Um fisioterapeuta, um especialista em fisiologia do exercício, ou um *personal trainer* também podem lhe dar uma assistência especializada. Seu terapeuta ou treinador vai examinar as curvas em "S" normais nas suas costas, e também sua postura, o modo como você caminha, sua flexibilidade, força e resistência, antes de sugerir exercícios específicos para correção de qualquer desequilíbrio na coluna. Talvez você deva fazer uma combinação de exercícios de extensão e de flexão, suplementados por estimulação nervosa elétrica transcutânea, por tração, ou por turbilhão. A combinação de exercícios e aparelhos prescrita para você será alterada conforme você ganhar força e flexibilidade ou conforme a dor diminuir.

Uma atitude sensata perante o exercício é começar gradualmente com alongamentos passivos e suaves e ir aos poucos incluindo exercícios mais ativos. Alguns especialistas sugerem que você comece na cama ou no chão, passe para os exercícios em pé e, finalmente, vá para as atividades que oferecem exercícios cardiovasculares além de resistência suave. É importante que você estabeleça objetivos pequenos e atingíveis para si mesmo. Muitas pessoas, que encontram motivação e energia para iniciar um programa de exercícios, ficam frustradas pelo progresso não ser mais rápido e acabam desistindo, ou trabalham tão depressa e intensamente no início que podem aumentar sua dor até um ponto em que *tenham* de parar. Embora seja provável que você sinta alguma dor depois de suas primeiras tentativas de exercitar-se, os fisioterapeutas ou treinadores podem ajudar você a distinguir entre a "dor boa" (a dor que todos nós sentimos depois do exercício por causa do aumento do ácido láctico nos músculos) e a "dor ruim" (a dor que resulta do agravamento de seu quadro crônico de dor). Lembre-se que o melhor programa será o que aumentar gradualmente sua força, seu condicionamento e sua flexibilidade no decorrer do tempo. Os conjuntos de exercícios a seguir apresentam um programa típico desse tipo, mas só deve ser iniciado depois da consulta a seu médico.

Alongamento e fortalecimento suave

Primeiro, aumente sua flexibilidade, fazendo exercícios sem peso. Ou seja, você vai alongar apenas os músculos que precisem disso e evitar colocar uma pressão desnecessária e perigosa sobre sua coluna. Tornou-se bastante comum iniciar um programa de exercícios para pessoas com dor nas costas ou no pescoço usando *hidroginástica* (exercícios suaves feitos numa piscina aquecida) que ajuda a reduzir a tração exercida pela força da gravidade sobre a coluna. Muitas vezes as Associações Cristãs de Moços (ACMs) oferecem algum tipo de programa de hidroginástica, e você também pode consultar a lista telefônica de sua cidade para encontrar programas de exercícios na água. Se você não tiver acesso a uma piscina e a um terapeuta experiente no uso da hidroginástica, os seguintes exercícios sem peso poderão ser um substituto. Faça os três exercícios a seguir sobre o chão ou a cama por um mínimo de 15 minutos por dia, durante duas ou três semanas ou até que a dor diminua.

1. *Achatamento da parte inferior das costas (inclinação pélvica posterior).* Esse exercício é um fortalecedor suave para os músculos abdominais e das nádegas. Empurre as costas contra o chão ou contra a cama, usando os músculos do baixo abdome. Mantenha pelo menos por cinco segundos. Comece com apenas algumas repetições, mas repita pelo menos três vezes por dia desde o início.

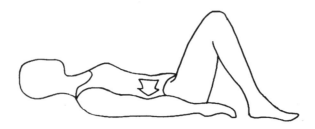

2. *Alongamento do flexor do quadril.* Esse é um alongamento suave para os músculos da parte inferior das costas e dos quadris. Passe as mãos por baixo de um dos joelhos. Puxe a perna na direção do peito, mantendo a parte inferior das costas sobre o chão ou a cama, e deixe a outra perna ligeiramente dobrada. Mantenha por vinte segundos. Repita três vezes de cada lado. NÃO TENTE AINDA o alongamento avançado do flexor, apresentado no Capítulo 3.

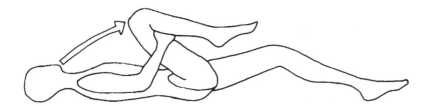

3. *Dois joelhos no peito.* Esse exercício é um alongamento mais completo da parte inferior das costas e dos músculos do quadril. Com as mãos por baixo dos joelhos, puxe-os até o peito, mantendo a parte inferior das costas achatada contra o chão ou a cama. Mantenha por vinte segundos. Repita três vezes.

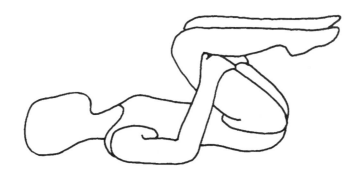

Posição sentada e rotação

Agora você pode avançar para os exercícios mais ativos. Acrescente os três exercícios a seguir ao primeiro grupo de exercícios e reserve um mínimo de 15 minutos por dia para exercitar-se, durante várias semanas. Importante: a rotação pode colocar mais pressão sobre as suas costas, e provocar uma luxação, se você tiver um problema de disco. Consulte primeiro seu médico para ver se estes exercícios são adequados para você.

1. *Abdominais "enrolados" ("enrolar para cima").* Um excelente exercício para fortalecer os músculos do estômago e aliviar a tensão das costas. Deite-se de costas e dobre os joelhos, mantendo os pés apoiados no chão ou na cama. Mantenha a inclinação pélvica e lentamente "enrole" a cabeça, os ombros, e a parte superior das costas, levantando-os do chão e levando-os na direção dos joelhos. Encoste o queixo no pescoço, e mantenha essa posição levantada, contando até cinco. Abaixe lentamente o corpo, voltando à posição inicial. Repita cinco vezes. Quando você estiver mais à vontade com esse exercício e sentir-se mais forte, experimente o exercício de *"enrolar para trás"*.

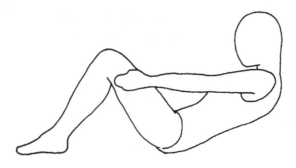

"Enrolar para trás". Comece sentando-se levemente inclinado para trás, formando uma curva em C na coluna. Mantenha os braços e os joelhos dobrados e os pés apoiados no chão. Incline-se para trás, até um terço ou metade da distância até o chão ou a cama, inclinando-se para trás muito cuidadosamente e apenas até o ponto em que se sentir seguro. Dê um impulso para a frente e volte à posição original. Repita cinco vezes. (Cuidado: quando estiver fazendo os exercícios de "enrolar para trás" não prenda os pés embaixo de uma cadeira ou da cama. Isso faz com que você use outros músculos e não os abdominais para abaixar o corpo. Também assegure-se de manter o queixo abaixado e o pescoço relaxado. Não jogue a cabeça para trás.)

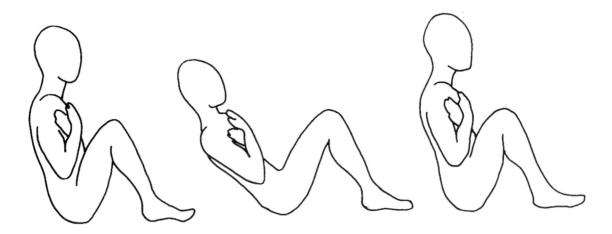

2. *Alongamento avançado do flexor do quadril*. Esse é um excelente exercício para alongar a parte inferior das costas e fortalecer o abdome. Levante levemente a cabeça e os ombros ao fazer o alongamento do flexor do quadril, abaixando o queixo de encontro ao joelho dobrado e tensionando os músculos do estômago. Segure inicialmente por cinco segundos, e gradualmente aumente o tempo. Ver a ilustração referente ao alongamento do flexor do quadril (página anterior).
3. Alongamento da parte inferior das costas com rotação. Um bom exercício para aliviar a tensão nas costas. (Nota: SE VOCÊ TIVER PROBLEMAS DE HÉRNIA DE DISCO, CONSULTE SEU MÉDICO ANTES DE FAZER ESSE EXERCÍCIO.) Com as mãos enlaçadas sob os joelhos, puxe-os na direção do peito, mantendo a parte inferior das costas apoiada contra a cama ou o chão. Mantenha por vinte segundos. Continue respirando. Agora gire os joelhos lentamente para a direita, fazendo uma torção até o ponto em que se sentir confortável. Mantenha seus ombros apoiados na cama ou no chão. Mantenha por vinte segundos. Respire. Gire lentamente para a esquerda e mantenha por vinte segundos. Repita três vezes toda a seqüência.

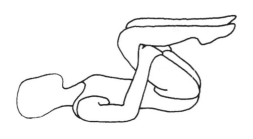 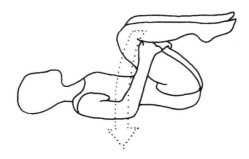

Exercícios de extensão e de pé

Agora você pode acrescentar dois exercícios de extensão e um exercício de pé, o alongamento lateral. *Nota*: Esses três exercícios podem ser complicados para pessoas com contusão ou problemas de disco, porque o movimento de virar-se para trás ou para o lado estreita ainda mais o espaço do disco e aperta o material do disco que já está protuberante, provocando mais dor. Consulte seu médico, terapeuta ou treinador antes de tentar fazer estes exercícios.

1. *Pressionar para cima*. Esse é um bom alongamento para a parte inferior das costas. (Nota: NÃO FAÇA ESSE EXERCÍCIO SE VOCÊ TIVER PROBLEMAS DE DISCO. CONSULTE SEU MÉDICO PRIMEIRO.) Deite-se de bruços, com os braços dobrados e apoiados no chão a sua frente. Pressione lentamente para cima, mantendo os cotovelos dobrados. Mantenha a pélvis e as pernas relaxadas. Repita dez vezes. Quando começar a fazer esse exercício, mantenha os cotovelos dobrados. Só depois de se sentir confortável ao pressionar para cima com os cotovelos dobrados é que você deve tentar o pressionar avançado para cima.

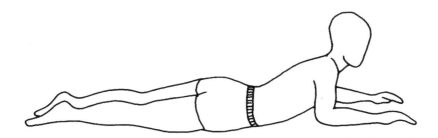

2. *O gato louco*. Esse é um bom exercício para a tensão da parte inferior das costas. Fique de quatro, com as costas retas. Inspire e arredonde as costas, tensionando simultaneamente os músculos do abdome e os glúteos (nádegas). Então, expire lentamente e arqueie as costas, apontando a cabeça e o cóccix para o teto. Volte à posição reta (não deixe que as costas "afundem"). Lembre-se de manter os cotovelos levemente dobrados e não travados! Repita de três a quatro vezes.

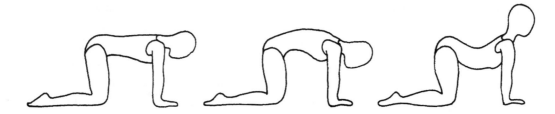

3. *Alongamento lateral.* Mantendo os joelhos levemente dobrados, estique os braços acima da cabeça. Segure a mão direita com a mão esquerda e incline lentamente o corpo para a esquerda, puxando seu braço direito por cima da cabeça, e sentindo o alongamento do lado do corpo. Mantenha durante vinte segundos. Assegure-se de não travar os joelhos, mas de mantê-los relaxados e levemente dobrados. Repita três vezes de cada lado.

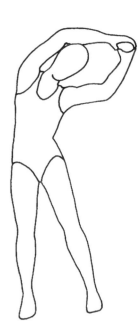

Exercícios cardiovasculares

Você pode acrescentar exercícios cardiovasculares suaves, como caminhar ou nadar, depois que estiver à vontade ao realizar os três grupos de exercícios descritos anteriormente. Os exercícios cardiovasculares têm demonstrado muitos benefícios gerais, como aumento de energia, redução dos hormônios relacionados ao estresse, controle de peso, melhora no estado de espírito e na qualidade do sono. Passe pelo menos cinco a dez minutos fazendo aquecimento antes de fazer sua atividade, e arrefecimento, depois de terminar. Caso contrário, você pode sofrer nova contusão porque seus músculos estão "frios". Para isso, você pode usar os alongamentos e fortalecimentos mencionados anteriormente.

Faça os exercícios com regularidade em casa, uma ou duas vezes por dia, conforme necessário, durante pelo menos 15 minutos a cada vez. Se você sentir mais dor no final de um conjunto específico de exercícios do que sentia no início, ou se sentir mais dor no dia seguinte, então pare com o exercício e consulte seu médico, terapeuta ou treinador. Lembre-se de que você sentirá algum desconforto enquanto seus músculos se tornam mais fortes e mais flexíveis, mas, em geral, conseguirá sentir a diferença entre a dor e o desconforto normal gerado pelo exercício. Você pode descobrir que precisa experimentar vários tipos diferentes de exercício antes de encontrar um grupo adequado para seu caso. Depois de descobrir um grupo que o ajude a sentir-se mais forte, mais flexível e com menos dor, faça esses exercícios com regularidade. A longo prazo, as recompensas serão significativas.

Mais uma vez, tenha em mente que você deve ser minuciosamente examinado por seu médico antes de iniciar qualquer programa de exercícios. Se possível, obtenha orientação adicional de um fisioterapeuta, de um fisiatra, de um especialista em fisiologia de exercícios, ou de um treinador atlético habilitado para determinar o melhor exercício para sua contusão, seu estilo de vida e sua condição física.

Exercícios para o pescoço

A maior parte das dores no pescoço é causada por um alongamento excessivo dos músculos, dos ligamentos e de outros tecidos moles que circundam as vértebras cervicais. O alongamento excessivo e a contusão podem ser provocados por um deslocamento repentino do pescoço, causado por uma colisão ou sacudidela durante a prática esportiva ou por um movimento de chicote, no qual a cabeça é abruptamente jogada para frente e para trás (também chamado de contusão por flexão-extensão).

Se um disco cervical perde sua capacidade de absorver choques e se torna saliente, pressionando o nervo da coluna, ele pode provocar dor e disfunção semelhante aos problemas de disco na parte inferior das costas. Ele também pode provocar dor refletida no braço, que se assemelha muito à ciática na perna.

A postura incorreta é também uma das principais responsáveis pela dor no pescoço. Se a parte inferior das costas é relaxada e a cabeça é lançada para frente, a curva cervical normal é achatada, colocando tensão sobre todos os músculos que sustentam a cabeça. Se a postura incorreta se transformar num hábito, como acontece quando você dorme numa posição ruim para o pescoço ou senta-se displicentemente no trabalho, então tem maior probabilidade de vir a ter "estalidos" no pescoço, ou então um pescoço dolorido e espasmos nos músculos do pescoço e dos ombros, e dores de cabeça musculares no fim do dia.

Ao dormir, assegure-se de não apoiar a cabeça sobre muitos travesseiros, pois isso continuará a lançar sua cabeça para frente durante a noite. Dormir de bruços tende a colocar sua cabeça numa curva excessiva para trás, o que força os delicados corpos vertebrais. Durma em posição fetal, ou com um travesseiro cervical colocado na curva do pescoço. Ver Capítulo 10 para outras dicas sobre como dormir. Um rolo lombar também pode ser útil para recuperar a postura adequada e proteger o pescoço enquanto você estiver sentado ou dirigindo. Cadeiras especialmente projetadas (e assentos para carros de alguns fabricantes) estão disponíveis para ajudar a manter seu corpo apoiado durante longos períodos de permanência sentado. Quando usados com regularidade e combinados com exercícios, tanto o travesseiro cervical quanto o rolo lombar podem ajudar a manter a curvatura normal de sua coluna nas regiões lombar e cervical.

Os exercícios a seguir são alongamentos e fortalecedores suaves para o pescoço.

1. *Sim-não-talvez.* Inicie alongando a cabeça para frente, com o queixo encostado no pescoço, e depois alongue-a de um lado para o outro, e, finalmente, num ângulo em cada um dos lados (a posição "talvez"). Mantenha cada alongamento por dez segundos e repita três vezes.

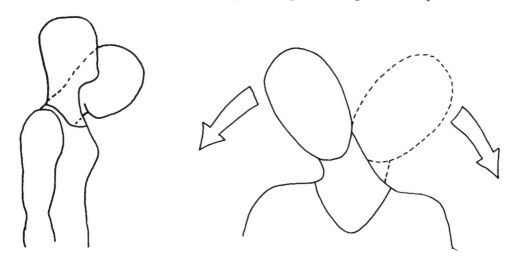

2. *Alongamentos avançados para o pescoço.* Esses exercícios são bons para espasmos e tensão no músculo trapézio. Sente-se, puxe o pescoço para frente (como mostra o desenho, segurando no alto da cabeça), e depois para cada um dos lados, num ângulo de 30 a 35 graus. Puxe sua cabeça até sentir um leve alongamento na parte de trás do pescoço e na parte superior das costas. Mantenha o alongamento de vinte a trinta segundos.

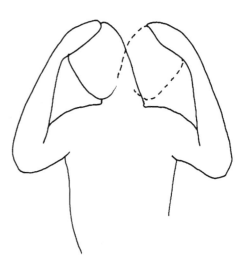

3. *Dar de ombros.* Puxe os dois ombros para cima (mas não abaixe o pescoço) ao mesmo tempo, durante dez segundos. Faça isso três vezes seguidas. Aumente gradualmente o tempo de cada encolher dos ombros.

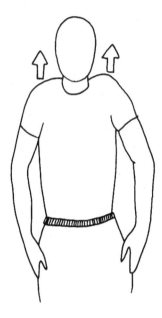

4. *Fortalecedor do pescoço.* Deite-se de costas. Levante a cabeça da cama ou do chão e mantenha-a levantada por cinco segundos. Abaixe lentamente a cabeça e pressione-a contra a cama ou o chão por cinco segundos. Repita três vezes.

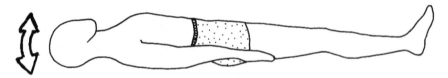

5. *Exercício de resistência suave contra o pescoço.* Usando uma toalha para criar uma resistência moderada, gire a cabeça de um lado para o outro.

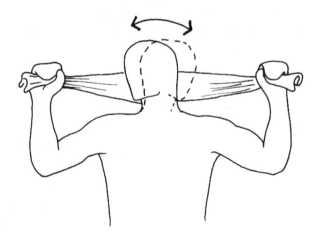

Modo correto de levantar pesos

Muitas contusões nas costas acontecem ao se levantar pesos de modo incorreto. Levantar o objeto mais simples e com a aparência mais inocente pode provocar uma terrível dor nas costas. Se seus músculos das costas e do estômago estiverem fora de condicionamento, ou se você estiver sob muito estresse e seus músculos estiverem tensos, então um simples movimento de torção, como estender o braço para pegar o telefone ou uma revista, pode fazer com que as costas fracas entrem em espasmo.

Contusões, luxações e rompimento de tecidos muitas vezes acontecem quando a pessoa levanta um peso ou se estica para pegar um objeto numa prateleira alta demais, faz uma torção súbita, levanta um objeto distante, puxa algo pesado, pega no colo crianças pequenas, está grávida, ou está fazendo qualquer outro movimento enquanto se sente tensa e ansiosa.

A regra principal da mecânica corporal eficiente é deixar que os poderosos músculos das pernas carreguem o peso. Os quadríceps e os tendões das coxas são maiores e mais fortes que os fracos músculos das costas; deixe que eles façam o trabalho. Outras regras que devem ser lembradas são:

- criar uma ampla base de apoio, deixando os pés separados para dar estabilidade;
- dobrar os joelhos e não a cintura;
- firmar os músculos do estômago e das nádegas para ajudar a sustentar a coluna;
- segurar o peso próximo ao corpo;
- manter as costas eretas e evitar torções;
- empurrar, não puxar;
- pedir ajuda, se precisar;
- sentar-se de um modo que os pés fiquem apoiados;
- usar um teclado que mantenha os antebraços, os pulsos e as mãos alinhados;
- sentar-se numa posição ereta e confortável, voltado para a frente, com os ombros relaxados e o olhar ligeiramente para baixo;
- assegurar-se de que a parte inferior das costas seja apoiada pela cadeira.

Controle de estresse para as costas e o pescoço

Como você deve saber, o estresse pode se manifestar diretamente nas costas ou no pescoço. É por isso que as técnicas de relaxamento e de visualização são um ótimo complemento a seu programa regular de exercícios e ao tratamento médico. Alguns exercícios de relaxamento funcionam especialmente bem com o exercício físico. Experimente fazer exercícios de respiração profunda (conte até quatro ao inspirar e também ao expirar) por cinco ou seis vezes como parte de seus exercícios diários, de seu aquecimento e arrefecimento. A respiração de aquecimento vai prepará-lo emocional e mentalmente para os exercícios, e também vai ajudar a relaxar os músculos tensos. Quando combinada com alongamento, a respiração de arrefecimento vai ajudá-lo a diminuir o ritmo depois de se exercitar e manterá seus músculos mais relaxados.

Se você não puder fazer um intervalo no trabalho, e o pescoço ou as costas estiverem doendo, alongue-os fazendo alguns dos alongamentos mencionados anteriormente e também no Capítulo 3. Focalize uma imagem ou uma palavra que seja relaxante para você, como a sensação do sol aquecendo suas costas ou seu pescoço, ou as palavras "calma" ou "relaxe". Quando Margaret está tensa, ela imediatamente invoca uma imagem de si mesma sentada próximo a um mar azul-profundo, com o vento soprando por seu cabelo. Ela combina isso com uma respiração lenta e profunda e diz que sempre funciona. Recorra aos Capítulos 4 e 5 para ter mais detalhes sobre técnicas de relaxamento.

Lembre-se de que sempre existem pensamentos negativos vagueando em sua mente, prontos para atacar e sabotar as suas melhores intenções. Talvez você diga a si mesmo: "Desista, isso não tem futuro. Eu nunca vou melhorar". Esse tipo de pensamento é autoderrotista, e se você cair nele freqüentemente, terá muito mais dificuldade para progredir. Ver Capítulo 6 para mais detalhes sobre como controlar seus pensamentos negativos.

Finalmente, respeite seus limites. Aprenda a dizer não a tarefas e atividades que você sabe que vão agravar a dor nas costas e no pescoço. Não fique envergonhado de pedir ajuda quando precisar. Pense a respeito das técnicas de levantamento adequado de peso antes de mexer em algo. Evite torções e movimentos bruscos. Faça exercícios, mas de um modo razoável e moderado. Você terá maiores probabilidades de ser bem-sucedido se estabelecer metas modestas e alcançáveis para si mesmo. Mantenha um ritmo confortável quando se sentir bem. E, acima de tudo, cuide de si mesmo.

Leitura complementar

BRANCH, C. L. *Low back pain*. Kansas City: American Academy of Family Physicians, 1994.

IMRIE, D. *Goodbye backache*. Nova Iorque: Fawcet Book Group, 1984.

KERKALDY-WILLIS, W. Burton C. (eds.). *Managing low back pain*. 3. ed. Nova Iorque: Churchill Livingstone, 1992.

MACNAB, I. *Neck ache and shoulder pain*. Baltimore: Williams & Wilkins, 1994.

McKENZIE, R. *Treat your own back*. 6. ed. Waikanae, Nova Zelândia: Spinal Publications, 1993.

——————. *Treat your own neck*. 2. ed. Waikanae, Nova Zelândia: Spinal Publications, 1993.

OLIVER, J. *Back-Care: An illustrated guide*. Boston: Butterworth-Heineman, 1994.

WEI, N. *Low back pain: what you need to know and what you can do about it*. Frederick, MD.: N. Wei, 1995.

WILSON, A. *Are you sitting comfortably?: a self-help guide for sufferers of back pain, neck strain, headaces, RSI and other associated health problems*. Londres: Optima, 1994.

Informação *on-line* disponíveis em:

http://weber.u.washington.edu/~crc/IASP.html
http://neurosurgery.mgh.harvard.edu/ncpainoa.htm
http://pc1.mednwh.unimelb.edu.au/pubs.htm

Material multimídia:

A patient's guide to low back pain. Versão 1.0 (seis disquetes acompanhados de um guia) Libby, MT: Medical Multimedia, 1993.

14

Fibromialgia

Dorothy Waddell, M.D.

O que é fibromialgia?

Fibromialgia é um quadro ampliado de dor que, por definição, afeta muitas áreas do corpo. Pontos específicos de seu corpo são dolorosos quando pressionados, mesmo que você não acredite que eles sejam a causa da dor, ou nem saiba que esses pontos existem. Outros sintomas característicos da fibromialgia são dificuldades para dormir, tensão geral e uma sensação contínua de cansaço.

Esse é um problema relativamente comum de saúde (aproximadamente de 5% a 15% dos pacientes que consultam reumatologistas o apresentam), mas surpreendentemente se conhece pouco a respeito da fibromialgia. Na verdade, só nos últimos dez anos os pesquisadores estabeleceram a fibromialgia como uma doença real e não como um quadro que existe "apenas em sua cabeça". Muitos médicos hoje em exercício nunca aprenderam a respeito desse problema na faculdade de medicina, ou podem até ter aprendido que era um "diagnóstico lata de lixo" – uma expressão tirada do lixo utilizada como rótulo para os pacientes com queixas imaginárias. Também é usada para os pacientes cujas queixas refletem uma resposta emocional ao estresse em suas vidas, o que implica que eles não têm nenhum problema real.

Contudo, a fibromialgia está se transformando rapidamente num diagnóstico aceito, com um número cada vez maior de pesquisadores de todo o mundo trabalhando para entender o problema. Estão surgindo indícios que sugerem que um provável funcionamento defeituoso do sistema nervoso seja a causa do problema. Com base nessa informação, os pesquisadores estão trabalhando para identificar tratamentos efetivos.

Uma história da fibromialgia

Um breve exame da história desse problema nos dará uma idéia da velocidade em que o trabalho está progredindo. Em 1979, um reumatologista chamado Hugh Smythe publicou o primeiro artigo num importante jornal médico para chamar a atenção para o problema. Nele o médico indicou que ele e seus colegas estavam recebendo pacientes que não podiam ser diagnosticados com nenhuma doença musculoesquelética aceita, como a artrite reumatóide ou degenerativa, mas que pareciam assemelhar-se entre si para representar uma clara entidade clínica. Nesse e em diversos estudos subseqüentes, ele propôs critérios para a definição dessa entidade, que chamou *fibrosite* (o sufixo "ite" na palavra significa inflamação, e "fibro" indica tecido fibroso ou muscular). Os critérios originais propostos por ele incluíam tanto a presença de sensibilidade dolorosa em locais específicos quanto perturbações do sono. Dificuldades para dormir estavam associadas a cansaço matinal e tensão, embora os testes laboratoriais para avaliação do funcionamento do fígado, rins, células sanguíneas e proteínas normalmente fossem normais. Isso contrastava com a maioria das outras doenças reumáticas (exceto a artrite degenerativa), nas quais os resultados de exames laboratoriais normalmente eram fora do padrão e podiam ser usados para determinar a causa da doença.

Começaram a surgir outros reumatologistas também especialmente interessados na compreensão do problema. Em 1986, esses médicos publicaram os resultados de um encontro realizado em São Francisco, onde foi firmemente estabelecido um diagnóstico e criado o nome *fibromialgia*. Eles optaram por um novo nome porque "fibrosite" provinha da crença inicial de que o problema resultava de músculos inflamados, mas os pesquisadores acabaram por determinar que a inflamação *não* está presente na fibromialgia. Entretanto, ainda havia desacordo entre os médicos sobre como definir quem era um "paciente de fibromialgia". Finalmente, em 1990, um grupo de pesquisadores publicou uma definição de fibromialgia que separava efetivamente os pacientes de fibromialgia tanto dos indivíduos normais quanto das pessoas com doenças reumáticas. Agora vamos examinar os critérios propostos por eles.

Como a fibromialgia é diagnosticada?

Atualmente a fibromialgia é diagnosticada quando uma pessoa apresenta os seguintes sintomas:

1. A dor musculoesquelética deve atingir muitas áreas do corpo, durante pelo menos três meses. A dor precisa aparecer acima e abaixo da cintura. Ela também precisa estar presente nos dois lados do corpo e ocorrer ao longo da coluna (pescoço, parte superior, ou parte inferior das costas).
2. A dor precisa estar presente por um período maior que três meses.
3. O exame de 18 pontos específicos no corpo, chamados "pontos sensíveis" (geralmente onde os músculos ou suas estruturas de apoio se ligam, e não onde existe dor) identifica pelo menos 11 pontos dolorosos. Observe que esses "pontos sensíveis" são *dolorosos*, não apenas sensíveis, e que a palavra usada é um pouco enganosa. Os pacientes basicamente relatam dor e fadiga muscular generalizadas. Observe também que, com freqüência, as pessoas não têm consciência de que os pontos sensíveis existem, até serem examinadas e os pontos estranhamente "doloridos" serem tocados. Ver figura a seguir.

Uma definição anterior da fibromialgia incluía sintomas de outros problemas de saúde, que na verdade ocorrem em menos da metade dos pacientes com fibromialgia, mas que ainda assim são bem mais prevalentes do que na população geral. Esses outros problemas incluem a síndrome do intestino irritável (ver Capítulo 19) e dores de cabeça tensionais (ver Capítulo 16). Outras queixas incluem pequenas áreas de inchaço de tecido-mole que parecem mais proeminentes ao paciente do que a um observador externo, nódulos dolorosos no tecido abaixo da pele (subcutâneo), vermelhidão acentuada da pele quando pressionada ou esfregada, e, às vezes, uma aparência "salpicada" (manchada) ou "quadriculada" (como se fosse uma rede), especialmente nos braços e nas pernas. Observe que todos esses problemas são "funcionais", isto é, eles refletem algumas anormalidades nas funções reguladoras do corpo, por exemplo, na manutenção dos movimentos intestinais normais ou no fluxo sanguíneo na pele.

A fibromialgia não é a única doença associada à dor musculoesquelética. Outra causa comum para o desconforto musculoesquelético doloroso, ardente ou com cãibras é chamada de *dor miofascial*. Ao contrário do quadro da fibromialgia, a dor pode ser localizada, ou pode afetar apenas um músculo ou grupo muscular. Ou a dor pode afetar grandes áreas do corpo, como na fibromialgia. Ver Capítulo 15 para uma discussão detalhada a respeito da dor miofascial.

Pontos Sensíveis da Fibromialgia

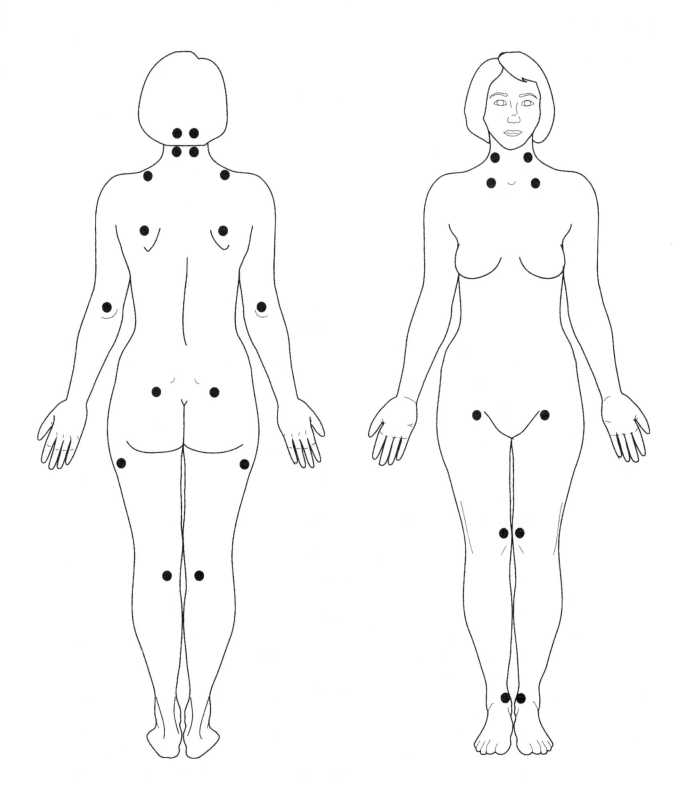

Quem tem fibromialgia?

Esse problema é mais comum nas mulheres. Em média, as mulheres representam 85% dos pacientes de fibromialgia nos centros médicos dos Estados Unidos. Em um estudo, com dados reunidos de diversos centros médicos, 93,2% dos 1228 pacientes de fibromialgia eram caucasianos, contra 1,7% de afro-americanos e 4% de hispânicos. Atualmente, nós ainda não sabemos o motivo pelo qual a maioria dos pacientes de fibromialgia é de mulheres caucasianas, mas isso pode indicar que os afro-americanos e os hispânicos estão sub-representados nas populações gerais atendidas por essas clínicas.

A fibromialgia pode surgir em qualquer idade, mas, em geral, as pessoas têm por volta de trinta anos quando notam os primeiros sintomas. A maioria dos estudos foi realizada com pacientes entre 35 e 60 anos. Embora se acredite que a fibromialgia nunca desapareça completamente, ela é mais problemática durante a meia-idade. Não foram publicados estudos que examinem cuidadosamente a fibromialgia em indivíduos idosos.

Qual a causa da fibromialgia?

Aproximadamente metade das pessoas com fibromialgia acreditam que ela tenha começado com uma queixa específica de dor, por exemplo, uma dor no ombro ou no quadril que pareceu se espalhar para outras partes do corpo. Um quarto dos pacientes tem um histórico de estresse muito mais intenso que o comum, e sentem que esse foi o gatilho para o problema musculoesquelético. O restante dos pacientes não consegue identificar nenhuma causa. Smythe escreve a respeito de uma personalidade com tendência para a fibromialgia: essas pessoas parecem estar em "sobremarcha". Mesmo depois do surgimento da dor, a pessoa continua em frente, ignorando o problema físico ou tentando superá-lo – talvez indo até a academia para exercitar-se ao fim de um dia de trabalho de dez horas. Embora o dr. Smythe tenha observado essa tendência para "exceder-se" nos pacientes de fibromialgia que ele atende, atualmente os pesquisadores não concordam que o padrão de "exceder-se" possa predispor alguém a apresentar fibromialgia. Nos indivíduos com esse histórico, o problema parece estar ligado à *desregulação* (perda da capacidade de regulação), na qual o corpo perde o senso de como relaxar e como recuperar a função musculoesquelética normal.

Outro aspecto importante da fibromialgia é a *perturbação do sono*. Os estudos de laboratório de sono realizados nos anos de 1970 mostram que fases específicas do sono eram interrompidas, especialmente o Estágio 4 (ver o Capítulo 10). Também foi demonstrado que se pessoas normais, sem problemas de sono ou de dor, fossem sistematicamente despertadas durante a fase do Estágio 4 do sono, elas não só ficariam cansadas, mas apresentariam dor similar à sentida pelos pacientes de fibromialgia. Contudo, um estudo com um pequeno número de atletas com bom condicionamento físico mostrou que eles não desenvolviam sintomas semelhantes aos da fibromialgia quando eram despertados. Isso sugere que o condicionamento físico poderia ajudar na prevenção do desenvolvimento da fibromialgia.

Estudos recentes não confirmaram que o condicionamento possa *prevenir* a fibromialgia, mas confirmaram que a interrupção sistemática do sono durante o Estágio 4 e também durante o Estágio 3 resultará num aumento da sensibilidade à dor, de dores de cabeça, e de dor no pescoço em metade ou mais dos sujeitos. Como esses são experimentos relativamente curtos, o efeito de muitos dias de privação de sono poderia ser ainda mais profundo. Se a falta de sono resulta em dor e ela é certamente a causa de um sono de má qualidade, a questão de qual é causa e qual é efeito pode realmente se tornar bem complexa.

Alguns pesquisadores sempre acreditam que os *fatores emocionais* têm papel importante nessa doença. Outros negaram veementemente que seja assim. A evidência até agora é inconclusiva. Quando examinamos o papel dos fatores emocionais, como ansiedade e depressão, em qualquer doença crônica, é essencial considerar se os problemas emocionais ocorreram antes da doença (e, portanto, podem ter papel em sua causação) ou se eles se desenvolveram em resultado da doença, ou depois dela.

É difícil avaliar a saúde emocional das pessoas antes de elas ficarem doentes, exceto pelas lentes distorcidas da percepção tardia. Portanto, os estudos tentaram comparar os pacientes de fibromialgia com outros que tenham doenças musculoesqueléticas igualmente dolorosas (como a artrite reumatóide) e também com indivíduos saudáveis. Alguns estudos mostram que pacientes com fibromialgia têm mais depressão e ansiedade, e se concentram nos sintomas corporais mais que os indivíduos saudáveis e pacientes de outros tipos de condições dolorosas. Contudo, outros estudos sugerem que a maioria das pessoas que sofre de fibromialgia não parece estar fora das normas de saúde emocional. Em suma, não existe concordância entre os especialistas sobre o papel dos fatores emocionais na fibromialgia, quer eles sejam considerados *causa* ou *resultado* do problema. Entretanto, muitos observaram que o estresse certamente parece piorar os sintomas da fibromialgia, e, com o decorrer do tempo, a pessoa pode ficar deprimida por sentir-se cansada e "extenuada".

O que se pode fazer a respeito?

Há muitas pesquisas nesse campo. À medida que entendemos melhor as anormalidades do sistema nervoso nos pacientes com fibromialgia, especialmente com relação ao modo de regulação da dor, é provável que surjam novos tratamentos. Alguns deles já estão sendo experimentados em diversos centros médicos nos Estados Unidos e na Europa. Os tratamentos experimentais incluem o uso do *hormônio do crescimento*, uma substância que é importante não só no desenvolvimento normal da criança, mas também na regulação de processos biológicos no adulto. Também está sendo experimentado o uso de drogas que afetam a capacidade dos nervos para carregar e transmitir mensagens a outros nervos. Conforme vimos no Capítulo 2, a transmissão de informações de um nervo para o outro é mediada pelos neurotransmissores. O nervo responde às substâncias químicas neurotransmissoras em locais específicos, ou "receptores", nas terminações nervosas. Drogas que bloqueiem ou que facilitem a transmissão dos impulsos nervosos podem fazer isso apenas para tipos específicos de nervos. Dessa maneira, dor e estados de espírito podem ser afetados. Está sendo feito um esforço considerável para identificar drogas que bloqueiem especificamente a transmissão da dor na fibromialgia, e alguns resultados promissores estão sendo relatados. Ver Capítulo 12 para mais informações sobre medicamentos e dor.

Atualmente, a fibromialgia é uma doença que é *controlada*, e não, *curada*. Os pontos cruciais do tratamento concentram-se em melhorar os padrões de sono e de exercício. A medicação pode ser útil, mas é menos importante do que mudanças no estilo de vida.

Hábitos de sono

Conseguir uma quantidade adequada de sono de boa qualidade é absolutamente essencial e deve ser reconhecido como um importante objetivo do tratamento. Reserve tempo suficiente em seu horário para essa atividade importante e siga todas as regras de bom senso para dar a seu corpo uma chance de descansar de um modo saudável.

- Limite o consumo de líquidos depois do jantar, especialmente se você tem o hábito de levantar-se para urinar.

- Limite ou corte as bebidas que contenham cafeína (chocolate, chá e refrigerantes, e também café) depois do jantar.
- Algumas pessoas acham que uma bebida, como leite morno ou chá de ervas, como camomila ou valeriana, na hora de dormir, pode ajudá-las a adormecer. É uma questão de equilibrar a capacidade da bexiga com o valor desses agentes suaves de indução ao sono!
- Evite pensar em assuntos que sejam estimulantes ou preocupantes na hora que antecede sua hora de deitar. Se você costuma ler antes de dormir, escolha assuntos relaxantes. Algumas pessoas consideram útil ler um livro "chato".
- Outra estratégia útil é ouvir rádio. A maioria das pessoas escolhe um programa de música relaxante. No entanto, algumas dizem que programas de entrevistas, em volume baixo, são uma distração que as ajuda a adormecer.
- Ver Capítulo 10 para outras estratégias para melhorar o sono.

Medicamentos e sono

Se você tentou controlar sua fibromialgia com alimentação correta e práticas eficazes para dormir bem, conforme mencionado anteriormente, e ainda acorda cansado, ou ainda mais cansado do que se sentia quando foi dormir, então os medicamentos podem ter papel útil na recuperação de um padrão de sono normal e repousante. Felizmente não é necessário usar drogas que tenham o potencial de causar dependência. As únicas drogas que se mostraram claramente úteis nos casos de fibromialgia fazem parte de uma família de antidepressivos chamada *tricíclicos*. Ver Capítulo 12 para obter mais informações sobre esses medicamentos.

Uma pequena dose de um antidepressivo (muito menor do que prescrito pelos médicos para o tratamento da depressão) pode ser muito útil. As pessoas que usam antidepressivos afirmam conseguir dormir mais tempo e sentir-se mais descansados. Os medicamentos são seguros para a grande maioria dos pacientes de fibromialgia. (Só existe um perigo potencial para as raras pessoas em quem os nervos que controlam o mecanismo dos batimentos cardíacos são anormais. Por esse motivo, uma pessoa que tenha fatores de risco para doença cardíaca deve fazer um eletrocardiograma antes de tomar o medicamento.) Os efeitos colaterais, como boca seca e sonolência durante o dia, incomodam algumas pessoas, mas, em geral, eles desaparecem depois de uma ou duas semanas.

Exercício

O exercício é o outro componente-chave de um programa de tratamento de fibromialgia. É essencial fazê-lo, mas não agressivamente, nem aumentar a duração ou a intensidade do exercício rápido demais. Tanto exercícios cardiovasculares quanto fortalecedores são recomendados. Numerosos pesquisadores ao redor do mundo estão trabalhando para identificar a estrutura de um programa de exercícios que se mostre mais eficaz para as pessoas com fibromialgia. Sempre consulte seu médico para encontrar o programa de exercício certo para você. As respostas finais provavelmente não surgirão nos próximos anos, mas as descobertas preliminares são bastante interessantes.

Vários grupos de pesquisa relataram uma diminuição geral da dor e um aumento da qualidade de vida quando as pessoas se exercitam. Por exemplo, em Portland, Oregon, 12 pacientes de fibromialgia que realizavam exercícios de bicicleta três vezes por semana, durante 15 a 20 minutos, tinham menos dor muscular e apresentavam uma melhora no funcionamento geral. Na Finlândia, pacientes receberam programas de exercícios individualizados, planejados para aumentar a força ou a resistência física (condicionamento vascular). Nos dois grupos, a intensidade geral da dor diminuiu, aqueles que fizeram o treinamento de resistência também apresentaram uma diminuição no número de pontos sensíveis. Na Noruega, os indivíduos foram aleatoriamente designados para receber treinamento de administração do estresse (um programa sem exercícios) ou um programa de exercícios aeróbicos. Os que participaram do programa de exercício tiveram uma diminuição da dor, menos pontos sensíveis, e aumento da capacidade de trabalho. Aqueles que receberam o treinamento de administração de estresse apresentaram uma diminuição da dor e do número de pontos sensíveis, mas a capacidade de trabalho não apresentou nenhuma alteração. Quatro anos depois, os indivíduos que continuaram a apresentar melhoras em termos de diminuição da dor e da fadiga e aumento da capacidade de trabalho foram aqueles que estavam se exercitando com regularidade. Aqueles que haviam parado de se exercitar com regularidade haviam perdido todos os ganhos que obtiveram durante o estudo. Isso significa que o exercício pode trazer muitos benefícios, mas apenas enquanto você se exercitar regularmente. Talvez você tenha de iniciar seu programa de exercícios aeróbicos muito lentamente, mas a maioria dos terapeutas recomenda que a pessoa realize vinte minutos de exercícios aeróbicos com apoio, três vezes por semana. Ver Capítulo 3 para orientações mais específicas.

A pessoa que sofre de fibromialgia pode aprender a viver com isso e a criar uma vida plena e gratificante apesar das limitações trazidas pela doença. Aqui estão alguns pontos importantes que devem ser lembrados:

- seja consistente com seus exercícios, administração de estresse, e ritual do sono;
- desenvolva padrões de ação que você possa manter por toda a vida. Por exemplo, seja realista ao estabelecer suas metas de exercícios; encontre algo que você *goste* de fazer e possa continuar fazendo;
- não exagere mas, também não faça menos do que pode. Permanecer inativo provoca fadiga e atrofia muscular, com o decorrer do tempo, mesmo em pessoas que não sentem dor.

Observe que o "tratamento" para fibromialgia é uma receita para saúde que todas as pessoas deveriam seguir: dormir por um tempo suficiente, exercitar-se com regularidade, cuidar de suas necessidades emocionais e não se deixar pressionar demais.

Leitura complementar

BACKSTROM, G. *When muscle pain won't go away: the relief handbook for fibromyalgia and chronic muscle pain*. Ed. rev. Dallas: Taylor Publishing Co., 1995.

EDIGER, B. *Coping with fibromyalgia*. Toronto: LRH Publications, 1994.

FIBROMYALGIA. Chesterfield: Arthritis and Rheumatism Council for Research, 1993.

GIBSON, B. A. *Fibromyalgia: exploring the possibilities*. Clearwater, FL: Gemini Press, 1994.

PELLEGRINO, M. J. *Fibromyalgia: managing the pain*. Columbus, OH: Anadem Publishing, 1993.

STARLANYL, D. J. & COPELAND, M. E. *Fibromyalgia and chronic myofascial pain syndrome: a survival manual*. Oakland, CA: New Harbinger Publications Inc., 1996.

Informações referentes a apoio e educação podem ser obtidas em:

Fibromyalgia Network
(Rede de Fibromialgia)
P.O Box 31750
Tucson, AZ 85751-1750
Telefone para informações: (520) 290.5508
Fax: (520) 290.5550

Internet: alt.med.fibromyalgia
Fibromyalgia Alliance of America
(Aliança Americana de Fibromialgia)
P.O Box 21988
Columbus, OH 43221-0988
(614) 457.4222

Informações *on-line* estão disponíveis em:

http://www.alpha.net/dci/fibro.html
http://Prairie.Lakes.com/~roseleaf/
http://www.w2.com/fibinfo.html

15

Dor miofascial

Dorothy Waddell, M.D.

As dores musculoesqueléticas são um dos principais motivos pelos quais as pessoas procuram um médico. Em um consultório de clínica geral em Los Angeles, 31% dos pacientes novos procuraram o médico devido a queixas musculoesqueléticas. O diagnóstico recebido pela maioria dos casos foi de "dor miofascial". A disfunção miofascial foi também a causa da dor de 85% das pessoas que ingressaram num programa para tratamento de dor crônica, em Nova York. Num programa similar em Baltimore, 74% das pessoas tiveram igual diagnóstico. A medicina osteopática e quiroprática passou a existir, em grande medida, para cuidar dos dolorosos problemas musculoesqueléticos que não apresentam melhora quando são utilizados tratamentos médicos convencionais. O mesmo pode ser dito a respeito da acupuntura e das inúmeras formas de tratamentos "com a mão na massa", praticados por todo o mundo. Muitas terapias orientais focam-se na dor miofascial e incluem tratamentos para "pontos" musculares específicos no corpo, todos os tipos de massagem, terapias de movimento ou de padrões etc.

O que quer dizer "problemas miofasciais" ou "disfunção miofascial"?

"Mio" quer dizer músculo, "fascial" se refere aos tecidos que envolvem os músculos para dar mais força e facilitar a ligação com os ossos. Essas estruturas podem sofrer muitos tipos de contusões. A dor miofascial pode resultar de um problema relativamente trivial, como um "tendão da coxa distendido" ao fazer um exercício prolongado sem alongar e aquecer no início. Ou pode ocorrer como uma manifestação de um sério problema médico que pode persistir por meses ou anos se não for tratado com eficácia, afetando praticamente todos os aspectos da vida. O termo *miofascial* pode inicialmente parecer um modo complicado de descrever problemas muito simples. Contudo, ele substitui uma série de outros que foram usados no passado e provocaram muita confusão. Palavras como "miosite", "fibrosite", e "fibromiosite" sugeriam que os tecidos doloridos estavam inflamados ou infeccionados, pois o sufixo "ite", numa palavra, significa inflamado. Isso era enganador, pois sabemos que inflamação e infecção não são responsáveis pelo problema a que atualmente nos referimos como "disfunção miofascial". Essas duas palavras nos dizem quais tecidos estão afetados e que seu funcionamento não está normal. Neste capítulo, examinaremos o que significa dor miofascial e depois o que ela "não é".

Então, o que exatamente é dor miofascial?

Acontecem diversas mudanças em um músculo quando ele sofre uma contusão ou é demasiadamente exigido.

1. *O músculo fica tenso*, os movimentos restritos, e pode haver até mesmo uma sensação de fraqueza, como se ele fosse incapaz de sustentar um peso ou realizar atividades que normalmente seriam muito fáceis. No caso de sua mão, atividades normais, como levantar peso, agarrar algo, ou segurar um lápis podem se tornar difíceis. Na verdade, não podemos medir a perda de força no músculo, mas certamente existe uma sensação de que ele está mais fraco.

2. *O músculo torna-se dolorido* no próprio momento da contusão ou a dor pode surgir só depois de passado algum tempo. Ainda não se compreende bem quais processos fisiológicos marcam essa fronteira entre "dor/não dor", mas existem indícios de que a presença de um problema pode existir muito antes da manifestação da dor. Esses indícios incluem a perda da mobilidade normal e o surgimento de pontos-gatilho no músculo, como será descrito a seguir. Depois de sua primeira manifestação, a dor tem várias características interessantes. Em primeiro lugar, a dor que se segue a uma contusão ocorre no mesmo local no caso de pessoas com ou sem problemas de dor miofascial. Se a contusão for pouco importante, a área dolorida pode ser pequena. Mas, se a contusão for mais séria, a área dolorida será maior, a dor será mais intensa e se espalhará de um modo característico. Esse padrão de dor em expansão pode permanecer diretamente sobre a contusão, mas, o mais freqüente, é que a dor se expanda além do músculo contundido. Com menor freqüência, pode haver um padrão no qual a dor realmente parece pular alguns músculos entre a área contundida e outros músculos nos quais a dor é sentida. Isso significa que você pode sentir dor num músculo que não tem nenhuma contusão aparente, e todos os músculos ao redor do ponto dolorido parecerem normais. Quando ocorre esse padrão, você e seu médico podem ter de realizar algum trabalho de investigação para descobrir o verdadeiro local da contusão. Felizmente, os padrões de dor são semelhantes na maioria dos casos, e assim, um profissional experiente geralmente conseguirá descobrir em questão de minutos qual o músculo com problemas.

3. *O músculo desenvolve pontos-gatilho*, pequenas áreas no músculo que são muito dolorosas quando tocadas. Esses pontos são encontrados ao explorar o músculo com a ponta do dedo, pressionando com firmeza. Um ponto-gatilho vai doer quando pressionado. Além disso, a pressão sobre o ponto pode desencadear dor que se espalha muito além do local que está sendo pressionado. É por isso que esses pontos sensíveis são chamados "pontos-gatilho". Os pontos em qualquer músculo específico estão localizados no mesmo lugar em todos nós, de modo que, se três pessoas tiverem contundido o mesmo músculo, por exemplo, distendido um tendão da coxa, os pontos-gatilho estarão no mesmo lugar nas três pessoas. A dor provocada pela pressão também ocorrerá no mesmo local para as três pessoas.

Em resumo, estas três características, a) rigidez que leva à perda de movimento; b) padrões específicos de dor; e c) pontos-gatilho, caracterizam a condição conhecida como "dor miofascial". Uma quarta característica, que não ocorre em todas as pessoas, é a sensação de que o músculo está fraco, embora não exista uma perda objetiva de potência muscular. Muitas vezes isso preocupa as pessoas, que sentem que seus músculos não estão funcionando normalmente; contudo, a perda de força não pode ser confirmada por exames.

Qual a sensação provocada pela dor miofascial?

As pessoas usam diversas palavras para descrever a dor miofascial. Algumas vezes elas relatam uma sensação de dor; outras, descrevem como uma sensação de queimadura profunda ou uma sensação de rigidez e espasmo muscular. Se o músculo cruza um nervo ou se um grande nervo atravessa o músculo, a dor pode ter uma qualidade mais "elétrica", seguindo o caminho do nervo afetado. Pode haver também outras sensações anormais ou entorpecimento mesmo que não exista uma perda objetiva de potência. Isso pode deixar as pessoas preocupadas, pois sentem que seus músculos não estão funcionando normalmente. Esse não é um sinal de que houve um dano permanente aos músculos; a sensação de fraqueza desaparecerá quando o problema miofascial tiver sido tratado com eficácia.

Existem outros tipos de dor muscular que não sejam causadas por problemas miofasciais?

Depois de examinarmos o que *é* a disfunção miofascial, será conveniente descrever a respeito do que ela *não é*. Outros quadros que podem provocar dores musculoesqueléticas são:

Doenças inflamatórias (como tendinite e bursite). Os médicos denominam as inflamações conforme os tecidos atingidos e acrescentam o sufixo "ite" para indicar que há uma inflamação. Por exemplo, pode ocorrer uma inflamação no tendão de um músculo, ou na bolsa fina, sedosa, macia e úmida chamada *bursa*, que envolve o tendão ou outra estrutura numa articulação e impede que haja irritação devido ao atrito provocado pelo movimento da articulação. Quando um tendão ou uma bursa estão sujeitos ao desgaste provocado pelo uso excessivo, o tecido fica inchado, vermelho e viscoso. Isso acontece porque as células e o fluido se movimentam dentro dos tecidos e liberam substâncias químicas específicas para ajudar o corpo a recuperar-se da contusão. Damos a isso o nome de "tendinite" ou "bursite", porque ou o tendão ou a bursa estão inflamados. Se esse é seu caso, provavelmente sente dor e tem dificulda-de de mover-se normalmente porque seu corpo está curando a si mesmo. Como vimos, a dor e a limi-tação de movimento acontecem também no caso da dor miofascial, mas representam um processo inteiramente diferente — um processo que tem implicações importantes para o tratamento.

"Dores e dorzinhas" normais. Você não vai encontrar essas palavras tão familiares no índice de ne-nhum manual médico. Mas provavelmente você conhece bem o incômodo que elas causam. As dores normais acontecem quando você não se move o bastante ou permanece imóvel por um longo período de tempo. Os médicos podem distingui-las facilmente da dor miofascial porque esses tipos de dor de-saparecem se nós simplesmente nos alongamos e nos mexemos um pouco, especialmente se você se movimentar o suficiente para que o metabolismo aeróbico ocorra (por exemplo, andando rapidamente durante vinte minutos ou mais). Lembre-se qual a sensação corporal que você tem depois de andar muito de carro ou de um longo vôo. Você não só sente desconforto, mas pode também sentir dor em algumas partes do corpo. Isso se dá porque os corpos foram feitos para mover-se com periodicidade. É importante relaxar um músculo em espasmo, cansado ou tenso, porque se nos sentarmos imóveis por longos períodos de tempo, começam a ocorrer contrações musculares espontâneas. Os pesquisadores da área de saúde demonstram isso monitorando a atividade elétrica desses músculos. No início, quando as pessoas tentam relaxar um músculo conscientemente, a atividade elétrica que sinaliza a contração normal das fibras musculares quase desaparece. Contudo, se as pessoas são forçadas a ficar sentadas por um tempo longo e continuam a tentar relaxar sem se mover, os "picos" elétricos reapare-cem. As fibras musculares começam a ser ativadas espontânea e aleatoriamente, mas não nos padrões coordenados típicos do movimento. Tal desconforto muscular é facilmente aliviado por meio de alonga-mento, e não provoca incapacidade grave nem crônica, como geralmente acontece com a dor miofascial.

Quais são os locais mais comuns da dor miofascial?

Nota: Nos exemplos apresentados a seguir, a dor que se origina nas estruturas miofasciais pode ser apenas um aspecto do problema. Articulações, discos ou outros tecidos moles podem estar com problemas e também desempenhar um papel no aparecimento dos sintomas. Contudo, o tratamento pode fracassar se não entendermos o papel desempenhado pelos músculos.

Pescoço

A parte posterior do pescoço é coberta por várias camadas finas de músculos. Uma contusão pode ocorrer numa situação dramática, como um acidente de carro, ou comum e aparentemente trivial, como permanecer sentado horas a fio atrás de uma mesa. As áreas-gatilho na região média do pescoço podem provocar dores de cabeça do tipo "tensional" ou "vascular". Contudo, o local da dor de cabeça pode ocultar sua conexão com um problema muscular na parte de trás do pescoço, pois a dor pode ser sentida atrás dos olhos, ou no alto da cabeça ou, mais vagamente, "em algum ponto, dentro" do crânio. Se você tem esse tipo de dor de cabeça, procure os pontos-gatilho, examinando a parte de trás do pescoço, desde a linha média até a protuberância óssea atrás das orelhas. Algumas vezes os pontos estão na base do crânio, do mesmo modo que as curvas ósseas embaixo deles. Se você realmente estiver sentindo dor de cabeça no momento em que estiver fazendo esse exame, a conexão geralmente se torna óbvia, pois, ao pressionar o ponto, sua dor de cabeça vai aumentar. Induzir a dor dessa forma não é nem um pouco perigoso. Na verdade, é um bom modo de demonstrar a fonte da dor de cabeça e de começar a tratá-la (por exemplo, no caso da dor frontal que muitas vezes é confundida com sinusite).

Embora um pouco de pressão provoque dor, se você continuar a pressionar, ou se outra pessoa o fizer enquanto você tenta relaxar o máximo que puder, com freqüência é possível obter algum alívio ou até mesmo fazer com que a dor desapareça. Muitas culturas asiáticas usam a pressão dos dedos como tratamento, o que é chamado shiatsu, jin shin do, ou acupressura. Também é essencial identificar os músculos que são a fonte da dor de cabeça para descobrir seu comportamento atual, ou do passado, (atividades, posturas, antigas contusões) que possa ter provocado a disfunção muscular. Dessa forma, entender a causa da dor é, em geral, o primeiro passo para impedir que ela ocorra novamente.

Ombro

Os problemas miofasciais no ombro podem surgir de repente, o esforço demasiado de um jogador de tênis numa jogada ou o de um nadador numa jogada ou braçada é um exemplo. Mas esses problemas também podem surgir gradualmente, provocando uma dor profunda e contínua que no início é suportável, mas se torna mais incapacitante com o decorrer do tempo. As mulheres com mais de quarenta anos são especialmente sujeitas a esse último caso, por motivos ainda não compreendidos. Os músculos afetados com maior freqüência ficam ao redor das omoplatas — em cima (supra-espinhoso), embaixo (infra-espinhoso), e na superfície interna (subescapular) — e também formam uma cobertura sobre o próprio ombro. A dor pode ser enganosa, pois ela se irradia do músculo para a lateral do braço e desce até a mão, "como se" fosse causada por um nervo. Entretanto, ela não é nem aguda, nem lancinante, nem elétrica como a dor produzida por um nervo. Se você pressionar com firmeza os músculos que cobrem a escápula, seus dedos, em geral, encontrarão um ou mais pontos-gatilho. Devido à localização dos pontos-gatilho, as pessoas com esse problema freqüentemente reclamam de um grande desconforto se dormirem de lado. Na verdade, a perda de sono pode ser um problema grave e aumenta os problemas vividos pelas pessoas com essa disfunção no ombro. Quando se perde a mobilidade do ombro, pode ser impossível realizar até mesmo atividades cotidianas, como pentear o cabelo ou tirar a carteira do bolso. Como várias outras estruturas podem provocar dor no ombro (por exemplo, inflamação do bíceps ou dos tendões supra-espinhosos, ou em estruturas dentro da própria articulação do ombro), é aconselhável consultar um médico se os sintomas não desaparecerem rapidamente com um tratamento auto-administrado.

Parte inferior das costas

A disfunção miofascial pode ser a principal causa de dores na parte inferior das costas ou pode ser apenas um dos diversos fatores que estão provocando o desconforto (ver Capítulo 13). Os tratamentos para a disfunção miofascial são não-invasivos e apresentam pouco risco, portanto, é aconselhável a você e seu médico identificar e eliminar o componente miofascial do problema se ele for importante.

Os grandes músculos que ladeiam a coluna e cobrem as nádegas são os candidatos óbvios para a causa da dor miofascial nas costas. Menos óbvios são os músculos pequenos, muito curtos, que unem os segmentos da coluna vertebral e podem provocar dor e perda de mobilidade específicas. Ao contrário dos músculos maiores, o pequeno tamanho desses músculos dificulta a possibilidade de alongá-los para obter algum alívio.

Três grandes músculos, o *iliopsoas, o piriforme, e o quadrado lombar,* localizam-se profundamente no abdome, chegam até os *músculos paraespinhosos* e formam a parede posterior do abdome. O músculo iliopsoas provoca dor que é sentida de forma profunda na região lombar, podendo ocorrer também na virilha. Esse é um músculo difícil de ser encontrado, pois se localiza profundamente no abdome e está oculto embaixo dos músculos anteriores da coxa, tornando difícil o auto-exame. A dor provocada por esses três músculos profundos pode ser totalmente incapacitante. O diagnóstico é ainda mais difícil porque muitos médicos não se familiarizam com o tipo de problema nas costas que pode ser causado por esses músculos, assim, tendem a não procurar anormalidades neles. Os especialistas que têm maior probabilidade de conhecer esse grupo muscular incluem os fisiatras e os osteopatas. Seria útil consultar um desses especialistas se você achar que sua dor nas costas não está melhorando com o programa de exercícios e outras estratégias, além de constatar que os exames não mostram nenhuma causa real para seu problema. Outros especialistas médicos, que provavelmente lhe ajudarão se você tiver um problema miofascial nas costas, são os fisioterapeutas que se especializam em "problemas dos tecido moles" ou em "medicina manual", ou os quiropráticos.

Articulação temporomandibular

Essa articulação, freqüentemente chamada ATM, está em ação durante grande parte do dia, sempre que você fala e também quando mastiga. Na verdade, os músculos ao redor das articulações podem estar ativos até mesmo quando você está "descansando". O próprio pensamento, mesmo sem ser dito em voz alta, pode desencadear a atividade desses músculos, a menos que você os relaxe conscientemente. A tensão nos músculos da mandíbula pode continuar por toda a noite, como tensão no maxilar ou "bruxismo", uma expressão que significa ranger os dentes. Muitas pessoas nem sabem que apertam o maxilar e rangem os dentes por toda a noite, mas seus companheiros de cama não têm dúvidas. (Pergunte a seu companheiro de cama se você range os dentes.) A dor pode ser sentida na mandíbula ou no ouvido, ou pode subir pelo lado da cabeça e causar dores de cabeça. Na verdade, esse problema de "maxilar" pode enganar tanto o paciente quanto os médicos, ao se "disfarçar" como um problema de dor de cabeça. Você pode encontrar algumas áreas-gatilho comuns em seu próprio corpo, se elas estiverem presentes, pressionando firmemente com seu indicador bem na frente de seu ouvido e deslizando seu dedo para frente por cima da articulação da mandíbula, ou então pressionando em cima de sua têmpora, onde freqüentemente há um pequeno espaço no osso. Você também pode tocar os pontos ao longo do lado inferior da mandíbula no local em que dois músculos (o medial pterigoídeo e o digástrico) podem possuir pontos-gatilho. Se você acha que pode ter um problema de ATM, consulte primeiro o médico responsável pelo tratamento e seu dentista, que podem lhe receitar uma placa para ser usada durante a noite. Se necessário, qualquer um desses profissionais pode encaminhar você a especialistas, como neurologistas ou cirurgiões-dentistas, especializados nesse tipo de problema.

A tensão nesses músculos pode refletir as tensões da vida, e por isso uma avaliação psicológica pode ser útil. Muitos psicólogos e terapeutas de *biofeedback* são capacitados para lhe ensinar como relaxar os músculos da mandíbula. Aprender habilidades de relaxamento pode ser a pedra fundamental para o tratamento de muitas pessoas com problema de tensão muscular na ATM. Ver Capítulo 17 para mais informações sobre problemas temporomandibulares.

Como a dor miofascial é tratada?

O objetivo básico do tratamento é recuperar o movimento normal do músculo e dos tecidos que o sustentam. Para que isso seja feito, a sensibilidade dos pontos-gatilhos é eliminada ou reduzida. Duas coisas são conseguidas desse modo: a dor é aliviada, e torna-se muito mais fácil movimentar o músculo, o que lhe dá mais liberdade para realizar suas atividades normais.

Coisas que você pode fazer por si mesmo

Alongamento

O alongamento é a base de qualquer tratamento para a disfunção miofascial e para os problemas de dor muscular que estamos descrevendo. Embora tenhamos nascido com essa habilidade, basta observar um recém-nascido alongando-se deliciosamente da cabeça aos pés, muitos de nós esqueceram como fazer isso depois de adulto. Muitas vezes aprendemos que para obter qualquer coisa em nosso mundo agitado devemos nos esforçar muito. Assim, por exemplo, uma pessoa que esteja tentando alongar os músculos da panturrilha antes de correr, vai tensionar os músculos e forçá-los a alongar-se. Quando o músculo é alongado à força, ele vai fazer aquilo que foi programado para fazer, ou seja, contrair-se, o que deixa ainda mais tenso um músculo que já estava tenso. Para alongar-se com eficácia, você precisa combinar um relaxamento focalizado com um alongamento suave e gradual que aumente o comprimento e a flexibilidade do músculo. Hatha Yoga é uma prática antiga que tem o propósito de aumentar a flexibilidade muscular geral, além de induzir o relaxamento pelo uso de imagens poéticas. Revela-se mais produtivo aprender Hatha Yoga com um instrutor, embora haja alguns programas excelentes de yoga na televisão. Existe uma série de bons livros sobre alongamento, escritos com base em uma perspectiva ocidental (ver a Leitura Complementar no fim deste capítulo).

Agentes tópicos

Pomadas e ungüentos de "aquecimento profundo", conhecidos também como *contra-irritantes*, estão entre os remédios mais antigos conhecidos dos seres humanos. Eles têm sido usados por culturas antigas ao redor do mundo. Mas, agora, as razões de sua eficácia foram validadas pelos modernos pesquisadores da dor. Embora existam outros instrumentos para tratar a dor, poucos entre eles são tão seguros e fáceis de usar. Você pode usar desde Ben-Gay e Vick's Vapo-Rub até o mais exótico e oriental Tiger Balm. Alguns cremes mais fortes — como Zostrix —, vendidos com receita médica, também estão disponíveis no mercado. Todos podem ser eficazes. Se você tiver acesso a lojas que vendam produtos medicinais chineses, poderá encontrar produtos compostos por tecido ou plástico embebidos em substâncias similares aos anteriores, e que podem ser aplicados em qualquer área do corpo como um Band-Aid. Estes "emplastros" ampliam a eficácia desses remédios e são especialmente úteis durante a noite quando a dor musculoesquelética pode ser particularmente perturbadora.

Calor

O calor suaviza, alivia e conforta. É importante garantir que seus músculos estejam aquecidos antes de fazer um alongamento. Os instrumentos especiais para monitorar isso podem ser caros e complexos. Se você tem um problema sério, talvez prefira uma almofada de gel que pode ser aquecida num forno de microondas e mantém o calor durante horas. Contudo, existem alternativas mais simples e menos caras que podem funcionar muito bem em seu caso. Uma bolsa de água quente ou uma toalha embebida em água muito quente podem ser eficientes. Se forem envoltas em outra toalha quente, num cobertor ou numa flanela, o calor vai durar muito mais tempo.

Frio

O frio diminui a intensidade da dor e limita o inchaço que ocorre como resultado da irritação dos tecidos, causada por ferimento ou tratamentos médicos, como fisioterapia ou injeção. Existem muitas almofadas de gel frio à venda nas drogarias ou em lojas de suprimentos médicos. Elas são esfriadas na geladeira ou no *freezer* e depois usadas até ficarem quentes de novo. Se forem guardadas na geladeira, elas ficarão muito frias para serem eficientes e continuarem macias, mas aquecem mais rapidamente do que um bloco de gelo. O gelo é um analgésico eficiente se for aplicado durante pelo menos dez minutos. Esfregar ou massagear a área com gelo parece ser mais eficiente do que tão-somente colocá-lo sobre a região. Como tratamentos vigorosos de fisioterapia podem provocar uma "resposta de contusão" ou um inchaço na área tratada, muitos fisioterapeutas aconselham aplicar gelo sobre a área logo após o tratamento e depois novamente ao chegar em casa.

Uma pergunta comum e difícil de ser respondida é: "Devo usar calor ou frio?". O mundo médico parece estar dividido em dois campos: um aconselharia a aplicar gelo a qualquer ponto doloroso. O outro diria que é melhor evitar o gelo e aquecer o local dolorido. Dependendo das circunstâncias, o calor ou o frio podem parecer perfeitos ou podem ser desagradáveis. Uma boa regra é deixar que seu corpo o guie. Sua escolha estará certa se diminuir a dor, fizer com que você se sinta mais relaxado e permitir que você se mova ou faça exercícios com mais facilidade.

Os recursos citados anteriormente têm-se mostrado simples e eficientes no decorrer dos anos. Usados ou realizados da forma correta, eles são baratos, seguros e podem ser bons auxiliares para os outros tratamentos médicos.

Coisas que o médico pode fazer por você

Os tratamentos para dor miofascial incluem remédios, injeções e diversas técnicas físicas, que em sua maioria são tratados em outras partes deste livro.

Medicamentos

Os medicamentos mais úteis são os relaxantes musculares (como Miosan), os analgésicos, especialmente as drogas antiinflamatórias não-esteroidais (como o Advil), e o paracetamol (Tylenol). Medicamentos que não necessitam de receita médica muitas vezes podem ser tão úteis quanto os remédios vendidos sob prescrição médica. Há, na verdade, tantos tratamentos disponíveis para esse problema, que dificilmente haverá necessidade de se usar analgésicos narcóticos. Ver Capítulo 12 para informações mais específicas sobre medicamentos.

Injeções

Se os pontos-gatilho continuarem presentes apesar de exercício adequado e do uso das sugestões anteriores, talvez seja eficaz receber uma *injeção no ponto-gatilho*. Esse é um procedimento simples que envolve a injeção de pequenas quantidades de anestésico local, como a lidocaína (ver Capítulo 12), no centro do ponto-gatilho. As injeções devem sempre ser seguidas pela aplicação de calor e depois por exercícios de alongamento, seja no consultório médico ou numa clínica de fisioterapia.

Técnicas físicas

Algumas vezes os músculos parecem resistir a todos os esforços para relaxá-los e soltá-los. Nessas situações, o problema pode estar nas articulações controladas por eles. Alguns profissionais da área médica (inclusive osteopatas e quiropráticos) foram treinados para soltar as articulações pela *manipula-*

ção (movimentação habilidosa das articulações com as mãos). Quando as articulações estiverem se movendo normalmente, os músculos vão relaxar com muito mais facilidade.

Outros profissionais de saúde podem receber treinamento especial para tratar de problemas miofasciais: fisioterapeutas, terapeutas corporais ou massagistas, acupunturistas, terapeutas de padrões de movimento (o método Feldenkrais é um exemplo e protótipo desse tipo de terapia) etc. Você deve escolhê-los do mesmo modo como escolhe um médico ou um dentista, ou seja, segundo as credenciais que documentam o treinamento deles nas habilidades que você está buscando, e com indicações de amigos ou de outros profissionais em quem você confie e que possam verificar a eficácia do trabalho oferecido. É prudente passar por uma avaliação médica antes de buscar ajuda de profissionais não-médicos, pois o problema aparente pode mascarar um eventual diagnóstico mais sério.

Uma palavra final

Qualquer que seja a abordagem que você use para controlar a dor, quer você aja sozinho ou conte com ajuda de profissionais, o passo mais importante a dar é identificar os fatores que ocasionaram seu problema. Eles podem ser físicos, como digitar durante horas seguidas ou levantar caixas pesadas muitas vezes durante uma mudança, ou posturais, como deitar numa posição desajeitada para ler ou ver televisão deitado na cama. Outros fatores não físicos de estresse podem estar presentes, como ter discussões acaloradas com sua esposa, ou ficar tenso sempre que seu chefe se aproxima. Identificar e reduzir os fatores de estresse é tão importante no caso da dor miofascial quanto no de outros tipos de dor abordados neste livro.

Se você está tendo dificuldades para determinar as fontes de dor e estresse em sua vida, é prudente consultar profissionais treinados para trabalhar com dor, inclusive médicos, psicólogos, fisioterapeutas etc. Todos os fatores desencadeantes que você identificar podem se transformar em fatores de perpetuação da dor, e podem desfazer os efeitos do tratamento se continuarem presentes. Só ao corrigir essas causas subjacentes é que você conseguirá alcançar uma solução para seu doloroso problema muscular.

Leitura complementar

ANDERSON, B. *Alongue-se*. 23. ed. São Paulo: Summus, 1983

BLAKEY, W. P. *Stretching without pain*. Sechelt, B.C.: Twin Eagles Educational & Healing Institute, 1994.

LYCHOLAT, T. *The complete book of stretching*. Ramsbury, Marlborough, England: Crowood, 1995.

PULLEY, M. *Solving the pain puzzle: myofascial pain dysfunction*. 3. ed. Dallas: MyoData, 1990.

TRAVELL, J. G. & SIMONS, D. G. *Myofascial pain and dysfunction: the trigger point manual*. Baltimore: Williams & Wilkins, 1992, vols. 1 e 2.

Fitas de vídeo

ANDERSON, B. Stretching — *the video*. Palmer Lake, CO: Stretching Inc., 1987. (Uma fita de vídeo VHS pode ser encomendada por carta: Stretching, Inc., P.O Box 767, Palmer Lake, CO 80133.)

16

Dores de cabeça

Douglas E. DeGood, Ph.D.

Existe ampla evidência de que a dor de cabeça é um quadro doloroso que apresenta grande melhora com as técnicas de auto-regulação descritas neste livro. Isso não deve surpreendê-lo, pois a dor de cabeça é o quadro de dor crônica que a maioria de nós associa à tensão emocional cotidiana ou ao estresse. É também conhecido o fato de as dores de cabeça serem um tipo bastante peculiar de distúrbio doloroso, pois, em geral, são benignas – isto é, não são sintomas de dano sério nem duradouro aos tecidos. Esse *status* benigno faz com que os médicos não dêem muita importância às queixas de dor de cabeça, mas, para quem sofre dela, não é nada fácil deixar de lado o desconforto que ela provoca.

Como a maioria das dores de cabeça realmente não está associada a um dano duradouro aos tecidos, será que poderíamos concluir que elas são fatos psicológicos "imaginários" sem nenhuma base física real? É óbvio que a resposta é não. Na verdade, todas as dores de cabeça envolvem fatos físicos reais. Se você sente dores de cabeça fortes e recorrentes, embora benignas, é provável que tenha uma tendência biológica para algum distúrbio neurológico ou químico nas estruturas cerebrais. Essa tendência raramente tem uma única "causa", mas resulta do estresse proveniente de diversos fatores físicos, psicológicos e ambientais. Contudo, seja qualquer for a definição de estresse, este não se transforma magicamente em dor de cabeça. Pelo contrário, existe um grau considerável de envolvimento corporal nesse processo de transformação. Para algumas pessoas, o estresse afeta nervos, músculos e vasos sanguíneos na cabeça, no pescoço e na parte superior do tronco de tal modo que essas estruturas colaboram para o surgimento da dor de cabeça. Com certeza, você já notou o desconforto que se pode dar nos músculos da cabeça, do pescoço, e dos ombros devido ao estresse, cansaço e esforço excessivo. Recentemente, passamos a reconhecer o importante papel que ao postura e o condicionamento físico desses músculos têm na determinação da vulnerabilidade a dores de cabeça.

Vale a pena observar que existem algumas poucas exceções ao *status* benigno geral das dores de cabeça. As dores de cabeça podem ser conseqüência de ferimentos traumáticos na cabeça ou podem estar associadas a inúmeras doenças, algumas das quais podem ser bastante graves. Dores de cabeça também são um dos sintomas mais comuns de dano aos tecidos causado por tumores, derrames ou, mais raramente, infecções intracranianas. Qualquer pessoa que sinta dor de cabeça pela primeira vez, ou que perceba um novo padrão de sintomas de dor de cabeça, deve ser examinada por um médico antes de iniciar qualquer plano de tratamento.

Mecanismos físicos das dores de cabeça tensionais e vasculares

Dores de cabeça tensionais

Estima-se que aproximadamente 50% da população tenha dores de cabeça causadas por tensão, pelo menos de vez em quando. Na verdade, as dores de cabeça tensionais podem ser o distúrbio doloroso mais comum em nossa época, e talvez seja um sintoma do estresse da vida moderna.

É possível você estar confuso com os diversos significados da palavra *tensão*. Algumas vezes a palavra implica ativação emocional provocada pelas grandes e pequenas dificuldades da vida diária. Outras, essa palavra é usada especificamente para referir-se à contração mecânica dos músculos na região da cabeça e do pescoço que resultam na dor de cabeça tensional. Embora os dois significados sejam adequados, neste capítulo usaremos basicamente a segunda definição. Portanto, para nossos propósitos, as expressões dor de cabeça provocada por "tensão" e por "contração muscular" são usadas como sinônimos.

A dor presente nas dores de cabeça tensionais em geral tem grande parte das seguintes características:

- surgimento gradual, que muitas vezes se inicia na parte superior do pescoço (área occipital) e se expande para a frente da cabeça;
- intensidade e duração muito variáveis de um episódio de dor para outro;
- é sentida como uma pressão semelhante a uma faixa apertada, um peso ou uma pressão ao redor da cabeça;
- é constante, e não latejante;
- é bilateral (ou seja, afeta os dois lados da cabeça);
- muitas vezes piora no decorrer do dia, especialmente em dias agitados e cheios de estresse.

A tensão excessiva, e às vezes os espasmos, dos poderosos músculos que controlam a mandíbula muitas vezes tem papel central nas dores de cabeça tensionais crônicas. Embora essa tensão mandibular possa ter uma origem emocional, ela também pode ser provocada por alinhamento ruim ou outros problemas dos dentes (ver Capítulo 17 a respeito da ATM).

A dor presente na dor de cabeça tensional pode ter várias outras origens, além da mandíbula. Para começar, os músculos tensos nos ombros, no pescoço e na cabeça podem ficar fatigados e irritados. Imagine só como sua mão doeria se você apertasse continuamente o punho. A tensão nos músculos da região do pescoço e da cabeça pode ter um efeito semelhante. Em segundo lugar, o fluxo sanguíneo para os músculos tensos pode ser interrompido, fazendo com que eles acabem ficando *isquêmicos* (isto é, tenham um suprimento inadequado de sangue), o que contribui para a dor. E, em terceiro lugar, os músculos tensos podem pressionar os nervos e vasos sanguíneos, apertando-os entre o crânio e as faixas de fibras musculares, provocando uma fonte secundária de sensação dolorosa. Essa dor secundária pode se parecer com uma ardência, uma irritação nevrálgica latejante, que se combina com a dor constante, característica da dor de cabeça tensional. Em casos raros, a dor de cabeça tensional pode desencadear a dor ainda mais severa de uma dor de cabeça vascular.

Enxaqueca e outras dores de cabeça vasculares

A enxaqueca é a dor de cabeça vascular mais conhecida – as dores de cabeça que são causadas por alterações nos vasos sanguíneos do rosto, da cabeça e do pescoço. Esses vasos sanguíneos algumas vezes se estreitam de modo pouco natural (vasoconstrição), o que geralmente é seguido por um período de "rebote" que provoca uma ampliação não natural dos vasos (vasodilatação).

As dores de cabeça vasculares são menos comuns que as causadas por tensão, e afetam aproximadamente 20% dos adultos. Dois terços desses adultos são mulheres, um fato que sugere um possível elo hormonal. Quase todas as dores de cabeça vasculares atingem apenas um dos lados da cabeça, e comumente estão ligadas a um vaso sanguíneo específico na têmpora, ou acima dos olhos, ou atrás deles. É uma dor que não pode ser facilmente ignorada. Muitas vezes você desenvolve sensibilidade à luz quando é atingido por uma dessas dores de cabeça, e a dor pode ser tão intensa que supera sua capacidade de se concentrar e realizar até mesmo atividades rotineiras. A pessoa que sofre de enxaquecas crônicas com certeza vai acabar procurando ajuda médica.

A enxaqueca clássica é o resultado de um processo complexo que envolve a regulação neurológica e neuroquímica dos vasos sanguíneos na cabeça e no pescoço. Ainda não está claro o que desencadeia esse processo de constrição e dilatação. Acredita-se que hormônios regulados pelo cérebro e que se originam no hipotálamo podem alterar o nível de catecolaminas circulantes, por exemplo, a serotonina e a norepinefrina, o que por sua vez afeta o fluxo do sangue. Sabe-se que os níveis de serotonina circulante ficam mais elevados no cérebro imediatamente antes de uma enxaqueca, mas permanecem baixos durante a enxaqueca. O estresse emocional ou a empolgação podem provocar todo esse processo, embora o estresse emocional não seja o único fator desencadeante. Alterações hormonais, mudanças de temperatura, comidas, bebidas e reações a substâncias químicas também são causas comuns.

Qualquer que seja o fator desencadeante, o processo somático parece começar com a vasoconstrição, provocando isquemia localizada (obstrução do fluxo do sangue) no cérebro. Por sua vez, isso parece ser responsável pela aura prodômica de alerta (mudanças na visão, sensação de formigamento ou fraqueza nos membros, tontura, ou sensação de desmaio) que pode sinalizar um ataque de enxaqueca. A vasoconstrição, então, estimula a produção de substâncias neuroquímicas reguladoras, com o objetivo de manter o fluxo sanguíneo adequado e nutrir as células do cérebro. Quando esse esforço corretivo é forte demais e supera o nível ótimo, ele produz uma vasodilatação de "rebote". Acredita-se que a dilatação excessiva e o inchaço subseqüente de alguns vasos sanguíneos, que correspondem ao estágio de dor latejante da enxaqueca, irritam as terminações nervosas nas paredes dos vasos sanguíneos já excessivamente dilatados.

A dor presente na enxaqueca geralmente tem as seguintes características:

- é precedida por sinais prodômicos de alerta ou aura;
- é unilateral (atinge um dos lados da cabeça), e freqüentemente se localiza em uma das têmporas, ou acima dos olhos, ou atrás deles;
- muitas vezes é acompanhada por náuseas ou vômitos, e então é chamada de dor de cabeça "com enjôo";
- algumas vezes pode ser evitada com o uso de medicamentos vasoconstritores;
- o padrão de dor de cabeça muitas vezes aparece em parentes próximos, o que sugere uma predisposição hereditária.

Na verdade, apenas 15% das dores de cabeça combinam com a descrição do padrão clássico da enxaqueca com aura. São mais freqüentes as dores de cabeça vasculares que não têm uma aura prodômica definida e também podem não ser claramente unilaterais. Este padrão mais comum era chamado antigamente enxaqueca "comum", mas, atualmente, simplesmente enxaqueca sem aura. Seus sintomas podem ser bastante semelhantes aos da enxaqueca clássica, mas sem a aura.

Outro padrão de dor de cabeça vascular é a chamada cefaléia em salvas. Essas dores de cabeça são intensas, mas de curta duração (aproximadamente vinte minutos). Elas receberam a denominação em salvas porque podem acontecer com grande freqüência num período de vários dias ou semanas, e depois desaparecerem por vários meses antes de ocorrerem novamente. Embora tenham uma duração curta, elas podem produzir a dor mais severa de todas as síndromes de dores de cabeça crônicas benignas.

Atualmente, reconhecemos que muitas das pessoas com dores de cabeça crônica apresentam sintomas de dores de cabeça tensionais e vasculares. Esse padrão, chamado dor de cabeça mista, tem sintomas que são característicos de cada um dos tipos de dores de cabeça. Os dois tipos de sintomas podem ocorrer ao mesmo tempo ou em seqüência, embora, em geral, a tensão muscular seja observável no início. Normalmente os sintomas vasculares mais intensos é que levam o paciente a procurar um médico.

Um ferimento na cabeça ou no pescoço pode provocar sintomas tanto de dor de cabeça vascular quanto tensional, e desencadear uma dor de cabeça pós-traumática. Embora esses sintomas sejam comuns durante um ou dois dias depois do ferimento, a dor, com freqüência, passa depois de uma ou duas semanas. Contudo, em alguns casos, mesmo um pequeno ferimento sem outros sinais de dano cortical pode provocar dores de cabeça persistentes, que possivelmente se devam a disfunção muscular de longa duração.

Finalmente, as dores de cabeça dos seios da face muitas vezes são confundidas com enxaquecas. Os seios da face são bolsas de ar dentro dos ossos do nariz, das maçãs do rosto e da testa. O muco secretado nos tecidos dessas bolsas de ar normalmente é drenado pelo nariz. Excesso de secreção, bloqueio ou infecção podem aumentar a pressão nos seios da face e provocar dor nas maçãs do rosto ou na testa. As dores de cabeça dos seios da face muitas vezes respondem ao tratamento com descongestionantes e medicamentos analgésicos suaves. Dores de cabeça severas na região dos seios da face, quando não há congestão neles, podem na verdade ser provocadas por vasos sanguíneos nos nesses seios ou próximo a eles.

Fatores estressantes, reações ao estresse e fatores de personalidade nas dores de cabeça

Os *fatores estressantes* são os que envolvem pessoas, coisas ou acontecimentos que nos fazem sentir estresse, enquanto estresse é nossa reação física e emocional a eles. Os fatores estressantes que provocam dores de cabeça podem variar de dificuldades comuns para cumprir nossa agenda diária até perdas e desilusões pessoais profundamente perturbadoras. Muitas vezes os sentimentos de estresse estão acompanhados por emoções negativas, como ansiedade, depressão ou raiva. Todavia, para algumas pessoas, os sintomas de estresse podem também se originar de sentimentos positivos intensos ou de empolgação.

Durante muitos anos pensou-se que havia um tipo de "personalidade de dor de cabeça". As pessoas inclinadas a ter dores de cabeça seriam mais tensas e compulsivas, teriam dificuldade para expressar a raiva, e estabeleciam padrões muito elevados para si mesmas e para os outros. No entanto, os pesquisadores nunca conseguiram comprovar a existência de tal tipo de personalidade.

Certamente o objetivo do treinamento de controle do estresse, para controlar as dores de cabeça, não é mudar sua personalidade básica, mas sim, dar-lhe algumas novas estratégias para que você lide com seus pensamentos, seus sentimentos e suas ações característicos em resposta aos fatores estressantes. É certo que o modo como você responde aos fatores estressantes pode ter um papel em sua suscetibilidade a dores de cabeça. Algumas pessoas desenvolveram habilidades cognitivas e físicas de convivência que são eficazes para reduzir ou limitar o impacto emocional negativo dos fatores estressantes. Boas habilidades de convivência podem reduzir muito a probabilidade de um estresse específico vir a se tornar crônico, e são os problemas crônicos e aparentemente impossíveis de resolver que têm maior probabilidade de resultar em dor intensa.

Também precisamos lembrar que, como já dito no início deste capítulo, as dores de cabeça são resultado de complexas interações da mente, do corpo e do ambiente. As diferenças individuais na resposta corporal a qualquer aumento positivo ou negativo no estresse são, pelo menos, tão importantes quanto diferenças nas habilidades de convivência. A resposta física natural é um aumento na ativação muscular, acompanhada por um aumento na produção de algumas substâncias neuroquímicas. Essas substâncias neuroativas estimulam o sistema nervoso, resultando em amplas alterações, como aumento dos batimentos cardíacos, na pressão sanguínea, taxa respiratória, atividade das glândulas sudoríparas, e dilatação do espaço aéreo dos brônquios. Os vasos sanguíneos próximos à superfície da pele e as vísceras também sofrem constrição, o que aumenta o fluxo sanguíneo para o cérebro e para os músculos maiores. Isso é parte de um mecanismo de sobrevivência evolutivo, a chamada resposta de "luta ou fuga", que prepara seu corpo para proteger-se diante de um possível perigo ou ameaça.

Contudo, a força e a forma exatas dessa reação biológica de luta ou fuga variam consideravelmente de pessoa para pessoa. Sua volta ao ajustamento normal ou permanente depois da primeira reação é ainda mais importante que sua reação imediata ao estresse. Algumas pessoas exibem acentuada reação dos vasos sanguíneos do crânio, o que poderia provocar enxaquecas, enquanto outras exibem uma vasoconstrição mais generalizada em todo o corpo, que poderia colocá-las sob risco de desenvolver hipertensão. As reações musculares podem acontecer predominantemente nos músculos da mandíbula para uma pessoa, enquanto outra poderá apresentar tais reações no pescoço, e uma terceira as terá nas costas. Portanto, o mesmo fator estressante pode provocar dor de cabeça tensional numa pessoa, enxaqueca em outra, ou dor na parte inferior das costas numa terceira pessoa.

A única conclusão segura a que podemos chegar com relação à origem das dores de cabeça em cada indivíduo é que geralmente é impossível identificar o papel exato dos fatores estressantes objetivos, das habilidades de convivência da personalidade, e de predisposições puramente fisiológicas. A tendência a sofrer de dores de cabeça certamente não prova que um indivíduo tenha características de personalidade inadequadas para lidar com o estresse de estar vivo. Na verdade, muitos pacientes de dor de cabeça crônica são indivíduos muito bem-sucedidos. Muitos são realizadores cheios de energia e líderes que possuem muitas qualidades. Não é realmente muito importante saber se os traços de personalidade deles são ou não diferentes dos demonstrados pelas pessoas que não apresentam tendência a dores de cabeça. O importante é saber que se você tem um padrão específico de resposta que provoca dores de cabeça, então precisará preocupar-se com sua capacidade de reduzir suas reações ao estresse – com certeza, isso é ainda mais importante do que no caso das pessoas que não herdaram nem adquiriram esse mesmo padrão de resposta. O treinamento de habilidades de auto-regulação beneficia a todos, independentemente do tipo de personalidade. Se você de imediato desconsidera essas estratégias, dizendo: "Isso não tem a ver comigo porque eu não sou do tipo de pessoa tão preocupada com desempenho", então você estará perdendo todos os efeitos positivos que o treino de relaxamento pode trazer.

Tratamento medicamentoso

A primeira linha de tratamento para dores de cabeça crônicas, em geral, é por intermédio de medicamentos. A aspirina e os outros analgésicos suaves podem ser bastante eficazes para controlar dores de cabeça tensionais. Uma ampla gama de medicamentos tem sido usada no caso das dores de cabeça vasculares, inclusive drogas que afetam diretamente a vasodilatação e a neuroquímica do sistema nervoso autônomo e central. Analgésicos opiáceos (narcóticos) ou tranqüilizantes maiores podem ser usados temporariamente durante um ataque agudo, especialmente se as dores de cabeça só ocorrem de vez em quando.

Se você começar a ter dores de cabeça fortes a cada semana, pode tomar mais medicamentos para controlar a dor. No entanto, podem surgir problemas relativos a tolerância e dependência aos medicamentos, se doses cada vez mais elevadas de remédios forem tomadas sem que se consiga controlar a dor. Com o tempo, esses medicamentos, especialmente os opiáceos e os tranqüilizantes, podem reduzir a produção corporal de endorfinas e encefalinas – as substâncias químicas redutoras de dor que são produzidas naturalmente pelo corpo. Em última instância, pode acontecer um relacionamento recíproco entre as dores de cabeça e os remédios: a medicação pode aliviar temporariamente a dor, mas, ao mesmo tempo, preparar o terreno para mais dor. A reação de dor de cabeça pode se tornar condicionada ao nível do medicamento na corrente sanguínea, e assim todas as vezes que o nível do medicamento no sangue cai, a dor de cabeça reaparece com força cada vez maior.

Motivos e instruções para uso das técnicas de auto-regulação

A ênfase colocada nos defeitos da medicação não implica que os remédios não tenham um papel no controle das dores de cabeça, mas é um alerta para quem sofre de dor de cabeça crônica de que existem alternativas menos conhecidas, porém mais seguras e igualmente eficazes. Na verdade, um painel de especialistas convocado pelo National Institutes of Health (Instituto Nacional de Saúde), concluiu com base nos dados disponíveis que as terapias cognitivo-comportamentais de auto-regulação são tratamentos eficazes para a dor, especialmente para as dores de cabeça. Diversos estudos indicaram que de 50% a 70% dos pacientes se beneficiam com essas estratégias, um índice similar à resposta aos medicamentos, mas sem o risco de efeitos colaterais.

Estratégias de Auto-regulação

- Respiração profunda.
- Relaxamento muscular progressivo.
- Treinamento autógeno.
- Práticas de visualização.
- *Biofeedback*.
- Auto-hipnose.

Todas essas estratégias de auto-regulação têm o objetivo de promover o relaxamento geral, cognitivo e fisiológico. Cada uma dessas técnicas está explicada nos Capítulos 4 e 5. A maioria das pessoas acha que provocar o auto-relaxamento intencionalmente é como diminuir o "volume da dor". É comum que as pessoas digam que "a dor ainda está aqui, mas não me domina mais nem me deixa à beira de um ataque de nervos".

Do ponto de vista cognitivo-comportamental é importante que você pense em seu treinamento de relaxamento como uma *habilidade de convivência*, e não como um *tratamento*. Essa habilidade pode ser usada sempre que a dor ou os sentimentos de tensão ficarem perturbadores. Ela também pode ajudá-lo a reduzir o medo da dor, e permitir que você experimente atividades que pode ter evitado anteriormente. Finalmente, se você puder alcançar um estado relaxado de mente e corpo, fica mais fácil aprender a alteração sensorial (por exemplo, a auto-supressão direta da dor por analgesia hipnótica). No entanto, essa supressão da dor é uma habilidade individual imprevisível que alguns pacientes aprendem facilmente, com resultados dramáticos, enquanto outros, apesar de um esforço considerável, conseguirão benefícios menos positivos. Felizmente, quase todas as pessoas podem reduzir seu nível de dor aprendendo a sentir-se mais relaxadas, mesmo que tenham dificuldade em desenvolver uma habilidade mais profunda de supressão da dor.

Dores de cabeça tensionais

Os motivos para usar estratégias de auto-regulação a fim de tratar as dores de cabeça são bem simples. Usando esse tipo de habilidade, você pode aprender a prevenir ou reduzir a tensão dos músculos da cabeça, do pescoço e da parte superior do tronco. Fazendo isso você pode prevenir ou, ao menos, reduzir, a dor que provém dessas estruturas.

Pode ser útil considerar o uso das habilidades de auto-regulação para lidar com as dores de cabeça tensionais como um processo que inclui três fases. Primeira, você precisa ser capaz de se auto-observar, isto é, desenvolver sensibilidade para os primeiros sinais de aumento na tensão muscular, ou para qualquer outro sinal inicial de desconforto na cabeça, no pescoço e nos ombros. Segunda, você usa os exercícios específicos de auto-regulação para atuar contra esta tensão muscular. Terceira, você generaliza essa habilidade para situações externas ao ambiente do treino de relaxamento. Quando você for capaz de reunir todas essas habilidades, poderá reagir com uma resposta de relaxamento aos primeiros sinais de alerta de aumento da tensão muscular, e fazê-lo mesmo quando estiver envolvido em outras atividades.

Dores de cabeça vasculares

As razões para usar o treino de relaxamento a fim de controlar enxaquecas e outras dores de cabeça vasculares são mais complexas do que aquelas para as dores de cabeça tensionais. Na verdade, o uso do relaxamento como uma resposta contrária à dor de cabeça pode contradizer a experiência intuitiva de muitas pessoas que sofrem de enxaquecas. Os pacientes de enxaqueca muitas vezes relatam a surpreendente experiência de observar o início de uma dor de cabeça nos momentos de pouco estresse – na hora de dormir, nos fins de semana e nas férias. Se você é uma pessoa orientada para a tarefa e precisa cumprir muitos prazos, talvez essas dores de cabeça só aconteçam depois de você ter completado suas tarefas e no momento em que estiver se preparando para desfrutar de momentos de descanso.

O crucial para entender esse irônico padrão da enxaqueca está na natureza de "rebote" dessas dores de cabeça. Os acontecimentos fisiológicos que acompanham os momentos de estresse não provocam diretamente a dor de cabeça, mas montam o cenário para ela. Essa fase de estresse anterior à dor de cabeça está associada ao aumento de liberação de diversos neurormônios de estresse que podem ativar o sistema nervoso simpático, causando a vasoconstrição dos vasos sanguíneos sensíveis. Por sua vez, essa vasoconstrição pode produzir uma isquemia localizada no cérebro de pessoas suscetíveis, provocando a aura prodômica de uma enxaqueca prestes a começar. A atividade isquêmica vai também estimular uma atividade neurormonal reguladora num esforço de aumentar o fluxo sanguíneo para as artérias constritas. Quando o estresse tiver acabado e você tiver uma oportunidade de relaxar, esse esforço regulador pode ser tão poderoso que ultrapassa o alvo, provocando a resposta vascular oposta, ou seja, uma dilatação excessiva. Infelizmente, o inchaço das artérias excessivamente dilatadas é acompanhado pelo irônico "relaxamento" da dor de cabeça.

Devido a esse conjunto de circunstâncias, o objetivo do treinamento de auto-regulação é aprender a estabilizar esses extremos vasculares, controlando a resposta inicial de vasoconstrição, em reação ao estresse. Como no caso das dores de cabeça tensionais, você precisa aprender a reconhecer os primeiros sinais cognitivos e fisiológicos de estresse, e depois tentar "relaxar" a tensão muscular e a ativação característica do sistema nervoso autônomo, que podem criar o cenário para sua dor de cabeça de "rebote". Portanto, o automonitoramento e o uso do relaxamento são respostas de convivência muito importantes, antes que se inicie o segundo estágio da dor de cabeça – ainda mais doloroso. Depois de essa fase dolorosa de dilatação excessiva ter sido atingida, talvez seja tarde demais para intervir com uma estratégia de autocontrole. Em algumas pessoas, a tensão muscular nas costas e no pescoço pode irritar os nervos e vasos sanguíneos e desencadear os espasmos vasculares que dão início à enxaqueca. Nesses casos, a tensão das costas e do pescoço também pode funcionar como um mecanismo de alerta que indica o momento de tentar relaxar a tensão muscular, esperando prevenir o início da dor de cabeça.

Enxaqueca sem aura

A estratégia de auto-regulação e intervenção é bem similar no caso de dores de cabeça tensionais e enxaquecas com ou sem aura. Como a enxaqueca sem aura é capaz de surgir muito rapidamente com toda a força ou pode já estar presente ao acordar, pode ser muito difícil perceber seu início e contra-atacar com uma resposta de relaxamento. A melhor coisa a fazer nessa situação é tentar automonitorar os níveis subjetivos de tensão por todo o dia, especialmente em dias muito ocupados ou cheios de estresse, ou em qualquer situação que no passado já tenha provocado dor cabeça. Tente fazer intervalos de relaxamento periódicos. Dessa forma, você conseguirá reduzir o aumento das substâncias neuroquímicas ligadas ao estresse que depois poderiam desencadear, sem aviso, uma enxaqueca repentina.

Dores de cabeça pós-traumáticas

Uma das mudanças mais importantes na técnica terapêutica desde a primeira edição deste manual é a crescente integração das técnicas de *biofeedback* por meio da eletroneuromiografia (ENMG) com as terapias que incluem exercícios físicos. Isso é importante para todos os tipos de dores de cabeça, mas, especialmente, para as pós-traumáticas que são comuns depois de ferimentos "em chicote" nos músculos, tendões e ligamentos do pescoço. Também é freqüente sentir dor nos locais em que essas estruturas do pescoço se ligam à base do crânio e aos ossos da coluna e dos ombros. O desconforto crônico que se segue a um ferimento pode resultar na inatividade e no descondicionamento, que pode levar à perda da flexibilidade e força. O descondicionamento, por sua vez, deixa os músculos mais vulneráveis a espasmos e pode provocar dores de cabeça contínuas devido ao cansaço muscular. Portanto, cria-se um círculo vicioso que liga a dor, a inatividade e o espasmo a uma dor ainda maior. Felizmente, o treinamento geral de relaxamento e a analgesia hipnótica podem acelerar os efeitos dos exercícios terapêuticos e interromper esse círculo. Ainda mais, o *biofeedback* muscular (ENMG) durante o movimento pode favorecer o uso eficaz e posturalmente correto dos músculos e das articulações doloridos.

Como escolher uma estratégia adequada de auto-regulação

Depois de ter lido a lista de estratégias de auto-regulação e o capítulo sobre técnicas de relaxamento, você pode estar se perguntando como escolher a estratégia certa para você. Cada pessoa é diferente, e cada um aprende de um modo; no fim das contas, você terá de experimentar para ver qual abordagem ou combinação de abordagens lhe traz os melhores resultados. As sugestões a seguir podem lhe ser úteis.

O *biofeedback* pode ser adequado, se você tem músculos cronicamente tensos nas cabeça e no pescoço, e sente que precisa de ajuda para aprender a relaxar. O aparelho de ENMG – ligado à testa, ao pescoço e aos músculos da parte superior do ombro – registra diretamente a tensão muscular nessa área tão sensível. Com a ajuda do *feedback* você pode aprender a relaxar esses grupos musculares, e outros relacionados, que contribuem para a tensão, irritação dos nervos e vasoconstrição. Além disso, o *feedback* pode ajudar você a identificar posturas anatomicamente mais firmes, tornar seus movimentos mais eficientes, e acelerar a transição da tensão muscular para o relaxamento. Exercícios que aumentem a flexibilidade e a força desses músculos podem também ser uma parte crucial desse procedimento.

Se você prefere aprender a relaxar sozinho, em vez de trabalhar com um terapeuta, comece com exercícios de respiração profunda e avance até uma técnica simples, como o relaxamento muscular progressivo. Quando você estiver à vontade com esses exercícios, avance para uma das técnicas mais abrangentes, como a auto-hipnose ou o treinamento autógeno. Continue a usar uma dessas técnicas até atingir um nível de confiança razoável. Para aprofundar seu relaxamento, use alguma das práticas de visualização. Se você tiver usado com regularidade a auto-hipnose ou o treinamento autógeno durante vários meses e não tiver progresso, experimente outra técnica. Muitas vezes uma pessoa responde bem a uma técnica, mas não a outra. Você vai acabar criando uma estratégia mista que realmente se transforme em sua própria técnica.

Parte do processo de aquisição bem-sucedida das habilidades de relaxamento inclui o desenvolvimento do que tem sido chamado "imagem de resposta" de relaxamento, ou seja, a experiência subjetiva que você sente conforme seus músculos relaxam, seu batimento cardíaco e sua pressão sanguínea caem, suas mãos ficam mais quentes, e sua mente, mais clara. Depois de reconhecer essa sensação interna, ficará mais fácil reproduzi-la rapidamente em circunstâncias diversificadas. Nesse momento você realmente terá desenvolvido uma habilidade eficaz para controlar o estresse e a dor.

Padrões bem estabelecidos de respostas musculares e neurormonais ao estresse se desenvolvem e se tornam habituais no decorrer de muitos anos. Não tenha a expectativa de alterar fácil ou rapidamente esses padrões que dão origem às dores de cabeça. Pode demorar semanas ou mesmo meses antes que você observe mudanças significativas em suas dores de cabeça, mesmo depois de ter adquirido as habilidades fundamentais de relaxamento. Um sinal positivo inicial pode ser qualquer mudança no padrão da dor de cabeça, o que sugere que você está fazendo algo que está começando a perturbar as respostas corporais firmemente estabelecidas. Seus sinais de alerta podem ficar levemente diferentes, ou a própria dor de cabeça pode ocorrer num momento diferente do dia. Como a melhora pode ser gradual, é importante que você mantenha registros cuidadosos da intensidade, freqüência e duração delas.

É fácil sentir-se desencorajado em meio a um intenso ataque de dor, a menos que você se agarre à crença de que, apesar da dor presente, amanhã será um dia melhor. Se a freqüência geral de suas dores de cabeça neste mês tiver sido menor que a dor mês passado, e se seu diário de dor revelar que a intensidade média de suas dores de cabeça vem declinando gradualmente no decorrer de vários meses, fique tranqüilo, pois está fazendo algo certo. Se continuar a praticar diariamente os exercícios de relaxamento, vale a pena esperar, pois o padrão de sua dor de cabeça continuará a melhorar muito depois do treinamento formal de auto-regulação ter terminado. A capacidade de relaxar intencionalmente é útil, mesmo se suas dores de cabeça não estiverem primariamente ligadas ao estresse. Não importa qual seja a causa de sua dor de cabeça, você provavelmente vai descobrir que a dor é mais tolerável quando o corpo e a mente estão o mais relaxado possível.

Leitura complementar

BAKAL, D. A. *The psychobiology of chronic headache*. Nova Iorque: Springer Publishing Company, 1982.

DALESSIO, D. J. "Diagnosing the severe headache". *Neurology*, 44 (5 Supple 3); S6-12, 1994.

RAPOPORT, A. M. & SHEFTELL, F. D. *Headache relief*. Nova Iorque: Simon and Schuster, 1991.

_____. *Headache relief for women: how you can manage and prevent pain*. Boston: Little, Brown & Co., 1995.

SCHWARTZ, M. S. *Biofeedback: a practitioner's guide*. 2. ed. Nova Iorque: Guilford Publications, 1995.

Outras informações podem ser obtidas ligando para:

The National Headache Foundation
(Fundação Nacional de Dor de Cabeça)
429 W. St. James Place, 2 Floor
Chicago, IL 60614
(800) 843-2256

17

Distúrbios temporomandibulares

Richard Gevirtz, Ph.D.

Uma das fontes de desconforto mais comumente relatadas é a dor proveniente da mandíbula, da cabeça e do pescoço. Quando essa dor envolve o movimento ou a posição do osso do queixo (mandíbula), ela é freqüentemente chamada *disfunção da articulação temporomandibular* (ATM). Esse rótulo único tem sido usado para descrever vários problemas e distúrbios que provavelmente poderiam ser distintos. Outros nomes possíveis quando se fala a respeito desses problemas são:

- disfunção de dor miofascial, que não se refere à face (facial), mas sim à *fáscia*, que é o tecido que circunda muitos músculos (ver Capítulo 15 para uma discussão aprofundada da dor miofascial);
- síndrome da dor craniomandibular;
- disfunção mandibular ou, mais raramente, "síndrome de Costen".

Atualmente, poucos especialistas concordam a respeito de qual dessas denominações é a mais adequada para descrever grupos específicos de sintomas. Mas, como regra geral, muitos profissionais de saúde estão adotando duas categorias diagnósticas, dependendo de haver ou não dano real à articulação temporomandibular. Quando esse dano está presente, com freqüência se faz o diagnóstico de síndrome da ATM. A síndrome da ATM também inclui o sintoma de dor aguda localizada na área em frente ao ouvido. Quando não existe nenhum dano óbvio, o quadro pode ser diagnosticado como disfunção de dor miofascial. Outros sintomas característicos da disfunção da dor miofascial incluem dor geral unilateral (só de um lado) e dor numa área mais ampla da cabeça, incluindo as têmporas, o pescoço e a parte superior das costas.

Note que mesmo essa divisão aparentemente lógica em dois tipos de distúrbios é um tanto arbitrária. Muitos casos apresentam sintomas das duas categorias. Os casos que apresentam sintomas de ambas, síndrome da ATM e disfunção da dor miofascial, muitas vezes são confundidos com contração muscular e com enxaquecas – e muitos casos de dores de cabeça provocadas por contração muscular têm um componente de ATM. Para simplificar as coisas, neste capítulo todas essas síndromes serão chamadas distúrbios temporomandibulares.

Os distúrbios temporomandibulares são considerados muito comuns. Vários pesquisadores relataram crepitação e "solavancos" em 40% a 60% da população. 5% a 10% deste grupo apresenta dor no rosto. Embora as mulheres representem de 60% a 80% dos pacientes clínicos, a incidência nos homens provavelmente é mais elevada do que o indicado por essas estatísticas.

A gravidade do distúrbio é variável. Os pacientes relatam sintomas que vão desde sons um pouco incômodos na mandíbula até dor incapacitante e limitação no funcionamento da mandíbula. Em seu grau mais severo, um distúrbio temporomandibular pode ser física e psicologicamente devastador.

Este capítulo vai expor uma visão geral das principais questões para diagnosticar seu problema bem como uma gama de tratamentos disponíveis atualmente às pessoas que sofrem desses distúrbios. É dada ênfase especial ao papel que você pode desempenhar no controle ou na eliminação de sua dor.

Diagnóstico

A dor é o sintoma que leva a maioria dos pacientes a procurar tratamento. Um diagnóstico adequado deve ser realizado por um profissional de saúde (alguém com experiência e treinamento nos distúrbios temporomandibulares). Para fazer um diagnóstico adequado e sugerir um plano de tratamento, o profissional de saúde vai precisar de algumas informações específicas que você pode reunir antes da primeira consulta. Eis algumas questões que devem ser consideradas.

Auto-avaliação diagnóstica

1. Você sente uma dor aguda ou constante, ou ambas?
2. Você pode colocar a ponta do dedo sobre o local que dói ou precisaria usar toda sua mão para cobrir a área dolorida?
3. Dói só de um lado ou dos dois?
4. Você sente dor quando acorda de manhã?
5. A dor se altera quando você come, mastiga, boceja ou fala?
6. A dor começa num nível suave, de manhã, e piora durante o dia? Ou acontece o contrário?
7. A dor piora ou melhora em fins de semana e férias?
8. Quais músculos ao redor de seu rosto e pescoço estão sensíveis ao toque?
9. Se alguém massagear seus ombros, a sensação é boa ou dolorosa?
10. Você sente dor aguda nos ombros?
11. Você freqüentemente cerra a mandíbula ou range os dentes durante a noite?
12. Você tem sentido alguma tontura?
13. Peça a alguém que segure seu braço e o pegue novamente depois de deixá-lo cair. Seu braço cai solto ou você tem de forçá-lo para baixo?
14. O estresse faz com que sua dor piore?
15. Você tem dores de cabeça freqüentes?

Avaliação odontológica

Além de investigar os sintomas de dor, seu dentista pode examiná-lo, dando atenção especial à crepitação e aos solavancos na ATM, verificando quanto você consegue abrir a boca, se sua mandíbula move-se para o lado ao abrir ou fechar, se sua mordida (oclusão) é adequada, e se há algum sinal de desgaste em seus dentes posteriores. Excesso de desgaste nos dentes ou curvatura excessiva da língua podem indicar que você cerra ou range os dentes em excesso (isso é chamado "bruxismo").

Embora grande parte da população relate alguns sinais de distúrbios temporomandibulares, muitas pessoas passam a vida inteira com poucos sintomas e não vivenciam nenhum problema sério. Se sua dor é mais do que um desconforto ocasional, ou se você precisou mudar seus hábitos alimentares para adaptar-se a ela, é provável que seja necessário passar por um tratamento.

Causas dos distúrbios na ATM

Embora se desconheçam causas específicas para os distúrbios temporomandibulares, a maior parte das pesquisas recentes indica uma combinação de fatores em vez de uma causa única. Algumas vezes, o problema pode ser provocado por um trauma, como um acidente de carro, um golpe na mandíbula, ou uma queda, ou pode ser resultado de procedimentos odontológicos. Se você sentir uma dor aguda na região da mandíbula depois de algum desses acontecimentos, entre imediatamente em contato com seu dentista ou cirurgião-dentista. Você pode ter sofrido dano no disco (menisco) que possibilita que você mova livremente a mandíbula.

Contudo, na maioria dos casos, não se pode responsabilizar um trauma pelo problema, e a identificação da causa se transforma em uma experiência frustrante, dolorosa e cara para o paciente. Atualmente estão sendo consideradas três teorias causais:

1. oclusão incorreta (mordida cruzada);
2. problemas musculares;
3. dificuldades psicológicas.

Oclusão incorreta

Durante muitos anos acreditou-se que a mordida cruzada, ou oclusão incorreta, era responsável pela maioria das dores na ATM. Considerava-se que a pressão proveniente das superfícies de mastigação desalinhadas fazia com que os tecidos moles ao redor da mandíbula ficassem comprimidos, resultando em dor e em menor suprimento de sangue. A maioria das pesquisas não sustenta essa teoria. A oclusão contribui para os distúrbios temporomandibulares, mas provavelmente em conjunto com outros fatores.

Problemas musculares

Os problemas musculares também têm sido considerados causas dos distúrbios temporomandilares. A maioria das pessoas sente dores que parecem ter origem muscular. Essa dor pode se originar diretamente dos músculos estressados ou pode ser "refletida" ou transmitida de outro local. Além disso, a dor pode estar centralizada em alguns pontos específicos chamados "pontos-gatilho", que são pequenos nódulos sensíveis no músculo que se mostram doloridos quando tocados e refletem (ou transmitem) a dor em padrões previsíveis. Os músculos mais freqüentemente envolvidos nos distúrbios da ATM são o músculo da mandíbula (masseter), os músculos que ajudam a controlar o movimento mandibular (pterigóideo) e os músculos da frente das têmporas (temporal anterior), o músculo da parte superior dos ombros (trapézio), da frente do pescoço (esternocleidomastóideo), e os outros músculos do pescoço.

Embora haja fortes evidências do envolvimento muscular nesse tipo de distúrbio, cada vez mais se reconhece que os problemas devem ser chamados "neuromusculares", pois o sistema nervoso e os músculos funcionam como um único sistema na evolução do problema. Descobertas recentes sugerem que o problema está especificamente focalizado nos pontos-gatilho dentro dos músculos mencionados anteriormente, os quais são ativados por sobrecarga muscular ou por estresse psicológico. Eles parecem ser estimulados pela reação de emergência do sistema nervoso (o ramo simpático do sistema nervoso autônomo). Esse poderia ser o elo entre o estresse e a dor.

Dificuldades psicológicas

Existe pouca evidência que apóie a teoria de que os pacientes com problemas na ATM podem ser simplesmente rotulados como histéricos ou neuróticos. Ao contrário, os profissionais de saúde atualmente reconhecem que há um forte componente "psicofisiológico" envolvido nos distúrbios temporomandibulares. Isso significa que fatores psicológicos, como o estresse diário podem criar um padrão muscular crônico de perturbação (ativação de pontos-gatilho) e hábitos orais disfuncionais em alguns indivíduos. Portanto, uma combinação de fatores psicológicos (estresse, raiva, depressão) e fisiológicos (atividade de pontos-gatilho, tensão muscular contínua, cerrar o maxilar, bruxismo, empurrar com a língua) se unem para provocar esses distúrbios.

Figura 1

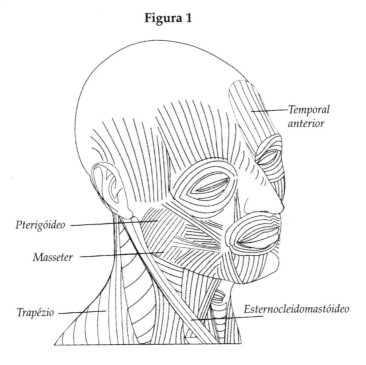

A visão sistêmica

É vital adotar uma perspectiva interdisciplinar quando se lida com problemas na ATM. Muitos pacientes vão de um profissional a outro em busca de ajuda e recebem explicações plausíveis em cada estágio. Diversos problemas podem ser diagnosticados corretamente, desde oclusão incorreta, movimento e funcionamento mandibular anormal, e hábitos orais disfuncionais até postura incorreta, considerações psicológicas e padrões funcionais inapropriados. Mas só quando todos os fatores são vistos como um sistema é que existe a possibilidade de um tratamento bem-sucedido. Os problemas temporomandibulares representam claramente uma diversidade de distúrbios, não uma única disfunção. Você terá de se manter alerta enquanto estiver trabalhando com um profissional de saúde para diagnosticar e tratar seu problema específico.

Tratamentos

A longa lista de tratamentos com relatos de sucesso inclui as seguintes abordagens, mas não se limita a elas.

Terapias de mudança estrutural

1. Aparelhos ortodônticos de oclusão (aparelhos plásticos que alteram sua mordida).
2. Aparelhos ortodônticos simulados de oclusão (aparelhos plásticos que o conscientizam da posição da língua, dos dentes e da mandíbula).
3. Trabalho ortodôntico.
4. Reabilitação oral que inclua toda a boca.
5. Equilíbrio oclusal (aumento e desgaste de superfícies irregulares nos dentes).

Intervenção cirúrgica ou médica direta

1. Injeções nas articulações (esteróides são injetados na cápsula da articulação).
2. Corticoesteróides (medicação antiinflamatória).
3. Cirurgia da articulação temporomandibular (procedimentos artroscópicos e abertos).

Intervenção muscular direta

1. Exercícios musculares.
2. Estimulação elétrica (os músculos são suavemente estimulados por corrente elétrica).
3. Fisioterapia.
4. Relaxantes musculares.
5. Imobilização.
6. Terapia de pontos-gatilho.

Agentes farmacológicos

1. Tranqüilizantes.
2. Relaxantes musculares.
3. Aspirina.
4. Drogas antidepressivas.
5. Estabilizadores de membranas (dor neuropática).
6. Drogas placebo (quase qualquer tratamento crível tem algum efeito a curto prazo).

Tratamentos psicológicos e comportamentais

1. *Biofeedback* (diurno e noturno).
2. Relaxamento e práticas de visualização.
3. Aconselhamento.
4. Reestruturação cognitiva e treinamento de inoculação de estresse.
5. Psicoterapia em grupo.

Além desses tratamentos, que se baseiam em alguma evidência científica, existem relatos de sucesso com o uso de praticamente todas as modalidades de tratamento de saúde, por exemplo, massagem e acupuntura.

Como você pode tomar uma decisão baseada em informações consistentes a respeito do tratamento que será melhor para você se existe um conjunto tão amplo de possibilidades terapêuticas? O fator mais importante a ser levado em consideração é o tipo de evidência disponível com relação ao tratamento.

A base mais fraca para uma decisão é um único estudo de caso baseado no depoimento (John Doe relata seu tratamento bem-sucedido com sementes de *grapefruit*). Estudos de casos sistemáticos são melhores, mas, limitados. O modo ideal de determinar a melhor abordagem terapêutica é mediante estudos controlados, nos quais o grupo de tratamento é comparado a um placebo crível ou a um grupo de controle. A presença de um grupo de controle é crucial, pois os distúrbios temporomandibulares de forma comprovada melhoram temporariamente, mesmo que só sejam usados placebos, e os pacientes muitas vezes passam por ciclos de remissão espontânea.

Na lista mencionada anteriormente, os tratamentos avaliados com mais critério foram os aparelhos ortodônticos, a cirurgia para a doença do disco e os procedimentos de *biofeedback*. Todos mostraram algum grau de eficácia depois de um acompanhamento bastante extenso. Ainda existem muitos problemas com relação à experimentação, e são necessários mais estudos.

Terapia de mudança estrutural

A maior parte dos pacientes com esses distúrbios têm sido tratados com uma das terapias estruturais listadas anteriormente. Diversos teóricos explicam a eficácia desses tratamentos com base na promoção do equilíbrio da mandíbula. Mas, por mais razoáveis que essas teorias possam parecer, elas não estão cientificamente comprovadas e ainda há muita controvérsia. Parece que as intervenções conservadoras, como o uso de uma placa oclusal ortodôntica, realmente aliviam a dor e melhoram o funcionamento. Com base nesses resultados a Presidential Conference on the Examination, Diagnosis, and Management of Temporomandibular Disorders (Conferência Federal sobre Exame, Diagnóstico e Controle dos Distúrbios Temporomandibulares) recomenda que o tratamento inicial seja realizado com procedimentos conservadores *reversíveis*. Isso quer dizer que antes de se submeter a qualquer procedimento que não possa ser revertido (que impeça a volta ao estado anterior) você deve ouvir uma segunda opinião – de preferência de um dentista ou cirurgião especializado nos distúrbios temporomandibulares.

Intervenção cirúrgica ou médica direta

Quase todos os especialistas concordam que a cirurgia deve ser o último recurso. Os cirurgiões fizeram grandes progressos no desenvolvimento de novas técnicas que tornaram a cirurgia menos invasiva e mais eficaz, mas, na maioria dos casos, ainda é possível obter alívio sem intervenção cirúrgica.

Em muitos pacientes, as técnicas de raio X indicam dano no menisco, o disco que amortece e guia a mandíbula. Contudo, mesmo esses casos freqüentemente respondem a tratamentos não-cirúrgicos. Além disso, a cirurgia nem sempre é bem-sucedida e pode até piorar a situação.

Se a cirurgia for recomendada, você deve procurar uma segunda opinião. Procure um cirurgião-dentista que colabore com outros profissionais de saúde e que experimente outros tratamentos conservadores antes de recorrer à cirurgia.

Injeções na articulação são utilizadas tanto para fins diagnósticos quanto como tratamento. Algumas vezes elas podem trazer um alívio imediato e dramático, mas aja de modo prudente e não permita que esse procedimento seja repetido com demasiada freqüência. A injeção pode ferir o disco e criar novos problemas.

Se você estiver lidando com profissionais que têm uma perspectiva ampla a respeito dos distúrbios temporomandibulares, você será adequadamente informado e aconselhado. Se você não estiver sendo "instruído" ao mesmo tempo que é "tratado", mude de médico.

Intervenção muscular direta

Há uma subespecialidade da fisioterapia que trata especificamente dos distúrbios temporomandibulares. Esses profissionais usam diversos métodos para relaxar a musculatura dolorida, como ultra-som, estimulação nervosa elétrica transcutânea, *sprays*, diatermia (estimulação de calor muscular profundo por meio de corrente elétrica), massagem, instruções posturais, aconselhamento com relação a hábitos orais, exercícios musculares e outras técnicas. Embora haja poucos dados a respeito da eficácia desses procedimentos, quase todas as pessoas familiarizadas com eles os consideram úteis, e raramente eles causam algum dano. É importante que o terapeuta aborde o distúrbio como um problema neuromuscular, e não aplique meramente procedimentos para soltar músculos tensos. Quando estiver buscando um fisioterapeuta, procure um profissional que tenha treinamento e experiência com técnicas de terapia miofascial como "*spray* e alongamento", técnicas de alongamento passivo etc.

Agentes farmacológicos

A medicação adequada pode ser útil a curto prazo no tratamento dos distúrbios TM: analgésicos não-narcóticos (aspirina, ibuprofeno, e assim por diante), agentes antiinflamatórios, ansiolíticos (tranqüilizantes menores), estabilizadores de membrana (anticonvulsivos) e, às vezes, antidepressivos. Esses medicamentos demonstraram efeitos positivos de curto prazo, mas, infelizmente, não trazem uma boa solução a longo prazo (ver Capítulo 12). Os antidepressivos tricíclicos podem fazer com que algumas pessoas parem de cerrar a mandíbula e ranger os dentes durante a noite.

Tratamentos psicológicos e comportamentais

O fato de numerosos tratamentos diferentes terem demonstrado um sucesso parcial no acompanhamento dos distúrbios temporomandibulares contribui para a suposição de que há mais do que mudanças estruturais ou físicas em ação. Todas as terapias bem-sucedidas parecem ter em comum o fato de a atenção do paciente ser dirigida para o maxilar e a boca. Além disso, existe o relacionamento de apoio com os profissionais de saúde.

Existem evidências comprovadas de sucesso dos tratamentos comportamentais. O *biofeedback* é a técnica mais pesquisada. Outras formas de tratamento comportamental, como a terapia cognitiva, também produziram resultados positivos.

Por que fazer tratamento psicológico ou comportamental dos distúrbios temporomandibulares?

Um padrão único emerge se excluirmos os distúrbios que envolve um trauma claro, artrite, distúrbios de crescimento, ou outros processos de doença física evidente. Nos distúrbios remanescentes existe uma clara interação entre a estrutura do rosto (ou do maxilar) e os hábitos orais. Os hábitos orais podem certamente influir e piorar a dor com base em uma lesão real à articulação temporomandibular.

Além de movimentar a mandíbula, sustentar a cabeça (que pesa mais de quatro quilos), girá-la, e movimentar os olhos, lábios e língua, os músculos do rosto, do pescoço e da cabeça também possuem uma resposta automática de "tensionamento". Quando uma pessoa se sente ameaçada, ela automaticamente prepara uma resposta de "fuga ou luta". Essa resposta se caracteriza por tensão nos músculos do pescoço e dos ombros, maxilar cerrado, e músculos faciais retesados. Esse tensionamento é basicamente um resultado da ativação de pontos-gatilho e pode também envolver uma contração muscular causada pela tensão.

O estresse psicológico é o processo subjacente que alimenta esse complexo sistema de tensionamento. Quando um indivíduo com determinadas características de maxilar experimenta estresse crônico, acontece uma sobrecarga no sistema crâniomandibular. Essa sobrecarga pode desenvolver-se de diversas maneiras. Cerrar em excesso o maxilar durante o dia pode se combinar com o ranger noturno dos dentes e se transformar em um dos fatores da sobrecarga. Cerrar ou tensionar o maxilar, ou maus hábitos orais, como mascar chicletes em excesso, empurrar com a língua, franzir o rosto, sorrir de modo não natural, ou forçar o maxilar podem também contribuir para a sobrecarga. Músculos muito tensos nos ombros, no pescoço ou na testa são outro fator de estresse para o sistema craniomandibular. Muitos estudos, em laboratório ou em situações naturais, demonstraram que o estresse psicológico provoca hiperatividade nos músculos da mandíbula das pessoas com distúrbios temporomandibulares.

Os sintomas surgem quando existe hiperatividade suficiente. Eles podem incluir dor muscular, dor no maxilar ou ambas. Algumas vezes a dor terá um longo alcance, cobrindo alguma área da cabeça ou do pescoço. Em alguns casos, a tensão dos músculos do maxilar vai criar um zumbido ou som de sino nos ouvidos, ou, ainda, tontura. Os dentes podem apresentar desgaste causado pelo ranger noturno e ficar doloridos. As gengivas podem ser afetadas (doença periodontal). Os pacientes podem ouvir estalidos e crepitar em seu maxilar. Esse ruído é causado por discos afetados ou pela inibição do movimento da mandíbula provocada por músculos tensos e encurtados que não mais permitem que a mandíbula se movimente livremente.

Em todos esses casos, o estresse (definido de modo amplo) representa o combustível subjacente para os distúrbios. Isso provavelmente explica por que muitos estudos revelaram que os pacientes de distúrbios temporomandibulares são mais ansiosos e têm mais dificuldade para administrar o estresse. Qualquer fator que prolongue o estresse acabará por piorar os sintomas. Finalmente, lembre-se de que depois do surgimento da dor, ela passa a ser um importante fator de estresse.

Tratamento psicológico e comportamental

Certifique-se de ter compreendido os motivos de seus sintomas específicos antes de prosseguir com o tratamento. Volte para os sintomas que você relacionou na seção de diagnóstico e assegure-se de ter uma compreensão clara do que está acontecendo com você. Se você não tiver certeza a respeito da fonte de seus sintomas, procure a ajuda de um profissional com uma perspectiva abrangente.

Os tratamentos comportamentais têm o propósito de romper o ciclo crônico de tensionamento, de cerrar o maxilar e de ranger os dentes. Esse ciclo de dor é rompido com diversos instrumentos, incluindo *biofeedback*, abordagens cognitivas, inoculação de estresse e outras técnicas.

Biofeedback

O termo *biofeedback* se refere a diversas técnicas que permitem que você veja os sinais externos do funcionamento dos sistemas de seu corpo e aprenda maneiras de alterar seus comportamentos de modo que reduza os efeitos do estresse sobre o corpo. Existem diversos sistemas corporais que são facilmente mensurados e refletem os efeitos do estresse ou da tensão, mas a *tensão muscular* é o alvo principal quando se trabalha com distúrbios temporomandibulares.

Uma das principais técnicas para medir a tensão muscular é chamada *biofeedback com eletromiografia (ENMG)*. Quando o cérebro ordena que um grupo de fibras musculares se contraia (ou pare de se contrair) são produzidas minúsculas quantidades de atividade elétrica. Essa atividade eletromiográfica pode ser detectada por modernos sistemas eletrônicos e mostrada ao paciente. Os níveis de ENMG são relatados em milionésimos de volt, chamados microvolts (μV). Quando a pessoa se conscientiza dessa atividade, pode aprender a alterá-la caso atinja níveis superiores ao normal. Portanto, o *biofeedback com ENMG* pode ser usado para retreinar os músculos cronicamente tensos a relaxarem.

No caso de distúrbios temporomandibulares, os músculos utilizados para a medição são os da mandíbula, do pescoço e dos ombros. Uma avaliação por meio de ENMG pode determinar se há qualquer atividade muscular disfuncional, e identificá-la. Ao obter leituras de todos os músculos na cabeça e na área do pescoço, um profissional experiente pode conseguir uma imagem mais completa da dinâmica e da complexidade do problema. Depois dessa avaliação, em geral, os pacientes são treinados a relaxar todos os músculos da cabeça e do pescoço. Esse procedimento de relaxamento muscular faz com que os pacientes consigam eliminar ou minimizar a dor. O treinamento de *biofeedback* com ENMG normalmente leva de cinco a quinze sessões para apresentar resultados.

O *biofeedback* também é usado como auxiliar no treinamento geral de relaxamento. Isso pode ser especialmente importante para eliminar o "bruxismo" e o ranger de dentes durante a noite. Além do treinamento de *feedback* com ENMG, os pacientes também aprendem a entrar em um estado calmo e tranquilo.

Como já visto no Capítulo 4, o sistema nervoso simpático (SNS) é o sistema de emergência, ou "luta ou fuga", do corpo. Quando a camada exterior mais complexa do cérebro percebe qualquer tipo de perigo ou ameaça, ela envia sinais a áreas cerebrais mais primitivas para preparar o corpo para a emergência que se aproxima. O corpo utiliza as glândulas supra-renais (ativadas pela pituitária) e o SNS para transformar-se numa máquina eficiente para fugir ou lutar.

Nesse processo, os batimentos cardíacos e a pressão sanguínea aumentam. O sangue é removido da superfície da pele e levado para os músculos (deixando as mãos e os pés mais frios). As glândulas sudoríparas começam a trabalhar (em especial na palma das mãos), e os pontos-gatilho nos músculos começam automaticamente a entrar em estado de atenção. Essas e outras reações deixam o organismo pronto para a ameaça. Quando a ameaça é física, o corpo se recupera normalmente depois de ter realizado o esforço físico. Mas, quando a ameaça está enraizada em padrões de pensamento ou em estressantes crônicos, esse sistema de emergência pode permanecer ativado por um tempo longo demais. Tal reação de estresse crônico pode produzir distúrbios temporomandibulares. O treinamento de relaxamento com auxílio de *biofeedback* é utilizado para ajustar o funcionamento do SNS e combater o estresse crônico. Nesse exemplo, sensores em suas mãos enviam informações sobre a atividade das glândulas sudoríparas. A maioria das pessoas apresenta diminuição da atividade das glândulas sudoríparas das mãos quando está em estado de relaxamento. Isso é chamado *resposta eletrodermal*. A informação sobre a temperatura das mãos pode ser obtida com o uso de um termistor, um tipo de termômetro. Conforme você relaxa, o sangue flui para a pele e as mãos, e estas se aquecem. Outras funções corporais, como a taxa de batimentos cardíacos, podem ser medidas de maneiras similares.

O objetivo de todos esses procedimentos é assegurar que você relaxe o corpo por um curto período de tempo a cada dia. Esse relaxamento interrompe o estresse crônico ou a reação de emergência e possibilita que seu corpo retorne a um nível de funcionamento mais natural. Embora não haja uma concordância clara sobre quanto tempo é necessário para esse relaxamento diário, a maioria dos médicos recomenda pelo menos um período de 13 a 18 minutos por dia. Inicialmente, você pode preferir praticar mais de uma vez por dia até aprender a relaxar completamente. E como acontece com qualquer habilidade, a prática melhora o desempenho.

É importante obter o relaxamento em meio ao momento mais estressante do dia. Se imaginarmos que o dia típico de uma pessoa se parece com o gráfico na Figura 2, podemos prever que essa pessoa terá problema. Como você pode ver, os níveis de tensão são relativamente baixos no período da manhã, depois sobem rapidamente e permanecem em níveis de moderado a alto durante todo o dia, até o início da noite, quando declinam novamente. Os níveis de estresse dessa pessoa parecem ser cronicamente altos. O objetivo do treinamento de relaxamento com apoio de *biofeedback* é produzir um padrão como o mostrado na Figura 3. Aqui, ao se interromper a reação crônica ao estresse prolongado, torna-se possível a recuperação física. Nesse processo quebra-se a cadeia de estresse que provoca dor que, por sua vez, provoca mais estresse.

O que aconteceria se você constantemente tensionasse e relaxasse o músculo do braço durante todo o dia? Poderia haver alguma rigidez, mas, depois que o músculo se desenvolvesse, você provavelmente conseguiria continuar fazendo essa mesma atividade por toda a vida sem nenhuma consequência grave. Mas, suponha que você tensionasse o músculo do braço e o mantivesse tenso durante quatro ou cinco horas, sem relaxar. O mais provável é que você ficasse com o braço cronicamente dolorido. No caso dos distúrbios temporomandibulares, esse tipo de dor crônica se desenvolve nos músculos que têm permanecido continuamente tensos no rosto, na cabeça e no pescoço.

O treinamento de relaxamento com apoio de *biofeedback* é planejado para interromper esse padrão. Para a maioria das pessoas, uma simples mudança de direção no nível de tensão, uma ou duas vezes ao dia, provoca significativa mudança para melhor. Esse treinamento de relaxamento diurno também parece aliviar o "bruxismo" e o cerrar da mandíbula durante a noite. A evidência científica relativa a esse resultado ainda é incipiente, mas a pesquisa disponível proporciona observações clínicas positivas.

Procure alguém com as credenciais adequadas quando estiver escolhendo um profissional de saúde que realize tratamento com *biofeedback*. Uma garantia é optar por profissionais com habilitação comprovada. O Biofeedback Certification Institute of America (Instituto de Certificação em Biofeedback dos Estados Unidos) é uma agência independente, internacionalmente reconhecida como fonte de profissionais credenciados. Você pode conseguir uma lista de profissionais certificados em sua região escrevendo ou ligando para:

Biofeedback Certification Institute of America
10200 West 44th Avenue, #304
Wheat Ridge, Colorado 80033
Envie um envelope selado e endereçado a você
(303) 420.2902

Além do certificado, o profissional escolhido deve ter treinamento ou experiência no tratamento de distúrbios temporomandibulares.

Influências cognitivas sobre os distúrbios temporomandibulares

Outro conjunto de abordagens de tratamento com algum apoio científico são as intervenções de terapia cognitiva. Como vimos, considera-se que a maior parte do tensionamento e do cerrar o maxilar está ligado de alguma maneira ao estresse. Também se reconhece que a maior parte do estresse é fortemente influenciada pela avaliação pessoal ou percepção. Em outras palavras, o modo como você percebe ou pensa a respeito de uma fonte específica de estresse em sua vida tem muito a ver com o impacto que ele terá sobre seu corpo. Muitos profissionais usam técnicas especiais para reduzir essas fontes de estresse cognitivas ou ligadas ao pensamento. Além disso, alguma evidência indica especificamente que a previsão de estresse é um fator desencadeante de "bruxismo" e do ranger de dentes durante a noite. A dra. Deborah Hopper pediu a seus pacientes com "bruxismo" ou que rangiam os dentes que registrassem as preocupações que sentiam ao ir dormir, todas as noites, durante um longo período de tempo. Eles também usaram um aparelho que media a atividade muscular noturna da mandíbula. O estresse previsto ou as preocupações provaram ser melhores fatores de previsão da atividade noturna do que o estresse sentido durante o dia. Ou seja, as preocupações estavam mais relacionadas com o "bruxismo" ou o ranger de dentes do que as atividades do dia.

Vamos aplicar ao problema específico da dor temporomandibular os princípios apresentados no Capítulo 6. Se a avaliação e a percepção são os principais fatores desencadeantes do estresse crônico, então, aprender a ver as coisas de um modo diferente e a processar as emoções de outra forma podem eliminar uma importante fonte desse distúrbio.

Pensamento negativo

O pensamento negativo não só abaixa o limiar de dor (faz com que a dor seja notada antes), mas também pode ter um efeito direto nos músculos do rosto, da cabeça e do pescoço que perpetuam os problemas temporomandibulares.

Joan estava bastante envolvida com sua própria dor e sofrimento, e reclamava constantemente deles. Quando foi ligada ao aparelho de medição de ENMG, ela teve dificuldade em chegar a um nível abaixo de 5 microvolts nos músculos da testa e da mandíbula. Depois de algum tempo, pedi-lhe que fizesse um intervalo e conversei com ela sobre seus filhos pequenos. Pedi para ver fotos. Ela tirou da bolsa algumas fotos e observou orgulhosamente o meu sorriso enquanto eu admirava a beleza de seus filhos. Nesse momento, mostrei-lhe que seus músculos haviam chegado a um nível de 1,5 microvolt, muito mais baixo do que ela havia conseguido apenas com o *biofeedback*.

A resposta de Joan demonstra o papel direto do pensamento negativo nos distúrbios temporomandibulares. Como as áreas do rosto e da cabeça estão intimamente ligadas à expressão emocional, é importante dar atenção aos elementos de pensamento e sentimento quando há dor nessas áreas.

Figura 2
Conceitualização do Estresse Crônico

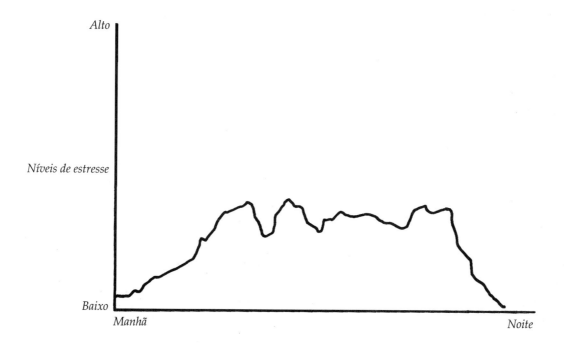

Figura 3
Uso de um período de relaxamento para interromper o estresse crônico

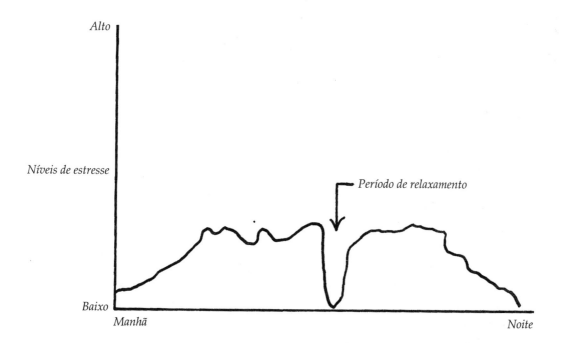

Controle de estresse

Além de seguir as sugestões para lidar com o pensamento negativo, apresentadas no Capítulo 6, você também precisa desenvolver habilidades para lidar com os sentimentos e pensamentos negativos que teimem em aparecer.

Joyce é uma administradora eficiente, perfeccionista e bastante motivada que trabalha numa grande empresa. Depois de um tratamento dentário, ela começou a sentir muita dor na mandíbula, nas têmporas e na parte superior do pescoço. Uma combinação de *biofeedback*, terapia com aparelho orto-dôntico e fisioterapia funcionou bem, mas ela ainda sentia alguma dor. Enquanto trabalhava com seu pensamento negativo, ela descobriu que não conseguia deixar de lado um problema que havia ocorri-do no trabalho.

A secretária que havia sido indicada para Joyce, Grace, não se mostrava competente nem motiva-da para melhorar seu trabalho. Joyce havia tentado conseguir uma substituta, mas a burocracia da empresa impossibilitou tal mudança. Na verdade, Joyce era constantemente bombardeada pela neces-sidade de "cerrar os dentes e agüentar". Ela já estava cerrando o maxilar e "agüentando" durante muito tempo.

Joyce aplicou as habilidades de controle de estresse descritas no Capítulo 6. Ela reconheceu que a situação era um fator de estresse inescapável, bem como precisava se tornar mais "estóica" ao pensar sobre seu trabalho. Talvez fosse injusto ou pouco eficiente, mas a vida era cheia de injustiças e desper-dícios. Sua tarefa era *superar isso* o mais depressa possível. Ela registrou os ataques diários de "Grace", nome que deu à dor que sentia. No início eles duravam horas, mas, gradualmente, ela reduziu sua du-ração para apenas alguns minutos. Ao mesmo tempo, reduziu o hábito de cerrar o maxilar até um nível aceitável, o que a levou a livrar-se de quase toda a sua dor.

As técnicas psicológicas são centrais na redução de suas fontes de estresse crônico. Revise nova-mente o Capítulo 6, e se precisar de ajuda para colocar esses princípios em prática, consulte um psicó-logo, psiquiatra, conselheiro ou assistente social que siga a orientação cognitiva.

Outras abordagens psicológicas

O propósito das primeiras seções deste capítulo foi deixar claro que qualquer coisa que ajude a re-duzir o estresse crônico vai auxiliar muitas das pessoas que sofrem de distúrbios temporomandibula-res. Embora exista pouca evidência de pesquisa para prová-lo, muitas pessoas têm sido ajudadas por diversos tipos de aconselhamento, terapia ou abordagens de treinamento de habilidades. Alguns trata-mentos promissores incluem terapia do luto, técnicas de Gestalt, treinamento de assertividade (ver Ca-pítulo 7), auto-hipnose ou treinamento autógeno (ver Capítulo 5), ou psicoterapias tradicionais.

Mudanças de estilo de vida

Hábitos orais

A maioria dos dentistas recomenda a diminuição da sobrecarga da articulação maxilar, eliminan-do o hábito de mascar chicletes ou outros hábitos repetitivos (inclusive fumar cachimbo). Também se recomenda a ingestão de comidas mais cremosas e bocados menores.

Algumas pessoas têm o hábito de empurrar a língua repetidamente contra os dentes. Apenas to-mar consciência desse hábito pode, às vezes, provocar uma mudança. Outras pessoas também conse-guem parar de cerrar o maxilar simplesmente prestando mais atenção a esse comportamento.

Saúde oral

É especialmente importante que as pessoas que sofrem desses distúrbios mantenham boa higiene oral. É de suma importância escovar os dentes e usar fio dental com regularidade.

Estilo de vida em geral

Um estilo de vida que proporcione boa saúde geral também vai ajudar a administrar o estresse. Por sua vez, isso vai aliviar ou eliminar os problemas na ATM. Recomenda-se exercícios aeróbicos regulares, diminuição do consumo de gordura, açúcar e sal, e alimentação equilibrada. É prudente evitar cafeína. Os cigarros são outra fonte de problemas. A nicotina é um estimulante que na verdade cria mais estresse. Além disso, os fumantes têm uma saúde oral significativamente pior do que os não-fumantes.

Padrões de sono

É aconselhável regularizar seus padrões de sono, para garantir que você durma tempo suficiente. Estabelecer um horário regular para dormir e acordar todos os dias, em geral, auxilia a ajustar os padrões de sono. Embora esse conselho pareça simplista, observe que padrões regulares de sono podem ajudar a aliviar sua dor. Ver Capítulo 10 para mais detalhes a respeito de sono.

Algumas palavras finais sobre a dor temporomandibular

Os distúrbios da ATM podem ser potencialmente sérios e com freqüência são bastante complexos. Faça todo o possível para informar-se a respeito de seu problema, e peça a seu dentista que o mantenha informado, além de realizar seu tratamento. Se você considerar que seu dentista não o leva a sério, escolha outro.

Tente encontrar profissionais com uma perspectiva interdisciplinar, como dentistas que trabalhem com uma equipe de psicólogos, fisioterapeutas e cirurgiões-dentistas, protodontistas, ortodontistas, otorrinolaringologistas e neurologistas especialmente treinados. Tal equipe terá uma visão abrangente sobre seu problema. Evite qualquer um que afirme oferecer uma cura rápida e fácil: isso pode causar mais mal do que bem.

Você pode descobrir que uma das abordagens comportamentais é eficaz no tratamento de seu distúrbio temporomandibular. O *biofeedback* e as terapias cognitivas são dois tratamentos positivamente avaliados nos estudos controlados.

Finalmente, ao assumir um papel ativo em seu tratamento e não rotular a si mesmo como sendo neurótico, hipocondríaco ou histérico, você pode aumentar bastante suas chances de melhorar e continuar bem. Assumir a responsabilidade por seu corpo, com o auxílio dos profissionais de saúde adequados, vai tornar possível entender e controlar, ou eliminar, de maneira mais eficaz, seus problemas temporomandibulares.

Leitura complementar

GELB. H. *Killing pain without prescription*. Nova Iorque: Harper and Row, 1980.

LASKING, P.; GREENFIELD, W.; GALE, E.; RUGH, J.; NEFF, P.; ALLING, C. & AYER, W. (eds.). *The president's conference on examination, diagnosis and management of temporomandibular disorders*. Chicago: American Dental Association, 1983.

TADDEY, J. *TMJ the self-help program*. La Jolla, Ca. Surrey Park Press, (800) 833.8865, 1990.

Informações a respeito de apoio e educação de pessoas com distúrbios temporomandibulares:

TMJ Foundation
(Fundação ATM)
P.O Box 28275
São Diego, CA 92128-0275
fax: (619) 592.9107

Informações *on-line* estão disponíveis em:

http: //itsa.ucsf.edu/~map/omfs.html
http: //www.rad.washington.edu/Anatomy/TMJ/TMJISMAP.html

18

Artrite

Stephen T. Wegener, Ph.D.

Aproximadamente uma pessoa em sete vai desenvolver algum tipo de artrite, ou como costuma ser chamada, doença reumática. A dor é o primeiro motivo para que as pessoas procurem tratamento para a artrite. As doenças reumáticas podem ser extremamente imprevisíveis, irrompendo sem aviso ou permanecendo como uma dor constante e importuna. Devido à natureza crônica da artrite, as pessoas, com freqüência, sentem-se desanimadas, impotentes e não procuram cuidados médicos adequados nem usam estratégias eficazes de autocontrole. Todos os tipos de artrite podem ser aliviados, senão, curados. O primeiro passo para desenvolver habilidades de auto-ajuda é conhecer a artrite.

A palavra *artrite* significa "inflamação da articulação" e se refere às características comuns da doença: vermelhidão, calor, inchaço e dor na articulação ou a seu redor. Existem mais de cem quadros diferentes que se incluem no termo "artrite" e a maioria deles envolve algum tipo de inflamação.

Embora essas doenças tenham muitas coisas em comum, cada uma tem seu próprio padrão de sintomas e tratamentos. Eis os tipos mais comuns:

- *Osteoartrite* (também chamada *doença degenerativa da articulação*) é a forma mais comum de artrite. Ela envolve o rompimento da cartilagem ao redor do osso, ou o desenvolvimento de esporões ósseos, e pode provocar dor e limitação de função. Geralmente afeta os joelhos, quadris, dedos e as costas. A osteoartrite pode resultar de trauma ou ferimento em uma articulação. Indivíduos acima do peso têm maior risco de desenvolver osteoartrite.

- *Artrite reumatóide* envolve uma inflamação bastante grave, que pode provocar deformação na articulação, limitação de função e diminuição na qualidade de vida. As pessoas com artrite reumatóide muitas vezes se sentem como se estivessem com gripe – cansadas e com o corpo dolorido, mas também há o inchaço e a dor em uma ou mais articulações durante várias semanas. É freqüente que diversas articulações sejam afetadas ao mesmo tempo. A artrite reumatóide normalmente é considerada uma doença sistêmica (que envolve todo o corpo).

Outros tipos de artrite são o lúpus sistêmico eritematoso, espondilite anquilosante, bursite e gota. Esses tipos de reumatismo têm diversas características importantes em comum com a osteoartrite e a artrite reumatóide. A maioria das doenças reumáticas é crônica, isto é, muitas vezes elas duram longos períodos ou apresentam recaídas freqüentes ao longo do tempo. A maioria das formas não tem cura, mas podem ser aliviadas por uma equipe de profissionais de saúde e por seus próprios esforços. Você deve desconfiar de pessoas ou produtos que lhe prometam uma cura rápida.

Os sinais de alerta de artrite são:
- inchaço em uma ou mais articulações;
- rigidez no início da manhã;
- dor recorrente ou sensibilidade em qualquer articulação;
- incapacidade para movimentar com normalidade a articulação;
- perda de peso, febre ou fraqueza inexplicáveis, acompanhadas de dor na articulação;
- sintomas semelhantes a esses que persistam por mais de duas semanas.

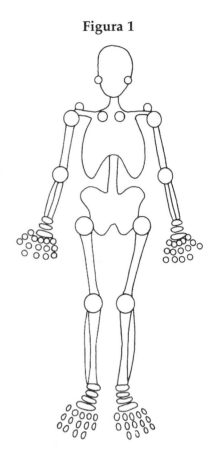

Figura 1

Se você apresenta dois ou mais desses sinais, é aconselhável consultar um médico para diagnóstico e tratamento adequado. É importante que você saiba qual o tipo de artrite que tem, para poder receber um tratamento adequado e planejar seu programa de autocontrole.

É aconselhável identificar as articulações doloridas ou rígidas, e assim poder passar informações para sua equipe de tratamento de saúde e planejar seu programa de auto-ajuda. Use a Figura 1 para marcar as articulações que são problemáticas para você.

Tratamentos para artrite

A maioria dos especialistas em artrite recomenda uma abordagem gradual para o tratamento das doenças reumáticas. Ele é progressivo e aditivo, usa vários métodos diferentes e envolve toda uma equipe de profissionais, inclusive o membro mais importante, você. Sua equipe de saúde e você elaboram estratégias básicas — informação, autocontrole e medicamentos contra dor ou antiinflamatórios. Se sua artrite não responder, então sua equipe de tratamento e você podem adicionar tratamentos mais intensivos. Como indicado na Figura 2, as abordagens básicas de autocontrole são o alicerce dos cuidados para com a artrite.

Embora este capítulo vá abordar resumidamente os tratamentos administrados por outros membros da equipe de saúde, as habilidades de autocontrole de artrite serão nosso foco principal. A pesquisa demonstra que as pessoas que aprendem e praticam habilidades de autocontrole da artrite, como exercício, redução de estresse e solução de problemas, relatam menos dor, apresentam mudanças positivas em sua saúde e na qualidade de sua vida, e podem ter menos gastos com despesas médicas provocadas por ela. Você e sua artrite vão se beneficiar se você utilizar bem as estratégias de autocontrole.

Medicação

Muitos dos medicamentos prescritos para a artrite são usados para reduzir a dor e a inflamação que a provoca. Alguns medicamentos usados não são exclusivos para artrite e foram descritos no Capítulo 12. Todos têm benefícios potenciais bem como potenciais efeitos colaterais negativos. Você e seu médico precisam ponderar esses efeitos. Os medicamentos mais habitualmente usados para artrite são as seguintes.

Paracetamol. Esse é um medicamento que não necessita de receita médica e apresenta poucos efeitos colaterais. Ele possui diversos nomes comerciais conhecidos e é usado para controlar a dor. Não possui efeito antiinflamatório e por isso é freqüentemente usado para tratar a osteoartrite em que o problema principal é a dor e não a inflamação.

Drogas antiinflamatórias não-esteroidais. Esses medicamentos são usados com freqüência porque reduzem a inflamação e a dor. Tem sido demonstrado que uma substância chamada *prostaglandina* produz a dor resultante de inflamação. Esses medicamentos reduzem a quantidade de prostaglandina produzida pelo organismo, e, assim, diminuem a dor provocada por inflamação. A mais antiga e principal droga antiinflamatória não-esteroidal é a aspirina. Seu médico pode receitar doses elevadas de aspirina. Não se engane pensando: "Isso é apenas aspirina — como pode ser útil?". A aspirina pode ser um medicamento poderoso se for usada da maneira apropriada. Como acontece com todos os antiinflamatórios não-esteroidais, você precisa ficar atento aos efeitos colaterais, como os problemas gastrointestinais. A aspirina tamponada e alguns outros antiinflamatórios não-esteroidais podem ter menos efeitos colaterais. Faça uma boa administração de seus cuidados pessoais, e converse com seu médico se tiver dúvidas. A pesquisa indica que existe pouca diferença quanto à eficácia dos diversos antiinflamatórios não-esteroidais. Alguns têm a vantagem de precisar de menos comprimidos por dia para serem eficazes e, portanto, mais convenientes, contudo, alguns são mais caros que outros. Os antiinflamatórios não-esteroidais estão disponíveis tanto em potência que dispensa receita médica quanto em potência que requer receita. Pessoas diferentes respondem a diferentes tipos de antiinflamatórios não-esteroidais, por isso você precisa trabalhar cuidadosamente com seu médico para encontrar um programa de medicação que equilibre segurança e resultados.

Corticoesteróides (esteróides). Esses medicamentos são drogas fortes que reduzem rapidamente a inflamação e a dor. Embora você possa se sentir melhor, os esteróides não revertem a doença presente. Eles também podem provocar graves efeitos colaterais, como a perda de massa óssea, aumento da pressão sanguínea, atrofia muscular, ou depressão. Os esteróides são usados em particular quando os outros esforços não foram bem-sucedidos. Você nunca deve alterar ou reduzir a quantidade de esteróides ministradas, sem antes consultar seu médico.

Drogas anti-reumáticas de ação lenta. Esses medicamentos tentam diminuir o progresso da doença, embora ainda não seja claro seu mecanismo de funcionamento. Esse tipo de droga é particularmente usado depois de se ter experimentado diversos antiinflamatórios não-esteroidais. Entre elas se incluem o metotrexato, o ouro, a penicilamina, a medicação antimalárica e a medicação citotóxica.

É necessário que você assuma um papel responsável no uso de medicamentos para modificar sua dor artrítica. Primeiro, seja um paciente ativo: saiba quais medicamentos está usando, os possíveis efeitos colaterais e a freqüência com que os remédios devem ser tomados. Outro aspecto importante é seguir o tratamento combinado com o médico. Deixar de tomar doses do remédio pode fazer com que a dor aumente. Adote um formulário semelhante ao fornecido a seguir para registrar a medicação que está tomando.

Medicamento	Quantos e com que freqüência	Efeitos colaterais

Figura 2		
Drogas Anti-reumáticas de Ação Lenta		
Medicação citotóxica		
Metotrexato	Ouro	
Fisioterapia e terapia ocupacional		
Aparelhos auxiliares	Exercícios de apoio	Informação avançada
Medicamentos contra dor e inflamação		
Paracetamol	Drogas antiinflamatórias não-esteroidais	
Autocontrole		
Informação	Exercício	Habilidades de convivência
Perda de peso	Descanso	Calor/frio

Exercício e descanso

Exercício e descanso são importantes no autocontrole da artrite. É necessário bastante repouso físico para equilibrar a fadiga associada a algumas formas de artrite. É aconselhável proteger e descansar articulações específicas para prevenir a dor. Os benefícios físicos do exercício regular — força, condicionamento e manutenção da amplitude de movimento da articulação — são úteis no controle da dor da artrite. O exercício também pode trazer outros benefícios importantes: bem-estar psicológico, senso de propósito e o sentimento de que você está ajudando a controlar sua doença. Os exercícios específicos mais aconselháveis para você vão depender do tipo e da gravidade de sua artrite e também de sua condição física geral. Você e sua equipe de profissionais de saúde são os mais indicados para tomar uma decisão referente ao exercício que lhe pareça mais adequado.

Orientações gerais de descanso

- Estabeleça um período de descanso diurno, de trinta a sessenta minutos, para contrabalançar a fadiga.
- Desenvolva bons hábitos de sono. Estabeleça horários regulares para ir dormir e para levantar-se. Tente obter de oito a dez horas diárias de sono. Se estiver tendo problemas para dormir, avalie a ingestão de cafeína, os medicamentos e as perturbações em seu ambiente.
- Aprenda sobre postura e posicionamento corretos.
- Desenvolva sua capacidade de usar técnicas de relaxamento de modo que possa relaxar física e mentalmente durante os períodos de repouso.
- Use talas, aparelhos auxiliares, modifique atividades e recorra a mudanças ambientais para proteger articulações específicas que estejam doloridas ou inflamadas. Consulte um fisioterapeuta ou terapeuta ocupacional para aprender como usar esses aparelhos e práticas.

Orientações gerais sobre exercícios

- Se você está sendo tratado por um profissional especializado em artrite (o que é recomendável se tiver uma doença reumática ativa), converse com ele antes de iniciar seu programa de exercícios.
- Exercícios de amplitude de movimento, fortalecimento e resistência são importantes. Um bom programa vai incluir os três tipos, de modo equilibrado. Você pode fazer tanto exercícios dinâmicos quanto isométricos.
- Comece num nível confortável para você e exercite-se com regularidade. Se você sentir dor por duas horas ou mais depois de um exercício, diminua esse exercício específico. Você deve conseguir repetir de oito a dez vezes um exercício antes de aumentar o número de repetições ou a resistência necessária.
- É melhor exercitar-se quando você sente menos dor e rigidez e não está cansado.
- De modo geral, evite qualquer exercício que coloque pressão extra sobre uma articulação inflamada.
- A natação é aconselhável para pessoas com artrite. Outros programas de exercícios dentro da água também são especialmente recomendados. Eles incluem muitos dos exercícios típicos feitos no solo, mas a flutuabilidade na água sustenta os músculos e as articulações de modo que você se sente mais leve, é capaz de mover-se com maior facilidade, e corre menos riscos de contusões. A água também proporciona uma resistência suave, semelhante à de pesos leves, assim você estará fortalecendo seus músculos e aumentando sua resistência enquanto se exercita na água.

1. *Para os dedos.* Para aumentar o movimento nas articulações dos dedos, comece com a articulação 1 na ponta do dedo. Lentamente dobre cada articulação com a outra mão até chegar à articulação 7. Continue gradualmente aplicando pressão na articulação 3. Você pode reverter esse processo, começando pela articulação 3 e subindo. Faça esse exercício tantas vezes durante o dia quanto for confortável para você, pelo menos uma vez ao dia.

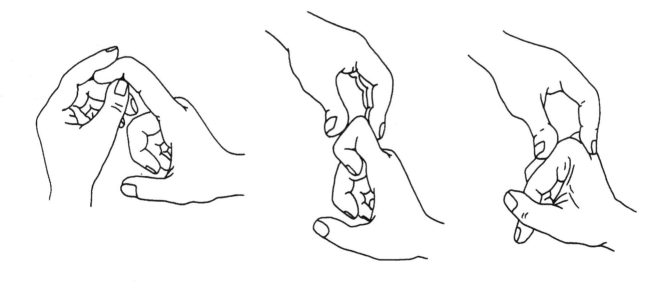

2. *Para os pulsos.* Para aumentar a flexibilidade e o movimento nos pulsos, junte as palmas das mãos e entrelace os dedos. Lentamente aplique pressão, empurrando as palmas para um lado e depois para o outro. Empurre até o ponto de desconforto, e depois vá um pouquinho além dele. Repita tantas vezes quanto for confortável, pelo menos uma vez ao dia.

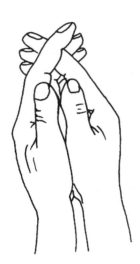 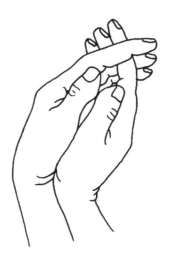

3. *Para os cotovelos.* Junte as palmas das mãos e os dedos, trazendo os braços para o ombro direito. Agora pressione para baixo em diagonal, na direção do joelho esquerdo, endireitando os braços. Vá lentamente e empurre apenas um pouquinho além do ponto de desconforto. Repita do outro lado. Repita tantas vezes quanto for confortável, pelo menos uma vez ao dia.

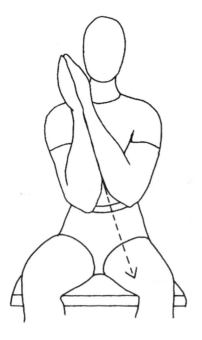 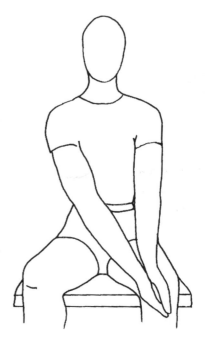

4. *Para os ombros.* Coloque as mãos na nuca. Lentamente puxe os cotovelos para trás o máximo que for possível, e depois traga-os para a frente até tocá-los, se puder. Esse exercício gira o ombro, ajuda a aumentar o movimento e também alonga os músculos do peito. Repita de três a cinco vezes.

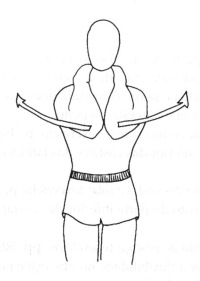

5. *Para as panturrilhas e os tornozelos.*
    a) Apóie as mãos em um objeto firme, como uma mesa ou parede. Dobre o joelho esquerdo enquanto se inclina para frente e estica a perna direita atrás do corpo, alongando-a o máximo possível. Assegure-se de apontar os pés para frente, de modo que obtenha o alongamento correto. Você deve sentir um bom alongamento na panturrilha se mantiver o calcanhar bem perto do chão ou apoiado nele. Mantenha durante vinte segundos. Passe para o outro lado e repita com a perna esquerda.
    b) Agora coloque as pernas juntas para trás enquanto se apóia sobre a mesa ou parede. Levante-se lentamente sobre a frente do pé, tirando o calcanhar do chão, e volte, empurrando os calcanhares contra o chão. Repita dez vezes. Esse exercício é excelente para promover a flexibilidade e o movimento das panturrilhas e dos tornozelos.

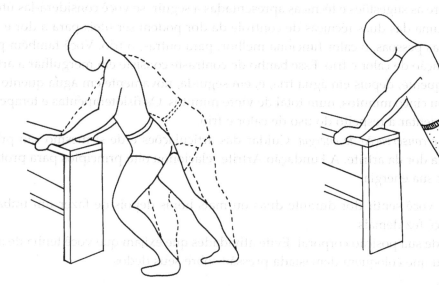

6. Outros exercícios recomendados para demais regiões do corpo (ver a descrição detalhada desses exercícios no Capítulo 3). Depois de você ter começado a exercitar-se, todos os exercícios do Capítulo 3 são indicados para promover força e flexibilidade gerais no corpo. Mas, no início, faça primeiro esses exercícios porque eles são de movimento de baixa dificuldade e baixa carga, e movimentam as articulações em todas as posições.

a) *Alongamento do flexor dos quadris* (exercício, p. 47). Promove movimento e flexibilidade nos quadris e também alonga a parte inferior das costas. Comece com o exercício mais fácil, deitando-se de costas, e prossiga gradualmente até o exercício mais difícil no qual você leva o queixo na direção do joelho encostado no peito. À medida que você se acostumar com ele, pode começar a esticar também a perna que não está no peito.

b) *Alongamento com rotação da perna cruzada* (exercício, p. 48). Indicado para a rotação do quadril e alongamento da parte inferior das costas e das laterais do corpo. Mantenha os ombros no chão ou na cama.

c) *Alongamento da parte inferior das costas e rolar* (exercício, p. 48). Também indicado para a rotação do quadril e o alongamento da parte inferior das costas. Mantenha os ombros no chão ou na cama.

d) *Alongamento e fortalecimento do pescoço* (exercícios, pp. 50-51). Os alongamentos de pescoço são indicados para promover a flexibilidade no pescoço e nos ombros. Manter o pescoço firme aumenta a força nos músculos da frente e de trás do pescoço. Seja suave. Se você sentir uma dor aguda no pescoço ou embaixo do braço, pare e consulte seu médico.

Fisioterapia e terapia ocupacional

Os fisioterapeutas podem lhe ensinar como se exercitar e ajudá-lo a realizar exercícios que você não conseguiria fazer sozinho ou que requeiram equipamento especial. Eles também podem treiná-lo no uso de métodos de alívio da dor, como tratamentos de calor ou frio ou estimulação nervosa elétrica transcutânea. Na artrite, a estimulação nervosa elétrica transcutânea obtém bastante sucesso na redução da dor, caso a dor esteja localizada numa articulação específica. Os terapeutas ocupacionais podem lhe ensinar maneiras de proteger as articulações e técnicas para conservar sua energia. Eles também podem indicar aparelhos de adaptação e auxiliares que o ajudem a realizar as atividades cotidianas. Pergunte a seu médico sobre as sugestões e técnicas apresentadas a seguir, se você considerá-las úteis.

Calor e frio. Qualquer uma das duas técnicas de controle da dor podem ser úteis para a dor e rigidez da artrite. Para algumas pessoas, o calor funciona melhor, para outras, o frio. Você também pode experimentar uma combinação de calor e frio. Esse banho de contraste consiste em mergulhar a articulação inflamada em água quente, depois em água fria, e, em seguida, novamente em água quente. Repita esse ciclo a cada três ou cinco minutos, num total de vinte minutos. Os fisioterapeutas e terapeutas ocupacionais podem lhe orientar a respeito do uso de calor e frio.

Proteção da articulação e conservação de energia. Cuidar das articulações e de si mesmo são princípios-chave na prevenção da dor da artrite. A Fundação Artrite relacionou oito princípios para proteger as articulações e conservar sua energia.

1. Respeite a dor. Se você sentir dor durante duas ou mais horas depois de fazer um trabalho, isso indica que você fez demais.
2. Tome consciência de sua posição corporal. Evite atividades que exijam que você tenha de agarrar com firmeza ou que coloquem demasiada pressão sobre seus dedos.
3. Controle seu peso.

4. Evite permanecer muito tempo na mesma posição.
5. Use suas articulações e os músculos maiores e mais fortes para a tarefa. Por exemplo, carregue sua bolsa no ombro ou cotovelo em vez de na mão. Levante pesos com os grandes músculos da perna em vez de fazê-lo com os músculos mais frágeis das costas.
6. Equilibre atividade e repouso. Preste atenção aos sinais de seu corpo.
7. Simplifique seu trabalho, planejando com antecedência e administrando seu tempo.
8. Peça ajuda.

Cirurgia

Muitas das pessoas com artrite nunca passam por cirurgia. As necessidades de seu caso individual devem ser consideradas por você e seu médico. Contudo, vale a pena ter em mente alguns aspectos. Os motivos básicos para cirurgia são correção da articulação, substituição da articulação e remoção do revestimento da articulação (uma sinovectomia). É raro que essas cirurgias se mostrem urgentes, e assim, você terá tempo para pensar e decidir. Pense com calma e, se possível, considere diversas opiniões. Lembre-se de que a cirurgia não pode substituir boas habilidades de autocontrole. Na verdade, você obterá melhores resultados com a cirurgia se estiver em boas condições físicas e mentais. Você também deve planejar um programa de reabilitação para extrair o máximo benefício da operação.

Treino de relaxamento

Grande parte dos indivíduos com artrite, e também muitos cientistas, constatam que o estresse físico e emocional aumenta a quantidade de dor. A dor e o estresse têm efeitos similares sobre o corpo. Os músculos ficam tensos, a respiração, mais rápida, e o fluxo sanguíneo é restringido. Aprender métodos para relaxar pode ser útil para que você combata a dor e o estresse físico e emocional ligados à artrite. Relaxamento é mais do que simplesmente sentar-se, ler, ou assistir à televisão. É uma habilidade que inclui aprender maneiras de acalmar e controlar o corpo e a mente. O relaxamento não é fácil de ser alcançado se você estiver sentindo dor ou se for portador de uma doença crônica, como a artrite. Como qualquer outra habilidade, é necessário praticar.

Diversos métodos podem ser aplicados para desenvolver a resposta de relaxamento. Entre eles estão o relaxamento muscular progressivo, treinamento autógeno, práticas de visualização, auto-hipnose e *biofeedback*. Siga as instruções para realizar esses exercícios de relaxamento, fornecidas nos Capítulos 4 e 5. Eis algumas sugestões para o uso dessas técnicas no caso de artrite.

- O *relaxamento muscular progressivo* pode colocar pressão excessiva sobre as articulações inflamadas se for feito com demasiada intensidade. Um método mais passivo de relaxamento, como o treinamento autógeno ou práticas de visualização, pode ser mais útil. Se você optar pelo relaxamento muscular progressivo, assegure-se de não forçar demais as articulações.

- O *treinamento autógeno* pode ser um bom exercício inicial, pois não exige demais das articulações. Ele também permite que você se concentre em relaxar partes específicas de seu corpo.

- As *práticas de visualização* podem ser extremamente úteis quando você tem articulações quentes e inflamadas. Você pode imaginar sua dor como o Sol no poente — quente, vermelho e brilhante. Conforme o Sol se põe lentamente em sua mente, você sente sua dor indo embora com ele. Você pode imaginar o Sol se pondo repetidamente até sentir-se confortável e relaxado.

- A *auto-hipnose* é um relaxamento profundo criado ao focalizar sua atenção internamente. Ver Capítulo 5 para instruções e um exemplo de indução que você pode adaptar para ajustar a sua condição. Nem todos têm facilidade para usar a hipnose, portanto, não desanime se levar algum tempo para que você desenvolva a habilidade de auto-regulação.

- O *biofeedback* pode ajudá-lo a aprender a relaxar se você tiver dificuldade com as outras técnicas. Com a ajuda do *biofeedback* você pode começar a perceber os momentos em que fica tenso. Embora ele não seja necessário para aprender a relaxar, algumas pessoas têm mais facilidade de aprender com sua ajuda.

Aprender habilidades de relaxamento pode ajudar no controle da dor da artrite bem como a lhe auxiliar a desenvolver uma reconfortante sensação de controle sobre seu corpo. Talvez seja necessário procurar alguma ajuda profissional ou freqüentar um grupo de controle de dor para desenvolver essas habilidades de relaxamento.

Outros instrumentos de autocontrole

Perda de peso e dieta. Manter o peso adequado é útil na prevenção de osteoartrite e ajuda no controle das outras doenças reumáticas. Isso é feito mediante exercícios adequados e dieta. A boa alimentação é importante para todos, especialmente para uma pessoa que tenha uma doença crônica. Mas observe que não existem provas de que nenhum alimento ou dieta consiga curar ou prevenir algum tipo de artrite, exceto a gota. As pessoas com gota devem evitar alimentos que contenham níveis elevados de purinas, como vísceras, feijões, ervilhas e grão-de-bico, e mariscos, e devem trabalhar com seu profissional de saúde para desenvolver uma dieta apropriada. Os outros tipos de artrite requerem uma dieta balanceada que inclua porções de cada um dos quatro grupos alimentares básicos: carnes, vegetais e frutas, laticínios, e grãos. Use o bom senso para avaliar qualquer dieta que lhe seja recomendada. A dieta pode ser prejudicial se evitar totalmente qualquer um dos quatro grupos alimentares básicos.

Automassagem. A massagem aumenta o fluxo sanguíneo e aquece a área dolorida. Esta técnica pode ser útil para a dor de artrite. Para realizar a automassagem, você vai precisar apenas de algum tempo e paciência. Algumas pessoas descobriram que o uso de um gel mentolado produz uma agradável sensação de calor ou frio que pode aliviar a dor da artrite. (Assegure-se de remover o gel antes de usar calor, ou você poderá se queimar.)

Habilidades cognitivas de convivência

Uma importante ferramenta de autocontrole é a capacidade de identificar e mudar os pensamentos negativos que podem surgir da dor e das doenças crônicas. Como você pensa a respeito de sua dor e artrite? Muitas vezes as pessoas têm pensamentos negativos automáticos como: "Sinto dor e não há nada que eu possa fazer a respeito disso", ou "Nunca vou melhorar". O modo como você pensa a respeito de sua dor e situação de vida tem grande influência na maneira como você se sente. As pessoas que se concentram em sua dor têm maior probabilidade de considerá-la forte do que as que pensam menos freqüentemente sobre ela. Aqui estão algumas sugestões para desenvolver habilidades positivas de convivência.

- *Desenvolva um modo construtivo de distrair-se.* Sua distração pode ser ler, conversar com outras pessoas, assistir à televisão, rezar, ou ver um filme. Escolha algo positivo para fazer de modo que afaste sua mente da dor e se foque em algo agradável ou gratificante.
- *Comece a ver a dor como um sinal para iniciar uma estratégia construtiva de controle da dor.* A dor deve se transformar num sinal de seu corpo para fazer um intervalo, e talvez praticar relaxamento, ou usar calor ou frio.

- *Veja sua dor com base em uma perspectiva ampla.* Lembre-se de momentos em que a dor desapareceu, e o que você fez para ajudar a si mesmo — pense naquilo que você tem e não no que não tem. Pense naquilo que você pode fazer, em vez de pensar no que não pode fazer. Identifique os pensamentos negativos relativos à dor e substitua-os por imagens positivas.

Leia no Capítulo 6 a discussão das técnicas psicológicas que você pode adaptar para o controle da dor da artrite e para aumentar suas habilidades de convivência.

Outras questões psicossociais

Depressão. As pessoas que sofrem de doenças crônicas costumam apresentar depressão. Os principais sinais que devem ser observados são tristeza, mudança nos hábitos de sono, falta de apetite, afastamento das outras pessoas e ataques de choro. Se você acha que está deprimido, experimente usar algumas destas estratégias de auto-ajuda. Se os sintomas persistirem, procure a ajuda de seu profissional de saúde.

- Um modo eficaz de amenizar a depressão é controlar os pensamentos negativos (ver Capítulo 6) e lidar com os sentimentos de desamparo, desenvolvendo um senso de direção pelo autocontrole.
- Mantenha um diário de acontecimentos positivos. Escreva todos os dias duas ou três atividades que lhe trouxeram prazer — um telefonema de um amigo ou parente, uma refeição agradável, um bom filme. (Ler este livro e experimentar alguns desses exercícios é um acontecimento positivo!) Quando está deprimido, você precisa lembrar-se das áreas de sua vida que ainda têm significado e são gratificantes.
- Muitas pessoas com artrite descobrem que fica mais fácil conviver com a doença se compartilharem suas experiências e aprenderem novas habilidades de autocontrole ao participar de um grupo de apoio com outras pessoas que estejam passando pela mesma situação.

Problemas de sono. A perturbação nos padrões de sono vai colocar um peso adicional em sua dor. A prática de técnicas de relaxamento na hora de ir dormir pode, com freqüência, melhorar seu sono. O uso de auto-hipnose ou de uma fita de hipnose é especialmente útil. Peça a seu médico outras sugestões para melhorar seu sono.

Perseverar no programa. O controle da artrite vai exigir que você faça muitas atividades de cuidado pessoal — continuar com seus medicamentos, exercícios, aprender sobre sua doença, praticar o controle do estresse, enquanto tenta cumprir suas responsabilidades familiares, profissionais e sociais. Você pode ficar desanimado e sentir que é simplesmente demais fazer tudo isso, além de ter de suportar o fardo da dor da artrite. Faça uma agenda diária, como um auxílio para conviver. Relacione as atividades que você fará para controlar sua dor de artrite. Comece com uma nova atividade e acrescente outras quando um hábito saudável estiver estabelecido. Marque cada atividade que você fez a cada dia. Como um incentivo extra, dê a si mesmo um prêmio especial quando iniciar o programa. Depois de ter iniciado, faça algo especial para si mesmo a cada semana que tiver perseverado em seu programa.

Mudanças de estilo de vida

Uma doença crônica como a artrite requer que você mude sua vida de muitas maneiras específicas. Para algumas pessoas, essas mudanças afetarão todos os aspectos de sua vida — lazer, trabalho e atividades com a família. Para outras, as mudanças serão menos intensas. Você vai precisar apoiar-se nas habilidades listadas neste capítulo, e também em outros capítulos deste livro, inclusive assertividade (Capítulo 7). Saiba que não está sozinho. Outras pessoas com artrite também estão tentando conviver com a dor, e uma equipe de profissionais de saúde está pronta para ajudá-lo. Você pode encontrar outras informações úteis nas leituras sugeridas a seguir. Esteja ciente de que você é o membro principal da equipe de saúde quando se trata de cuidar de sua artrite. Você precisa estar informado e deve recompensar-se por fazer um trabalho importante.

Kate Lorig e James Fries são autores de um excelente livro intitulado *The arthritis helpbook* que traz informações acerca de exercícios adicionais e de estratégias de auto-ajuda para conviver com a artrite. Nos Estados Unidos você também pode contatar a Fundação Artrite para obter mais informações. Ela tem um escritório central e outros espalhados por todo o país. O escritório local pode informá-lo sobre médicos e clínicas em sua região, fornecer-lhe materiais informativos, oportunidades de trabalho voluntário, e proporcionar informação sobre aulas de auto-ajuda e programas de exercícios. Você pode contatá-los em:

The Arthritis Foundation
(Fundação Artrite)
1314 Spring Street, N.W.
Atlanta, Georgia 30309
(800) 283-7800
(404) 872-7100

Leitura complementar

COPING WITH ARTHRITIS PAIN. Atlanta, GA: Arthritis Foundation.

FRIES, J. F. *Arthritis. A comprehensive guide*. Reading, MA: Addison-Wesley Publishing Co., 1986.

LORIG, K. & FRIES, J. *The arthritis helpbook*. Reading, MA: Addison-Wesley Publishing Co., 1986.

THE PRIMER ON CLINICAL CARE IN THE RHEUMATIC DISEASES. Atlanta, GA: American College of Rheumatology, 1996.

Informações *on-line* disponíveis em:

http://www.arthritis.org/
http://www.netshop.net/~nsardy/dancer/asmp.html/
http://www.nerdword.com/nw783.html

19

Síndrome do intestino irritável

Kimeron Hardin, Ph.D. e William Stewart, Ph.D.

A *síndrome do intestino irritável* é um complexo distúrbio do trato gastrointestinal (que inclui o estômago e os intestinos). Ela não é uma doença rara — ocorre em 10% a 15% da população adulta. Um estudo estimou que cerca de 75% dos pacientes atendidos numa clínica especializada em distúrbios gastrointestinais relatam sintomas de dor e, em aproximadamente metade deles, a dor quase sempre é provocada pela síndrome do intestino irritável.

Os médicos estão ainda em fase de elaboração uma padronização dos critérios usados para diagnosticar a síndrome do intestino irritável, mas como não se conhece nenhuma anormalidade fisiológica subjacente ao distúrbio, os profissionais de saúde geralmente a definem pela descrição dos sintomas associados a ela. É mais difícil diagnosticar adequadamente essa síndrome se você toma múltiplos medicamentos com fortes efeitos colaterais gastrointestinais (como azia, gases ou prisão de ventre) ou se apresenta outros quadros complexos como a síndrome da dor miofascial (ver Capítulo 15) ou fibromialgia (ver Capítulo 14). Este capítulo vai descrever os sintomas habitualmente observados na síndrome do intestino irritável e sugerir maneiras de controlar a dor e outras perturbações associadas a ela. Embora esta síndrome possa parecer assustadora, e sem dúvida ela é crônica e desconfortável, ela não é uma ameaça para a vida, nem contagiosa.

Sintomas

Existem três formas básicas da síndrome do intestino irritável. O primeiro grupo de pacientes tende a ter diarréia crônica intermitente, em geral, sem dor. Algumas pesquisas sugerem que esse grupo específico pode, na verdade, ter outro distúrbio completamente diferente. Contudo, um segundo grupo tem queixas de dor abdominal crônica e prisão de ventre que podem ser chamadas *colite espástica* ou "cólon espástico". Finalmente, o terceiro grupo consiste dos pacientes que têm características dos dois grupos anteriores, com alternância de episódios de diarréia e de prisão de ventre. Outros sintomas da síndrome do intestino irritável incluem sensações de necessidade presente de ir ao banheiro, presença de muco nas fezes (mas sem sangue), aumento da sensibilidade a determinados alimentos, perda de peso, fadiga, sensação de não conseguir eliminar inteiramente as fezes durante o movimento intestinal, e náusea. O conjunto individual de sintomas pode variar de pessoa para pessoa, incluindo desde um único sintoma até todo o conjunto de sintomas descritos, o que explica novamente por que essa síndrome é tão difícil de ser diagnosticada.

Seu médico vai confirmar o diagnóstico de síndrome do intestino irritável pela exclusão de outras doenças físicas, utilizando exames clínicos e laboratoriais, que serão discutidos adiante neste capítulo. A ausência de sinais de doença física é uma parte importante do diagnóstico e não deve ser menosprezada.

Uma pessoa com a síndrome do intestino irritável pode ter fezes soltas ou diarréia líquida crônica durante meses ou anos, geralmente com piora no período da manhã. Depois de vários movimentos intestinais com fezes "soltas" ao acordar ou depois do café da manhã, a pessoa com a síndrome pode sentir-se perfeitamente bem pelo resto do dia e da noite. Algumas pessoas, por longos períodos de tempo, apresentam hábitos intestinais normais entre as crises da síndrome, e outras podem nunca mais ter uma recaída depois de terem tido um ou vários episódios iniciais. A prisão de ventre e cólicas abdominais também são sintomas da síndrome do intestino irritável. Algumas vezes as cólicas são aliviadas ao soltar gases ou ter movimento intestinal.

Para entender mais sobre esse complexo problema, você precisa primeiro aprender a respeito do funcionamento do sistema gastrointestinal.

O sistema gastrointestinal inferior

O trato digestivo humano mede cerca de 8,5 metros, dos quais o último 1,8 metro corresponde ao *intestino grosso* (também conhecido como *cólon*). O intestino grosso consiste em três partes distintas (ver figura seguir). O *ceco* é uma pequena bolsa que conecta o intestino delgado inferior (*íleo*) ao cólon pela *válvula íleocecal*. Ele começa na área direita inferior do abdome e junta-se ao *cólon ascendente* que se estende para cima na direção do fígado. A próxima parte do cólon, chamada *cólon transverso*, cruza o abdome, em direção ao lado esquerdo. Aqui o intestino grosso se curva para baixo em direção à pélvis. A última parte, o *cólon descendente*, junta-se ao *cólon sigmóide* (com curvas em forma de S) e termina no *reto*. As funções básicas do cólon são absorver água do bolo fecal e guardar as fezes até que elas sejam eliminadas.

Atividade no cólon

Os profissionais de saúde afirmam que a síndrome do intestino irritável não é apenas um distúrbio da atividade motora dos intestinos, isto é, do modo como eles movimentam o bolo fecal pelo sistema, mas envolve também o sistema sensorial de dor/percepção da dor e o sistema nervoso central. Os movimentos do cólon servem para misturar seu conteúdo e movimentar ou impulsionar esse conteúdo em seu caminho para o reto. A mistura acontece quando os músculos em anel se contraem em pontos específicos ao longo do cólon. O movimento ocorre quando as áreas do cólon transverso ou descendente se contraem ou apertam o conteúdo do intestino impulsionando-o para baixo, e a seguir há uma série de contrações semelhantes que finalmente empurram o conteúdo na direção do reto e para fora do corpo. Um processo semelhante acontece quando você empurra a pasta de dentes para fora do tubo, ou quando você vê uma serpente engolindo uma grande refeição. Essas contrações, em geral, ocorrem apenas algumas vezes por dia, mais freqüentemente durante a hora que se segue à refeição da manhã.

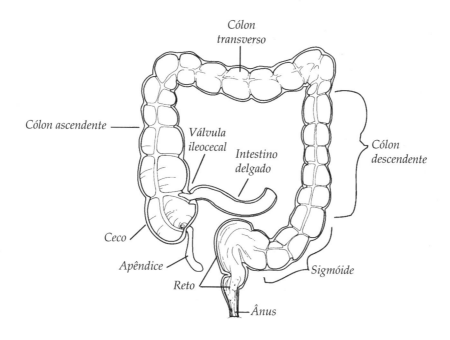

Dor e sensação no cólon

Muitos pacientes com síndrome do intestino irritável relatam sentir dor abdominal abaixo do umbigo. A dor pode ser "surda e incômoda" ou "aguda e repentina". Você sente dor em seus órgãos digestivos internos (ou vísceras) de um modo diferente do que sente em outras partes do corpo. Por exemplo, se você pressionar a unha contra sua pele, normalmente vai sentir uma dor aguda. Contudo, os gastroenterologistas nos dizem que as vísceras podem ser cortadas, rasgadas, ou esmagadas, e os seres humanos raramente vão sentir dor. Isso não significa que os nervos em nossos órgãos digestivos não conseguem sentir dor, mas que as terminações nervosas que transmitem a dor das paredes musculares lisas das vísceras são sensíveis principalmente ao alongamento rápido ou à distensão. A dor também pode resultar de inflamação no trato digestivo causada por infecção bacteriana, exposição a substâncias químicas, alergias alimentares ou intolerância ao leite, espasmos dos músculos lisos do intestino, acúmulo de produtos metabólicos devido à má circulação sanguínea, ou distensão de ligamentos na cavidade abdominal.

A dor abdominal da síndrome do intestino irritável provavelmente resulta de diversos fatores: contrações espasmódicas, alongamento excessivo e distensão (inchaço) provocado por gases e fezes no intestino, ou nervos excessivamente sensíveis no intestino que reagem ao alongamento e à distensão normais. Pesquisas recentes também mostraram que os espasmos podem ocorrer espontaneamente no intestino delgado apenas por causa de estresse. Em outras palavras, o funcionamento interno de uma pessoa com síndrome do intestino irritável não difere do funcionamento interno das outras sem ela. A única diferença é que as pessoas com a síndrome parecem sentir mais dor e contrações devido a múltiplos fatores, entre eles, estresse, falta de exercício, genética, e maior sensibilidade ao alongamento normal do intestino.

Alguns sinais indicam a presença de outros problemas, além da síndrome do intestino irritável: perda de mais que 5% de seu peso no período de um ano, presença de sangue nas fezes (a não ser que haja hemorróidas ou pequenas feridas ao redor do ânus), febre, anemia, teste de tolerância a lactose com resultado positivo (intolerância a leite), evidência de parasitas intestinais no exame de cultura de fezes, ou indicação de doença inflamatória no intestino detectada por meio de raio X com contraste de bário. Observe que a dor abdominal é o principal sintoma de muitas doenças sérias. Você deve consultar imediatamente seu médico se sentir uma dor abdominal perturbadora, que nunca sentiu antes ou que nunca tenha sido avaliada por um médico.

A dor abdominal contínua também precisa ser avaliada por um médico, pois ela pode ser um sintoma de outras doenças, além da síndrome do intestino irritável. A dor no lado direito inferior do abdome pode ser crônica e repetir-se periodicamente, mas também pode ser sintoma de apendicite, que é uma urgência médica. As doenças listadas a seguir podem provocar dor freqüente e repetida no baixo abdome e requerem atenção médica imediata: diverticulite (inflamação de uma bolsa normal ou anormal que se abre no trato intestinal), doença inflamatória do intestino, doença pélvica (inclusive o rompimento de um folículo ovariano), menstruação dolorosa e carcinoma do cólon. Outras doenças que podem provocar dor abdominal e exigem cuidados médicos são: doença na vesícula biliar, doença de Crohn (um distúrbio inflamatório crônico que afeta a parte inferior do intestino delgado), úlcera péptica, doença pancreática, angina, dispepsia, esofagite (azia), endometriose e aneurisma da aorta.

Como a síndrome do intestino irritável compartilha alguns sintomas com outros tipos de distúrbios, muitas pessoas com essa síndrome perguntam-se se seus problemas vão se transformar, ou se elas ficarão predispostas, a doenças mais graves, como as que foram mencionadas anteriormente. Para tentar responder a esta e a outras perguntas a respeito do desenvolvimento da síndrome do intestino irritável, os pesquisadores da Clínica Mayo examinaram os registros de 112 pacientes que foram tratados num período de aproximadamente trinta anos. Surpreendentemente, eles descobriram que depois do diagnóstico inicial de síndrome do intestino irritável, apenas dez pacientes foram diagnosticados posteriormente com um distúrbio gastrointestinal orgânico (cerca de 9%). Eles também descobriram que um relacionamento positivo entre médico e paciente parecia estar associado a menos consultas no decorrer do tempo. Quando existe um relacionamento assim, o paciente faz perguntas e segue as recomendações, e o médico trabalha com o paciente para chegar a um diagnóstico preciso, conversa sobre as preocupações dele, e o ajuda a desenvolver um programa de tratamento individual. Ou seja, você precisa desenvolver um relacionamento positivo e aberto com seu médico, como também deve ser o relacionamento com qualquer outro profissional de saúde.

Alimentação

Como a síndrome do intestino irritável afeta o sistema gastrointestinal, no qual os alimentos são processados, está claro que você deva explorar sua alimentação como um fator potencialmente importante no controle da síndrome. Uma abordagem terapêutica que tem sido bastante incentivada é o aumento do consumo de fibras alimentares. A fibra diminui o tempo necessário para que uma refeição passe pelo trato intestinal e, portanto, aumenta o bolo fecal, o que se considera útil para a prisão de ventre ("fezes duras") e diarréia. Fibra em excesso pode, na verdade, irritar o intestino, assim, você precisa encontrar seu próprio equilíbrio.

Muitas pessoas com a síndrome do intestino irritável reconhecem que algumas comidas agravam seus sintomas. Portanto, costuma-se incentivar as pessoas a eliminar alimentos ou substâncias químicas que possam irritar o trato gastrointestinal, como cafeína, álcool e tabaco. Contudo, ainda não se estabeleceu um relação clara entre fatores alimentares específicos e a síndrome do intestino irritável. Um estudo recente comparou a dieta de mulheres com e sem sintomas semelhantes aos da síndrome, e descobriu que as mulheres com perturbações gastrointestinais consumiam mais carboidratos (açúcares processados) do que as mulheres livres de sintomas, embora o consumo de outros tipos de alimentos fosse relativamente similar.

Há casos em que portadores da síndrome do intestino irritável experimentam determinadas comidas para descobrir se elas têm algum efeito sobre seus sintomas. Geralmente, a maioria começa por uma dieta limitada e sem condimentos durante um período de três a cinco dias. Conforme os sintomas melhoram, elas acrescentam um novo alimento a cada dia, e prestam bastante atenção (pela manutenção de um diário) para determinar se esse alimento aumenta os sintomas da síndrome. Dessa maneira, elas determinam quais alimentos podem desencadear acessos da síndrome. Exemplos de comidas que com freqüência desencadeiam sintomas incluem pimenta e condimentos fortes, mascar chicletes, vegetais crus e laticínios.

Você sempre deve discutir uma nova dieta com seu médico, antes de iniciá-la. Alguns especialistas, entre eles, alergistas e gastroenterologistas, podem, na verdade, ter orientações mais detalhadas para ajudá-lo nesse processo. Também pode ser importante consultar uma nutricionista, se você tiver um caso especialmente difícil da síndrome do intestino irritável, para garantir que consuma as vitaminas, os minerais e outros nutrientes essenciais para sua saúde.

É importante saber que existe diferença entre uma reação alérgica e a "intolerância" a determinadas comidas. Uma alergia alimentar clássica é definida como o surgimento de reações "alérgicas" típicas provocadas pela ingestão de alguns alimentos. Essas reações incluem respiração ofegante, coriza, inchaço na garganta, assim por diante. Um alimento que provoque apenas diarréia, dor abdominal ou outros incômodos gastrointestinais não é, portanto, considerado um caso de "alergia", mas sim, de "intolerância".

Estresse e síndrome do intestino irritável

A idéia de que nossos pensamentos e sentimentos afetam o funcionamento de nossas "entranhas" é antiga. De alguma forma, todos nós sabemos o que significa sentir "frio na barriga" quando estamos nervosos. Ou então estar com o "estômago embrulhado", por exemplo, antes de falar em público ou de um acontecimento importante. Muitos pesquisadores relataram uma relação entre os fatores de estresse psicológico e o aparecimento ou a piora dos sintomas da síndrome do intestino irritável. Estima-se que de 50% a 80% dos pacientes dessa síndrome tenham observado essa relação. Eles muitas vezes relatam diversos fatores de estresse psicológico, como preocupação com o trabalho ou a família; perda de um dos pais ou do cônjuge, que pode também estar aliada ao luto não resolvido; e mudanças na vida que requerem muitos ajustes pessoais e sociais, como separação ou divórcio, demissão ou contratação, ou mudança para uma nova casa.

Os sintomas psicológicos mais comuns que ocorrem associados à síndrome do intestino irritável são fadiga, estado de espírito desanimado, irritabilidade e outros sintomas de depressão, ansiedade, sensibilidade excessiva nos relacionamentos, e estar abertamente preocupado, ou excessivamente focado, com as funções corporais. Os estudos com utilização de testes psicológicos nos mostram que os indivíduos com síndrome do intestino irritável tendem a relatar menos perturbação psicológica geral do que os pacientes psiquiátricos, mas mais do que pacientes com doenças não psiquiátricas. Quase todas as autoridades, e os pacientes, concordam que o estresse e outros fatores psicológicos desempenham papel importante na síndrome do intestino irritável.

Tratamentos médicos

W. G. Thompson (1984) escreveu:

O controle satisfatório da síndrome do intestino irritável requer muito da arte e ciência da medicina. É uma experiência comum que as curas duradouras sejam raras... Portanto, o dever do médico é ajudar o paciente a entender e conviver com seus sintomas e evitar qualquer terapia que possa ser prejudicial.

Segundo o comentário, um melhor entendimento desse distúrbio só se tornará possível com um relacionamento aberto, coerente e cheio de confiança entre você e seu médico. Isso pode ser difícil de conseguir por causa dos planos de saúde, das agendas lotadas e da informação em constante mudança. No entanto, você pode se preparar para desenvolver um relacionamento assim, procurando um médico com quem consiga se comunicar com facilidade e avaliando seus sentimentos e seus níveis de estresse em casa e no trabalho. Um bom médico estará preparado para explicar-lhe a doença, e para ouvir e acalmar seus medos sobre a possibilidade de seus sintomas indicarem doenças graves como colite ou câncer.

Como discutimos anteriormente, um diagnóstico preciso da síndrome do intestino irritável exige que outras doenças com sintomas similares sejam excluídas, por meio de diversos procedimentos, como exame físico, histórico médico, sintomas e, muitas vezes, exames médicos. Os últimos podem incluir raio X com bário, culturas de fezes, exames de sangue, e até mesmo sigmoideoscopia ou coloscopia (procedimentos que permitem que o médico veja o interior do sistema gastrointestinal, com a inserção de um tubo pela boca ou pelo reto). Seu médico pode utilizar todos, alguns ou nenhum desses procedimentos de exame, dependendo de sua situação específica. Depois de o diagnóstico ter sido estabelecido, em geral, não são necessários raios X ou endoscopias freqüentes. Todavia, exames físicos gerais, exames de sangue e para verificar a presença de sangue oculto (em pequena quantidade) nas fezes, talvez sejam necessários a intervalos regulares.

Por mais que você deseje uma cura rápida para a síndrome do intestino irritável, a cirurgia nunca é uma opção adequada para a dor da síndrome, que é benigna. Não existe nada que possa ser "cortado" ou "costurado" para consertar a síndrome do intestino irritável e aliviar os sintomas. Na verdade, a cirurgia pode piorar o problema por causa do tecido cicatricial. Devido ao complexo entrelaçamento de fatores psicossociais, a síndrome é mais bem controlada com tratamentos não médicos, como dieta, controle de estresse, e outras sugestões neste capítulo.

Diversos medicamentos também foram experimentados, com resultados contraditórios. A maioria dos pacientes com síndrome do intestino irritável não parece se beneficiar com drogas denominadas "antiespasmódicas" prescritas por médicos para tentar relaxar os músculos lisos do cólon, exageradamente ativos, embora possa valer a pena experimentar esse tipo de medicação para a dor persistente depois das refeições, caso seu médico o recomende.

Um estudo realizado em 1994 por Clouse e outros; que reviu o resultado do uso de antidepressivos por pacientes com a síndrome, indicou que doses baixas de antidepressivos pareciam melhorar os sintomas na maioria dos casos, especialmente aqueles cujo sintoma principal era a dor. O estudo também descobriu que em muitos casos, nos quais o primeiro antidepressivo era ineficaz ou tinha demasiados efeitos colaterais, uma tentativa posterior com um antidepressivo diferente pareceu ser benéfica. Embora os autores sugiram cautela na interpretação desses resultados, uma vez que o estudo foi baseado na revisão de registros e não um estudo clínico, houve suficiente evidência positiva para sugerir a realização de mais pesquisas sobre o efeito de antidepressivos contra síndrome do intestino irritável.

Outro estudo descobriu que os antidepressivos tricíclicos melhoravam o funcionamento motor do intestino delgado nas pessoas que apresentavam síndrome do intestino irritável com predominância de diarréia.

Medicamentos ansiolíticos, como os benzodiazepínicos Valium e Frontal, têm sido prescritos em alguns casos, mas ainda não demonstraram ter um efeito benéfico direto sobre os sintomas da síndrome. Os benzodiazepínicos podem também provocar dependência depois de serem usados por um longo período de tempo (ver Capítulo 12), além de provocar outros problemas, como perturbação do sono e depressão. Se forem receitados, você deve considerá-los apenas como um auxílio a ser considerado por um breve período, e deve iniciar a busca por outras maneiras, não farmacológicas, de controlar o estresse e a ansiedade (ver Capítulos 4 e 5).

Por fim, existem diversos medicamentos à venda sem receita médica que ajudam a aliviar os sintomas da síndrome do intestino irritável. Os produtos que contêm simeticona, indicados para gases e azia, recentemente foram sugeridos como úteis, sobretudo se tomados regularmente e seguindo orientação médica. Diversos estudos recentes também estão examinando os efeitos das drogas que podem reduzir a sensação de distensão intestinal, comum aos pacientes dessa síndrome, mas nenhuma delas mostrou-se consistentemente eficaz.

Tratamentos psicológicos

Diversos estudos sobre a síndrome do intestino irritável e estresse realizados por Whitehead e Schuster (1985) mostram claramente que o modo como uma pessoa reage ao estresse, o que aprendeu em sua família de origem, e a ausência ou não de um diagnóstico de distúrbio psicológico são todos fatores que podem influenciar o desenvolvimento da síndrome.

Uma vez que grande parte dos pacientes com a síndrome do intestino irritável reconhecem que o estresse muitas vezes aumenta antes, durante ou depois do surgimento de seus sintomas, as pessoas com a síndrome podem obter um benefício evidente ao aprenderem algumas estratégias de controle de estresse.

Vários estudos realizados na última década sugeriram que diversos tratamentos psicológicos, entre os quais estão o relaxamento muscular progressivo, a hipnose, o *biofeedback* e o treinamento de assertividade (ver Capítulos 4, 5 e 7), são superiores ao monitoramento dos sintomas ou ao tratamento médico rotineiro isolados. Indivíduos motivados podem aprender a relaxar fácil e profundamente, visualizando muito bem enquanto ouvem uma fita gravada. Entretanto, a melhor abordagem talvez seja trabalhar com um terapeuta comportamental qualificado (um psicólogo ou terapeuta com licença para exercício profissional, ou um terapeuta de *biofeedback* habilitado), em um centro de tratamento de dor crônica ou de estresse. Outra boa opção é aprender procedimentos de meditação para relaxamento e concentração. Recentemente Green e Blanchard (1994) descobriram que a terapia cognitiva individual, com duração de mais de oito semanas, conforme descrito no Capítulo 6, produziu uma melhora significativa (menos sintomas de síndrome do intestino irritável) em 80% dos pacientes, enquanto apenas 10% dos pacientes que só aprenderam a monitorar seus sintomas com o uso de um diário (sem nenhum tipo de terapia) apresentaram melhora. Eles também descobriram que a melhora permaneceu estável por um período de vários meses. A terapia cognitiva implica alteração do seu modo de pensar a respeito de seu estresse e sua doença, e é realizada com o auxílio de um psicoterapeuta que tenha licença de exercício profissional (como psicólogo, psiquiatra ou assistente social), treinamento e experiência com técnicas cognitivo-comportamentais.

Uma terapia geral breve (de sete a dez sessões) também pode ser útil. Aceitar e ajustar-se a qualquer condição crônica significa não só aprender o que fazer por si mesmo fisicamente, mas também como evitar "sobrecarregar" os parentes e amigos com queixas ou preocupações (ver Capítulo 7). Em um estudo recente, realizado na Suécia, metade de uma grande amostra de pessoas com a síndrome do intestino irritável fez terapia breve simultaneamente ao controle médico rotineiro. A outra metade recebeu apenas o controle médico de rotina. A terapia, ajustada às necessidades e forças pessoais de cada indivíduos, focou-se em encontrar novas soluções para velhos problemas, reconhecendo e modificando comportamentos desajustados, e em aprender estilos mais adaptados para lidar com o estresse e a tensão emocional. Três meses depois de iniciado o estudo, os dois grupos apresentavam melhora, mas o grupo que havia recebido terapia apresentava a maior melhora. Um ano depois, os pacientes que haviam passado por terapia relatavam uma melhora ainda maior com relação a perturbações físicas e emocionais, enquanto os pacientes não tratados, de acordo com o curso natural da síndrome do intestino irritável, haviam tido uma pequena piora. É possível aos pacientes com a síndrome fazer facilmente os ajustes emocionais que levam à redução da dor abdominal e de outros sintomas gastrointestinais, quando se envolvem ainda que brevemente, em psicoterapia voltada para solução de problemas. O estudo sugere que um tratamento holístico beneficia os pacientes com síndrome do intestino irritável que estejam motivados para explorar o papel do estresse psicológico em sua vida. Se estiver pensando sobre aconselhamento psicológico ou psicoterapia para controlar a síndrome do intestino irritável, você perceberá que, ao manter a mente aberta e participar ativamente com seu conselheiro, obterá grande progresso no controle da síndrome. É fácil manter-se preso aos antigos modos de encarar a doença. Queixas comuns são "Isso nunca vai mudar" , "Eu sou uma vítima", e assim por diante. Esse tipo de visão mental fechada só o impede de explorar opções e seu potencial para sentir-se melhor. Se você fizer uma tentativa honesta, o aconselhamento psicológico pode ajudá-lo a explorar maneiras de romper padrões antigos e ineficazes.

O que você pode fazer

A síndrome do intestino irritável pode revelar-se um quadro crônico e doloroso. Embora possa sentir-se grato pela síndrome ter uma natureza benigna, você ainda precisa confrontar o desafio da convivência com ela. Existem evidências crescentes de que ajustes pessoais a seu alcance podem influenciar para melhor o curso natural da doença.

Você precisa estabelecer um diálogo cooperativo com seu médico, de modo que se sinta livre para fazer perguntas e ouvir o que ele tem a dizer. Ele deve ter uma boa compreensão da doença e estar preparado para assumir uma perspectiva de tratamento a longo prazo, em vez de um tratamento paliativo, a curto prazo. Quanto mais positivo for o relacionamento entre vocês, melhor. Você também deve pensar, seguindo o conselho de seu médico, em consultar outro especialista, como um nutricionista ou um psicólogo.

Você deve examinar sua atitude diante do seu quadro. Precisa aceitar o fato de que a síndrome do intestino irritável é uma doença crônica com remissões e recaídas periódicas, mas que você pode ajustar os fatores que a influenciam.

Seu estilo de vida e seus relacionamentos pessoais também devem ser examinados para descobrir onde há tensão e estresse excessivos. Você pode aprender a controlar melhor o estresse e a tensão emocional mediante exercícios regulares de relaxamento e outros procedimentos de controle de estresse.

Finalmente, consultar um psicoterapeuta qualificado e investir em terapia breve ou aconselhamento psicológico pode levar a maior flexibilidade pessoal, habilidades de convivência mais fortes, e melhores habilidades de solução de problemas, o que, a longo prazo, pode ajudá-lo a sentir-se mais forte e mais "no controle" de sua vida e dos sintomas da síndrome do intestino irritável.

Leitura complementar

CUNNINGHAM, C. *The Irritable Bowel Syndrome (I.B.S.) and gastrointestinal solutions handbook*. Leucadia, CA: United Research Publishers, 1995.

DROSSMAN, D. A. "Irritable bowel syndrome". *Gastroenterologist*, 2(4), pp. 315-326, 1994.

GREENE, B. & BLANCHARD, E. B. "Cognitive therapy for Irritable Bowel Syndrome". *Journal of consulting and clinical psychology*, 62(3), pp. 576-582, 1994.

HOWARD, N. *The natural way with Irritable Bowel Syndrome*. Rockpot, Mass.: Element, 1995.

JARRET, M.; HEITKEMPER, M. M.; BOND, E. F. & GEORGES, J. "Comparison of diet composition in women with and without functional bowel disorder". *Gastroenterology Nursing*, 16(6), pp. 253-258, 1994.

NICOL, R. *Irritable Bowel Syndrome: a natural approach*. Berkeley, CA: Ulysses Press, 1995.

OWENS, D. M.; NELSON, D. K & TALLEY, N. J. "The Irritable Bowel Syndrome: long-term prognosis and the physician-patient interaction". *Annals of Internal Medicine*, 122(2), pp. 107-112, 1995.

SHIMBERG, E. *Relief from I.B.S.: Irritable Bowel Syndrome*. Nova Iorque: Dorset Press, 1993.

THE IRRITABLE BOWEL SYNDROME *& gastrointestinal solutions handbook*. United Research Publishers, 103 N. Highway 101, Dept. RS-41, Encinitas, CA 92024. Envie US$ 12,95 mais US$3,00 para postagem e manipulação.

THOMPSON, W.G. "Progress report: the irritable bowel". *Gut*, XXVI, pp. 305-320, 1984.

Informações sobre apoio e para pessoas com a síndrome do intestino irritável estão disponíveis no:

IBS Self Help Group
(Grupo de auto-ajuda da síndrome do intestino irritável)
3332 Yonge Street
P.O. Box 94074
Toronto, Ontário
Canadá M4N3R1

Informações *on-line* estão disponíveis em:

http://www.ibsgroup.org/
http://128.197.93.205.cduchome.html

20

Dor neuropática

Robert W. Allen, M.D.

Se você espetar o dedo com um alfinete ou pisar num prego, provavelmente vai sentir uma dor aguda e breve. Esse tipo de dor indica que as terminações nervosas na pele foram ativadas, mas não necessariamente danificadas. Porém, você pode sofrer um ferimento causado por trauma, cirurgia ou infecção que danifique o nervo, e faça com que você sinta uma dor persistente e crônica. Esse tipo de dor é chamado *dor neuropática*, ou seja, o próprio nervo danificado produz a dor. Também chamada *dor nevrálgica*, a dor neuropática pode ser pior que a dor do ferimento original. Ainda não entendemos por que e como ela ocorre em algumas pessoas e não em outras, e isto faz com que seja muito difícil tratar esse quadro.

Pesquisas recentes sugerem que a dor neuropática pode se desenvolver devido às alterações químicas que ocorrem na fibra nervosa no local do ferimento e na medula espinhal e também no cérebro. Por esse motivo, em geral, são usados medicamentos para alterar a atividade elétrica e química das fibras nervosas que transmitem dor, a fim de reduzir os níveis de dor.

Entre as dores neuropáticas mais comuns podem ser citadas a neuropatia periférica (provocada por diabetes, Aids, ou alcoolismo crônico), neuralgia pós-herpética, neuralgia do trigêmeo, síndrome da dor complexa regional (anteriormente conhecida como distrofia simpática reflexa), ferimentos na coluna e ferimentos traumáticos nos nervos. Este capítulo aborda alguns dos sintomas típicos e opções de tratamento para as síndromes mais comuns da dor neuropática. Descreveremos os tipos gerais de medicação usados no tratamento de cada uma dessas síndromes, mas você encontrará mais detalhes sobre medicamentos no Capítulo 12.

Síndrome comuns de dor neuropática

Neuropatia periférica

Neuropatia periférica é uma expressão usada para descrever um quadro doloroso que afeta principalmente os nervos dos pés e das mãos. Periférica significa "distante do centro" (como os membros estão distantes do centro do corpo) e neuropática significa "dano nos nervos". Se você tem esse problema, muitas vezes sente a dor como "entorpecimento ou formigamento", ou, às vezes, como "ardência". Você também pode sentir a dor como "penetrante" ou "aguda". A dor é especialmente incômoda à noite, quando você está tentando dormir. Embora os sintomas pareçam semelhantes na maioria das neuropatias periféricas, as causas podem ser diversas: desde doenças como diabetes, Aids, e alcoolismo crônico, até mais raramente, exposição a substâncias químicas tóxicas.

Muitos pacientes com diabetes, Aids e alcoolismo crônico acabam sofrendo com uma ardência dolorosa nos pés ou nas mãos. Os estudos demonstram que a alta taxa de açúcar no sangue da diabetes provoca dano aos pequenos nervos periféricos nas mãos e nos pés, causando, portanto, a dor da neuropatia diabética. A neuropatia da Aids pode se dar porque o vírus danifica diretamente os nervos. Outra teoria a respeito dessa neuropatia aponta que as doses de medicamentos que os pacientes HIV positivos tomam para combater o vírus são tão elevadas que os próprios medicamentos danificam os nervos. A neuropatia alcoólica pode ser causada por deficiências nutricionais.

Medicamentos como os antidepressivos tricíclicos e os anticonvulsivos são usados para reduzir a irritabilidade dos nervos e assim reduzir o nível de dor devido à neuropatia periférica. Alguns exemplos de medicamentos usados com freqüência para neuropatias periféricas incluem a amitriptilina (Amytril), nortriptilina (Pamelor) e a carbamazepina (Tegretol).

Outras intervenções que ajudaram pacientes incluem a estimulação nervosa elétrica transcutânea (ver Capítulo 2) e o *biofeedback* (ver Capítulo 5) para controle da dor e do estresse. Você também pode considerar o uso de uma combinação desses métodos.

Herpes ou neuralgia pós-herpética

Herpes é o nome comum para a dor presente quando você tem o vírus herpes zoster (provocado pela reativação do vírus que provoca a catapora). A infecção virótica entra nas fibras nervosas que transmitem a dor e as danifica, o que resulta na dor ardente e intensa do herpes. Em alguns pacientes, o dano pode ser tão grave que a dor continua mesmo depois da infecção virótica ter sido curada. Essa dor persistente é chamada neuralgia pós-herpética e pode ser tão intensa que é considerada a principal causa de suicídio em idosos. Por vezes, a área afetada mostra-se tão sensível que mesmo um leve toque na pele com as roupas ou os lençóis provoca uma intensa crise de dor. O estresse ou a perturbação emocional também aumenta o nível da dor.

O tratamento do herpes inclui a experimentação de diversos medicamentos (inclusive o remédio antiviral Aciclovir), e em alguns casos, bloqueio anestésico dos nervos. É absolutamente essencial iniciar o tratamento logo no início do sintomas para que seja possível o uso de bloqueadores nervosos. Quando a dor está presente por mais de dois meses, o sucesso dos bloqueios anestésicos diminui radicalmente. Esses bloqueios, em geral, são realizados por um anestesista com treinamento especial e incluem a administração de anestésicos, com uma agulha, ao redor dos nervos doloridos para obter alívio da dor.

Outros medicamentos usados no tratamento do herpes incluem antidepressivos como a amitriptilina (Amytril) e anticonvulsivos como a carbamazepina (Tegretol). Outras intervenções são a estimulação nervosa elétrica transcutânea, discutida no Capítulo 2. A "ablação" (corte ou destruição) cirúrgica dos nervos dolorosos não se mostrou muito eficaz, e em alguns casos resultou no aumento da dor. Devido ao risco potencial de aumento da dor, você deve discutir com seu médico todos os benefícios e riscos potenciais antes de decidir pela cirurgia como tratamento para essa dor. O papel do uso dos esteróides no controle do herpes agudo continua pouco claro, mas a maioria dos estudos sugere que os esteróides trazem poucos benefícios para a dor nevrálgica pós-herpética crônica.

As terapias não médicas que têm mostrado efeitos positivos na neuralgia pós-herpética incluem o relaxamento muscular progressivo e a prática de visualização, discutidos nos Capítulos 4 e 5. Alguns pacientes também relataram sucesso com acupuntura, mas não existem dados científicos suficientes para chegar a alguma conclusão sobre a eficácia dessa técnica no caso da neuralgia pós-herpética.

Neuralgia do trigêmeo

A *neuralgia do trigêmeo* (também conhecida como tic douloreux) é uma dor aguda e penetrante na lateral do rosto que começa sem aviso e é descrita por algumas pessoas como similar a um choque elétrico. Algumas pessoas com esse problema constatam a existência de alguns "gatilhos" que provocam a dor, como comer ou escovar os dentes, mas outros a consideram imprevisível. Os acessos de dor, em geral, são breves, mas podem ocorrer muitas vezes ao dia. Essa dor tem sido tratada com melhores resultados com o uso do anticonvulsivo carbamazepina (Tegretol). As doses normalmente começam com 100 mg a 200 mg por dia e podem ser aumentadas até 1500 mg por dia. Infelizmente, é possível que haja efeitos colaterais com o uso do Tegretol, que podem ser mais incômodos que a própria dor. Os efeitos colaterais mais comuns são tontura, sonolência e náusea. Em casos muito raros, a medicação pode também provocar anemia aplásica (uma queda na contagem do número de glóbulos vermelhos no sangue). Seu médico vai acompanhar esse efeito pela contagem de células sanguíneas a cada três ou seis meses, enquanto você estiver usando o medicamento. Vale a pena experimentar esse tratamento, pois o remédio tem bom índice de sucesso no caso de neuralgia do trigêmeo. Algumas vezes os efeitos colaterais podem ser evitados começando-se com doses muito pequenas, e sendo gradualmente aumentadas, até chegar a um nível efetivo. Com freqüência os pacientes demoram cerca de um mês para atingir a dose adequada.

Do mesmo modo que na neuralgia pós-herpética, alguns pacientes tiveram alívio da dor com o uso de acupuntura, terapia cognitivo-comportamental, relaxamento muscular progressivo, ou uma combinação desses métodos. Contudo, se os medicamentos e todas as outras técnicas não obtiverem sucesso em aliviar sua dor, um neurocirurgião pode considerar a cirurgia do gânglio gasseriano, o nervo que se acredita ser a causa da dor. Infelizmente, como acontece com todos os procedimentos cirúrgicos, existem riscos, como sensações desagradáveis ou entorpecimento no rosto.

Síndrome da dor complexa regional (anteriormente conhecida como distrofia simpática reflexa)

A *síndrome da dor complexa regional* apresenta muitos sintomas semelhantes aos outros tipos de dor neuropática e, em geral, aparece depois de um trauma. O trauma muito freqüentemente ocorre no braço ou na perna, e pode ser grave, como no caso de um ferimento por esmagamento, ou de pouca importância, como uma pequena contusão. A síndrome da dor complexa regional é provavelmente a menos entendida de todas as síndromes de dor crônica. Os sintomas incluem uma sensação de dor ardente, mudanças de temperatura na área afetada (às vezes calor, às vezes frio, ou uma alternância), alterações na pele (aparência lustrosa, perda de pêlos), inchaço e redução da flexibilidade das articulações.

Os especialistas acreditam que existem dois tipos diferentes de síndrome da dor complexa regional. Um tipo parece ser mantido pela atividade do sistema nervoso simpático, a parte do sistema nervoso que aumenta os batimentos cardíacos, eleva a pressão sanguínea, e constringe os capilares em resposta ao estresse. Outro tipo parece apresentar sintomas similares, mas não envolve o sistema nervoso simpático.

Alguns pesquisadores acreditam que a síndrome da dor complexa regional pode afetar tanto o sistema nervoso simpático quanto o parassimpático. Quando os nervos simpáticos estão envolvidos, a intervenção precoce com bloqueios anestésicos parece ser bastante eficaz. Esses bloqueios incluem a injeção de anestésicos, com o uso de uma agulha, ao redor dos nervos simpáticos para obter alívio da dor.

Se o bloqueio anestésico não proporcionar alívio ou não for adequado, então devem ser considerados os medicamentos orais listados nas seções anteriores para as dores neuropáticas, como os anticonvulsivos e os antidepressivos tricíclicos.

Entre a comunidade médica ainda existe muita controvérsia quanto ao diagnóstico da síndrome da dor complexa regional. Inicialmente ela foi chamada distrofia simpática reflexa porque os médicos achavam que os sintomas deviam-se ao excesso de atividade do sistema nervoso simpático. Bem no início da síndrome, este parece ser o caso, e os bloqueios anestésicos dos nervos simpáticos podem ser úteis para controlar a dor. Contudo, existem muitos pacientes que apresentam sintomas quase idênticos, sem que haja aparentemente nenhuma estimulação do sistema nervoso simpático. Os médicos, portanto, estão tentando evitar a expressão "distrofia simpática reflexa".

Um dos problemas no diagnóstico da síndrome da dor complexa regional é que os pacientes podem se queixar de sintomas similares aos de outros tipos de dores neuropáticas. Exemplos de sintomas comuns incluem dores descritas como "ardentes", "agudas", "elétricas" e "penetrantes". Tanto os pacientes da síndrome da dor complexa regional quanto os de outros tipos de dores neuropáticas podem sentir dor quando as roupas ou os lençóis tocam a pele. Geralmente, nos dois casos, o frio faz com que a dor piore. Algumas vezes é difícil para os médicos e especialistas em dor chegar a um diagnóstico conclusivo, uma vez que existem muitas similaridades. Alguns pacientes têm sido rotulados erroneamente como portadores da síndrome da dor regional reflexa e, portanto, têm sido tratados de modo inadequado e sem resultado. A pesquisa sobre a dor do sistema nervoso simpático continua, num esforço de distinguir entre os diversos tipos de dor neuropática e os subtipos da síndrome da dor complexa regional.

De qualquer modo, a fisioterapia é totalmente obrigatória nos casos de síndrome da dor complexa regional. Qualquer esforço para aumentar o uso do braço ou da perna será benéfico. Quanto menos você movimentar o membro afetado, maior a probabilidade de que ele se torne totalmente disfuncional. A fisioterapia para essa síndrome muitas vezes inclui exercícios suaves para aumentar a flexibilidade e também para prevenir articulações rígidas e osteoporose causada pela falta de movimento. Os terapeutas também podem recorrer a técnicas especiais para reduzir o inchaço associado com a síndrome da dor complexa regional, como massagem linfática retrógrada, bandagens elásticas do tipo Coban, e estimulação elétrica neuromuscular. Essa estimulação promove a ação natural de bombeamento muscular, o que, por sua vez, reduz a retenção de fluidos. Além disso, os fisioterapeutas e os terapeutas ocupacionais podem ajudar a diminuir a sensibilidade dos membros afetados por meio do toque, utilizando diversas técnicas, como esfregar com um "toque leve", banhos de água quente e fria, e vibração. Eles também podem ajudar a controlar a dor, auxiliando-o a aprender posições especiais, no uso de talas, ou no uso de um aparelho de estimulação nervosa elétrica transcutânea, como mencionado anteriormente neste capítulo.

Como no caso de outras dores neuropáticas já citadas, técnicas como o *biofeedback* e o relaxamento muscular progressivo podem ser benéficos e lhe proporcionar instrumentos para controlar mais efetivamente a dor provocada pela síndrome da dor complexa regional.

Controle bem-sucedido da dor neuropática

Você não conseguirá tratar inteiramente sua dor neuropática sem dar atenção a suas necessidades emocionais, como é o caso de quase todos os tipos de dor discutidos neste livro. É provável que o desgaste de ter de conviver e lidar diariamente com a dor faça com que você se sinta cansado e frustrado, até mesmo descobrir-se profundamente deprimido ou muito agitado devido às limitações com que convive por causa dela. O que torna especialmente difícil conviver com a dor neuropática, e em especial com a síndrome da dor complexa regional, é o fato de a maioria dos médicos ainda não entender essas doenças, e ainda, a possibilidade de você ter de viver sem um diagnóstico adequado por um longo período de tempo. Pode ler artigos alarmantes referentes ao prognóstico da síndrome, ou pode ter de lidar com dores em outras partes do corpo. Você pode até mesmo descobrir uma relação direta entre o estresse psicológico (sob a forma de raiva, medo ou frustração) e o aumento de sua dor.

Devido a essas e outras características da dor, é crucial você considerar a possibilidade de incluir um psicoterapeuta em seu plano de tratamento. Como mencionado anteriormente, as técnicas de *biofeedback* e os exercícios de relaxamento muscular progressivo são tradicionalmente realizados por especialistas de saúde mental e podem ser especialmente úteis no controle tanto das crises agudas de dor quanto do nível geral de estresse. A psicoterapia individual pode mostrar-se eficaz para reduzir os sentimentos de depressão e desesperança, e também pode auxiliá-lo a lidar com a raiva e o estresse. A auto-hipnose (ver Capítulo 5), no contexto de uma sessão de psicoterapia individual, também pode ser útil. A terapia de apoio em grupo também pode se revelar proveitosa ao lhe proporcionar um ambiente seguro para expressar seus sentimentos diante de outras pessoas que também sentem dor, portanto, poderão entendê-lo e apoiá-lo. Algumas vezes, grupos de auto-ajuda são combinados com informação para proporcionar-lhe mais instrumentos para conviver com a dor.

Por fim, a terapia ou o aconselhamento familiar podem ser muito eficazes para reduzir o estresse em casa e ajudar maridos, esposas e filhos a compreender melhor como podem auxiliá-lo a controlar sua dor. Muitas vezes, os familiares "ficam como espectadores" quando você sente dor, pois se sentem impotentes e incapazes de fazer qualquer coisa a respeito de sua dor e ao mesmo tempo desconfortáveis para seguir adiante com suas próprias vidas. Embora não possam eliminar sua dor, os membros da família podem ajudá-lo a manter-se motivado e permanecer com sua rotina de atividades diárias. Ou podem aprender como responder a suas necessidades emocionais. Quando você sente dor e está focado em seu tratamento, os membros da família talvez achem que você não se preocupa com ou que os está evitando ou ignorando. A terapia familiar pode ajudá-lo a abrir-se mais diretamente com sua família, de modo que todos possam se apoiar mutuamente.

Você estará no caminho certo para aliviar sua dor ao obter um diagnóstico e tratamento adequados. Esses tratamentos não-médicos podem ajudá-lo ainda mais em seu caminho.

Leitura complementar

GORDON, N. F. *Diabetes: your complete exercise guide.* Leeds: Human Kinectics. 1993.

JANIG, W. F. & STANTON-HICKS, M. (eds.). *Reflex Sympathetic Dystrophy: a reappraisal.* Seattle: IASP (International Association for the Study of Pain) Press, 1995.

JEFFCOATE, W. & MACFARLANE, R. *The diabetic foot: an illustrated guide to management.* Nova Iorque: Chapman & Hall Medical, 1995.

LEE, J. J. & GAUCI, C. A. "Post-herpetic neuralgia: current concepts and management". *British Journal of Hospital Medicine,* 52 (11); pp. 565-570, 1994-95.

LEFKOWITZ, M. & MARINI, R. A. "Management of postherpetic neuralgia". *Annals of the Academy of Medicine,* 23 (6 suppl.), pp. 139-144, 1994.

ROVIT, R. L.; MURALI, R. & JANNETTA, P. J. (eds.). *Trigeminal neuralgia.* Baltimore: Williams & Wilkins, 1990.

WILLIAMS, R. *RSD: Reflex Sympathetic Dystrophy.* Bethesda, MD: American Occupational Therapy Association, Inc., 1995.

ZAKRZEWSKA, J. M. *Trigeminal neuralgia.* Londres, Saunders, 1995.

Informações referentes ao apoio e à educação estão disponíveis em:

Reflex Sympathetic Dystrophy Syndrome Association of America
(Associação Americana da Síndrome da Distrofia Simpática Reflexa)
116 Haddon Avenue
Suite D
Haddonfield, NJ 08033
(609) 795-8845

Trigeminal Neuralgia Association
(Associação de neuralgia do Trigêmeo)
Claire W. Patterson, presidente
P.O Box 340
Barnegat Light, NJ 08006
(609) 361-1014

Informações *on-line* a respeito da neuralgia do trigêmeo estão disponíveis em:

http://neurosurgery.mgh.harvard.edu/tna/
http://www.lib.umich.edu/chdocs/support/chronic.html#trigem

21

Recaída e recuperação

Não é incomum que episódios de dor crônica ocorram de tempos em tempos, o que o faz tentado pensar que está de volta à estaca zero. John iniciou o tratamento em uma clínica de dor e esperava que depois de determinado período sua dor desaparecesse por completo. Ele conseguiu uma melhora expressiva em sua dor enquanto participava do programa, até que, depois de aproximadamente oito semanas, um espasmo muscular o deixou incapacitado por vários dias. Ele se sentiu desanimado com a idéia de que todas as habilidades que havia aprendido eram inúteis. Teve certeza de que a dor iria retornar com plena força, e que nunca mais conseguiria controlá-la.

Agora você já está familiarizado com o que foi apresentado no presente livro e, provavelmente, já identificou os equívocos no pensamento de John que podem levá-lo a direções pouco produtivas. Em primeiro lugar, ele tinha uma expectativa irreal no início do programa e achava que sua dor *nunca* iria reaparecer. Ao primeiro sinal de dor, ele "previu uma catástrofe" e imaginou que seu contratempo era um desastre, convencido de que tudo que aprendera fora inútil. Ele também deixou que seu nível de ansiedade aumentasse, o que provocou um aumento na tensão física. Isso piorou seu espasmo doloroso tornando mais difícil praticar suas habilidades.

Mas, apesar de todas as dúvidas, John perseverou. Ele aprendeu a controlar seu pensamento catastrófico de modo que estivesse preparado para o próximo episódio de dor. Cada vez que os pensamentos negativos reapareceriam, ele lembrava a si mesmo que "controlava a dor, mas que ela não o controlava". Aprendeu a seguir religiosamente as ordens médicas sobre o uso adequado da medicação e dos exercícios. É necessária muita tenacidade para permanecer firme diante de crises intermitentes e do desânimo. Mas ele passou a confiar mais em sua capacidade para usar as habilidades de relaxamento e decidiu utilizá-las imediatamente, ao primeiro sinal de dor.

O fator mais importante na nova recuperação de John foi conhecer um novo modo de pensar acerca das recaídas de dor, criado pelo dr. Ian Wickramesacra, um psicólogo comportamental da Eastern Virginia Medical School em Norfolk, Virgínia. O dr. Wickramesacra explica que sempre que você obtém uma importante mudança de comportamento é inevitável que existam alguns contratempos. Mas se realmente quer conviver melhor com seu quadro, não deve permitir que esses contratempos dirijam o restante de sua vida. Encare-os na perspectiva correta. Aceite o fato de que haverá momentos em que não conseguirá conviver tão bem como gostaria, e pode precisar voltar atrás e recomeçar. O dr. Wickramesacra criou o gráfico, apresentado na próxima página, para ilustrar esse ponto.

Enquanto prossegue no caminho para conviver com seu quadro, você sabe que haverá altos e baixos. Os pontos assinalados com "OOs" no gráfico representam os momentos de alta, em que você se sente cheio de energia, bem-estar e no controle. Mas, algumas vezes, a dor fará com que você escorregue para os "XXs" no gráfico. Esses são os momentos em que as coisas não estão indo tão bem, quando você tem uma recaída de dor e sente-se deprimido e frustrado.

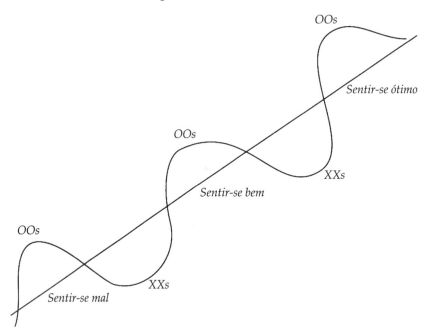

A estratégia é ter um plano que o ajude a passar por esses períodos de baixa. Pode voltar ao plano de ação que estabeleceu no início deste livro e revisá-lo. Você se desviou de algum de seus objetivos e atividades? Existe algum objetivo ultrapassado que você possa substituir por outro mais adequado para o momento presente? Ou talvez você simplesmente precise do impulso proporcionado pelo apoio de seus amigos ou conselheiros. Marque uma consulta com seu médico ou profissional de saúde, se considerar que ele o apoiará. Se já experimentou *biofeedback*, hipnose ou outro tipo de programa de controle de dor, esse é um bom momento para marcar uma sessão que o ajudará a recomeçar.

Lembre-se de que tudo o que aprender e executar vai acrescentar outras habilidades de convivência a seu repertório, e o levará um passo adiante no caminho da recuperação. Fique ciente de que tem energia suficiente para passar por qualquer período difícil e que, no final, você vai melhorar novamente. Acredite nisso! Melhorar significa manter-se firme no compromisso de curar-se. Os médicos e profissionais de saúde são apenas recursos para auxiliá-lo. Você é o verdadeiro curador, aquele que domina os recursos de ajuda, aprende as habilidades essenciais e continua trabalhando mesmo nos dias mais sombrios e cheios de dor, até recuperar novamente o controle de seu corpo e de sua vida.

Apêndice

Richard Gevirtz, Ph.D.

Como gravar uma fita de relaxamento personalizada

Existem muitas fitas pré-gravadas de boa qualidade disponíveis para auxiliá-lo no treino de relaxamento. Quase todas baseiam-se nos princípios desenvolvidos por Edmund Jacobson em 1938. Há vários anos pretendia entregar uma dessas fitas prontas para uma cliente quando percebi que meu suprimento havia acabado. Pressionado pela urgência, gravei uma versão do procedimento numa fita virgem e a entreguei à cliente. Na sessão seguinte, dei-lhe uma fita pré-gravada. Ela a experimentou, mas a devolveu, dizendo que gostava mais de sua fita "personalizada". Eu ficara preocupado com a fita que havia gravado porque minha voz não soava muito "profissional" e não seguira um roteiro. No fim das contas, essas "falhas" haviam se transformado em algumas vantagens.

Desde essa descoberta acidental, tenho produzido fitas personalizadas para meus clientes, observando os sinais psicofisiológicos de ativação (temperatura da pele, resposta eletrodérmica, tensão muscular, batimentos cardíacos e pulso). Descobri que quase todos os clientes podem obter um nível de "ativação baixa cultivada" com a ajuda de uma breve fita personalizada (com duração de 12 a 18 minutos). As pessoas também parecem praticar mais com fitas personalizadas e se tornam mais criativas quanto às maneiras de utilizá-las. Essas fitas podem ser adaptadas a circunstâncias especiais e parecem propiciar mais generalização do que as pré-gravadas. Cada fita reflete a fisiologia e a imaginação do cliente específico. Muitas aplicações são possíveis graças à ampla disponibilidade de gravadores portáteis. Tenho usado fitas para:

- treino geral de relaxamento;
- preparação e relaxamento antes de uma cirurgia;
- lidar com ataques de pânico ao dirigir um carro;
- lidar com agorafobia;
- dessensibilização de fobias diante de tratamento dentário;
- prevenção do "bruxismo" noturno;
- ansiedade diante de exames;
- obtenção de desempenho ótimo em esportes ou em outros ambientes em que se exige desempenho;
- aquecimento das mãos em casos da síndrome de Raynaud (mãos frias);
- relaxamento muscular em caso de tensionamento muscular crônico;
- posturas faciais em caso de dores de cabeça provocadas por contração muscular;

- foco de relaxamento em casos de vários outros distúrbios;
- controle de estresse em geral;

Como visto, essa técnica revela-se um instrumento versátil que pode ser usado isoladamente ou em conjunto com *biofeedback* e controle clínico do *estresse*.

Avaliação de dificuldades

Um número pequeno de pessoas experimentam problemas no treino de relaxamento com o auxílio de fitas gravadas, mas, às vezes, podem surgir algumas dificuldades.

1. *Reação parassimpática.* Em raras ocasiões, clientes que estão utilizando um procedimento de relaxamento podem relatar náusea, tontura e mal-estar geral no término de uma sessão de relaxamento. Essa resposta tem sido documentada na literatura como reação parassimpática, uma reação exagerada por parte do sistema nervoso autônomo que normalmente controla a digestão e a conservação do corpo. A reação tem maior probabilidade de acontecer se o treino não incluir nenhum tensionamento muscular ativo. Uma solução simples é incluir tensionamento e relaxamento muscular no exercício.

2. *Pensamentos perturbadores.* Algumas pessoas experimentam um incontrolável fluxo de pensamentos assim que iniciam a sessão de relaxamento. É importante não fazer com que essas pessoas se sintam "fracassadas" por causa disso. Ao contrário, instrua-as a "dar um passo atrás" e observar os pensamentos que estão acontecendo. Eu gosto de usar a frase: "Aquilo a que você resiste vai persistir" para transmitir a essência da "vontade passiva", ou o aprendizado de "soltar-se" conscientemente.

Mas observe que uma pessoa com um grave distúrbio de pensamento pode experimentar algo muito perturbador e necessitar de cuidados especiais. Devem ser tomadas algumas precauções com clientes diagnosticados como esquizofrênicos ou que tenham distúrbio bipolar. (Todavia, tenho visto indivíduos gravemente perturbados que, em geral, parecem se beneficiar bastante com esse tipo de treinamento.)

3. *Medo do fracasso.* Alguns clientes verão seu treinamento como um palco de sucesso ou fracasso, e o relaxamento não vai funcionar se for considerado uma atividade competitiva. Deve-se tomar muito cuidado para ajudar esses clientes a aceitar a natureza essencialmente passiva da resposta de relaxamento. O *biofeedback* é mais útil com pessoas competitivas e orientadas para o objetivo, pois elas só poderão fazer com que os números diminuam se aprenderem a "soltar-se".

4. *Risadinhas ou constrangimento.* Algumas pessoas não conseguem parar de dar risadinhas enquanto ouvem as instruções de relaxamento. Todavia, depois que a fita está pronta, elas geralmente se aquietam por si mesmas. Se o cliente estiver constrangido porque você o está observando, faça com que ele pratique com a fita quando estiver sozinho.

5. *Problemas com diabéticos.* Existem alguns raros relatos de diabéticos que tiveram problemas com sua dose habitual de insulina porque a abaixaram ao utilizar as técnicas de relaxamento. Assegure-se de que seus clientes diabéticos estejam monitorando cuidadosamente seu nível de insulina depois de iniciar um treino desse tipo.

6. *Sonolência extrema.* Algumas pessoas ficam profundamente relaxadas e precisam de um período de transição para voltar ao funcionamento normal. Você pode incluir um período assim em sua fita.

7. *Dormir.* Algumas pessoas adormecem enquanto ouvem a fita. Se elas entrarem em sono profundo, talvez não experimentem os plenos benefícios do treinamento. Uma solução é elaborar a fita alternando períodos de instruções mais leves e mais ativas com períodos mais profundamente relaxantes. Geralmente é possível chegar a um resultado que impeça a pessoa de entrar em sono profundo.

Gravando uma fita

Peça à pessoa para quem você está gravando a fita que relaxe numa poltrona reclinável. Enquanto narra a fita, observe os padrões respiratórios e a aparência geral da pessoa. Esteja atento a qualquer distração ambiental ou posição desconfortável. Observe os padrões musculares do rosto. Se possível, monitore parâmetros fisiológicos. Isso pode ser realizado usando-se uma medida tão simples quanto um pequeno termômetro preso a um dedo ou tão complexa quanto um equipamento de *biofeedback*. Fique atento à respiração. A taxa respiratória varia, mas deve ficar bem mais lenta (menos que 12 respirações por minuto).

Se você sofre de dor crônica e está gravando a fita para uso próprio, provavelmente terá dificuldade em monitorar suas reações físicas e falar ao mesmo tempo. Mas pode checar sua temperatura, observar sua respiração e observar o relaxamento geral enquanto ouve a fita pela primeira vez. Mais tarde pode modificar a fita para enfatizar aquilo que pareça deixá-lo mais relaxado, estendendo ou resumindo alguma parte, repetindo ou cortando frases, dependendo de sua reação.

O roteiro a seguir pode ser usado por profissionais, bem como ser adaptado para o uso das pessoas que estiverem gravando a fita para si mesmas. Fale lentamente. Deixe que sua voz assuma uma cadência baixa e relaxante.

Exemplo de roteiro

1. *Respiração*. Inicie o relaxamento, focalizando seus padrões de respiração. Você deve procurar uma respiração diafragmática ou "abdominal" em vez de torácica ou "de peito". Inspire profundamente, levando o ar até o abdome, de modo que sua barriga se expanda quando você inspirar e se contraia quando você expirar. (Demonstre isso.) Respire profundamente e ao mesmo tempo mantenha seu peito bastante quieto. Imagine que você está inspirando um ar de montanha, belo, limpo e puro, e está expirando todas as partículas de tensão que existem em seu corpo. A cada respiração, você purifica e relaxa todo seu corpo e sua mente. (Respire profundamente enquanto dá instruções a seu cliente.) Agora deixe que sua respiração fique mais lenta e se torne automática, mas ainda trabalhe para liberar toda a tensão do corpo. (Observe os padrões respiratórios e espere até perceber um padrão estável.)

2. *Frase autógena*. À medida que você se acomoda num estado seguro e relaxado, repita consigo mesmo essa frase por várias vezes. Você não precisa acreditar de fato nela, nem trabalhar com ela, simplesmente deixe que as palavras repitam-se silenciosamente em sua mente: "Meus braços e pernas estão pesados e quentes, meu corpo inteiro está calmo, quieto e relaxado". (Repita quatro ou cinco vezes. Outras frases podem ser incorporadas em cada caso individual, como "Os músculos de minha mandíbula estão soltos e relaxados" e assim por diante.)

3. *Relaxamento muscular progressivo*. Agora eu quero que você se concentre em sua tensão muscular. Para começar, tensione a panturrilha e o pé esquerdos, bem forte, por cinco segundos (assegure-se de fazer essa contagem com o cliente). Agora relaxe. Solte a tensão. Observe atentamente o contraste entre um músculo tenso e um relaxado. Observe um tipo de calor agradável que surge quando o músculo se relaxa. Agora deixe que esse músculo relaxe ainda mais. Observe que você pode soltar ainda mais. Deixe que a cadeira segure completamente sua perna. Agora faça o mesmo com a outra perna. Tensione a panturrilha e o pé durante cinco segundos. Agora você pode passar para o quadríceps, o músculo da coxa. Primeiro, a perna esquerda; tensione (cinco segundos); relaxe. Observe o intenso fluxo de tensão nesse grande músculo. Há uma sensação quente e confortante conforme o músculo se solta e relaxa. Os braços e as pernas estão pesados e quentes, todo o corpo está calmo, quieto e relaxado. (Faça o mesmo com a coxa direita.)

Agora concentre-se na parte inferior das costas. Imagine que está abrindo os músculos da parte inferior das costas e da pélvis, afundando na cadeira. Concentre-se em soltar todos os músculos da parte inferior das costas, da pélvis e do abdome. Sinta-se afundando, escorregando, afundando na cadeira, conforme deixa que a parte inferior de seu corpo se relaxe completamente. Observe como está a tensão nas pernas e costas, e relaxe ainda mais.

Comece a sentir que a sensação de relaxamento nas pernas e costas se expande, lentamente, para a parte superior das costas e do peito. Primeiro, concentre-se nas omoplatas. Imagine a distância entre elas. Agora lentamente sinta que essa distância aumenta e se expande. Lentamente sinta os ombros se afastando, expandindo-se para baixo e para trás, para baixo e para trás. Inspire profundamente e ao expirar solte a tensão dos ombros. A cada respiração, sinta a calma nos músculos do ombro, pescoço e peito. Solte qualquer tensão que ainda exista e deixe os ombros irem para trás e para baixo, para trás e para baixo. Os braços e as pernas estão pesados e quentes, todo seu corpo está calmo, quieto e relaxado.

Deixe que sua mandíbula fique relaxada. Imagine que você está quase sorrindo. Deixe seu rosto suave e relaxado. Imagine que todos os músculos do rosto se suavizam e relaxam, deixe a mandíbula solta e relaxada. Agora deixe todos os músculos dos ombros, do pescoço e das costas ainda mais relaxados. Respire o ar belo, puro e relaxante, e solte toda a tensão de seu corpo. Enquanto respira lenta e profundamente, solte qualquer tensão que ainda exista em algum músculo do corpo. Deixe-se deslizar para um estado calmo, quieto e relaxado.

Gravando uma cena de visualização

Antes de iniciar o exercício, você deve entrevistar o cliente para determinar a melhor cena para essa pessoa. Muitas pessoas acham que a cena de praia a seguir é relaxante, mas há muitas diferenças individuais. Por exemplo, uma pessoa de pele delicada pode imaginar que se "queima" facilmente por causa do sol forte da praia. Seja sensível às características únicas de seu cliente. Qualquer que seja a cena que você use, tente incluir todos os sentidos, inclusive a sensação proprioceptiva do músculo e da posição da articulação. Tente envolver a pessoa na cena, de duas maneiras: a) do ponto de vista do cliente ("Olhe a seu redor e veja a areia branca..."); ou b) a partir da perspectiva de uma terceira pessoa ("Veja-se deitado na areia sem ninguém por perto..."). Use a entrevista pré-treinamento para determinar antecipadamente qual a abordagem a ser usada.

Se você estiver gravando a fita para uso próprio, para relaxamento e alívio da dor, escolha uma cena real ou imaginária, com a qual você se sinta profundamente relaxado. Descreva a cena na fita usando uma abordagem semelhante à da cena de praia a seguir.

Cena de visualização. Imagine-se numa praia deserta do Caribe. É uma praia em meia-lua com um recife, e a água é calma e clara. Não há ninguém por perto, a praia é toda sua. A areia é branca, muito limpa e pura. A água é morna e tem uma linda cor azulada. O vento é fresco e suave, e o refresca dos raios quentes do Sol. Você não precisa ir a lugar nenhum, nem fazer nada. Você pode ver a si mesmo descansando e desfrutando da paz e da calma, ouvindo o som do vento nas árvores, o quebrar suave das ondas na praia, o ar levemente salgado do mar, o calor e a tranqüilidade. Veja-se totalmente relaxado, tranqüilo, em paz, sem ter de ir a lugar algum, sem nada para fazer, todo seu corpo calmo, quieto e relaxado. Enquanto você se recosta e desfruta da serenidade, veja-se totalmente em paz, totalmente seguro, totalmente relaxado. (Continue a cena pelo tempo que desejar.)

Agora deixe que sua mente volte para o presente. Ao sair desse estado profundamente relaxado, sinta-se ficando alerta e renovado. Seu corpo permanece completamente relaxado, mas a cada respiração, sua mente fica mais alerta. Vou contar cinco respirações. Na quinta respiração, seus olhos vão se abrir e você se sentirá muito renovado e relaxado, alerta, mas calmo. Uma, duas, três, quatro, cinco.

Finalização

Assegure-se de que o cliente está suficientemente alerta para dirigir. Pergunte sobre o calor nas mãos e o relaxamento muscular. Descubra se algo na fita o perturbou ou desconcentrou. Se houver qualquer problema, corrija-o e grave outra fita. Lembre-se de que ela dura apenas de 12 a 18 minutos. Se tudo estiver bem, comece a elaborar uma estratégia em relação a quando, onde e como a fita será usada pelo cliente. A dificuldade de estabelecer uma prática regular é o maior problema para muitos clientes. Trabalhe com o cliente como um colega, não como pai, e ajude-o a encontrar um programa viável.

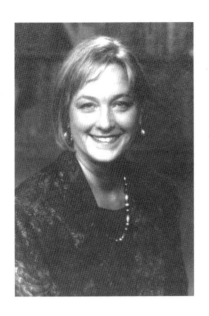

Ellen Mohr Catalano, M.A.

Escritora e consultora administrativa, tem mestrado em Desenvolvimento de Recursos Humanos, Ciências Comportamentais Aplicadas. Como membro adjunto do corpo docente do Federal Executive Institute em Charlottsville, Virgínia, trabalha como facilitadora na formação de equipes, desenvolvimento de lideranças e recursos de comunicação. Vive atualmente em Charlottsville com seu marido Glenn e sua filha, Rubina, dividindo seu tempo entre consultoria e escrever livros.

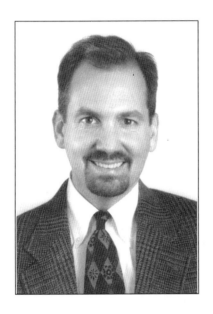

Kimeron N. Hardin, Ph.D.

É psicólogo clínico e professor especializado em dores crônicas. Atualmente, é diretor de psicologia na Universidade da Califórnia, em São Francisco, no Centro Médico Monte Sião. É também professor clínico assistente de anestesiologia na mesma universidade e membro adjunto da Pacific Graduate School of Psychology. O dr. Hardin completou seu treinamento em psicologia médica no Centro Médico da Duke University, e serviu como instrutor clínico na Bowman Gray School of Medicine Pain Control Center. Foi também diretor do Programa de Reabilitação Funcional para Dor Crônica no South Louisiana Rehabilitation Hospital, em Baton Rouge.

Colaboradores

CATHERINE GEISER, R.D., é nutricionista clínica na Universidade da Califórnia em São Francisco – Centro Médico Monte Sião, e graduou-se em cinesiologia pela UCLA.

CHRISTINE ZAMPACH, M.Ed., P.T., é a chefe da equipe dos Serviços de Reabilitação na Universidade da Califórnia em São Francisco – Centro Médico Monte Sião; é também especialista clínica em dor crônica e em fisioterapia.

DOROTHY WADDELL, M.D., é professora clínica associada na Universidade da Califórnia em São Francisco, no Departamento de Medicina, e atende em consultório particular. Ela foi anteriormente chefe da Clínica Musculoesquelética no Hospital Geral de São Francisco.

DOUGLAS DEGOOD, Ph.D., é diretor de psicologia, no Centro de Controle da Dor, do Departamento de Anestesiologia, na Universidade do Centro Médico da Virgínia.

RICHARD GEVIRTZ, Ph.D., é professor na Escola Profissional de Psicologia da Califórnia, em São Diego, e atende em consultório particular no Instituto de *Biofeedback* de São Diego.

ROBERT W. ALLEN, M.D., é diretor médico do Centro de Controle da Dor na Universidade da Califórnia, em São Francisco – Centro Médico Monte Sião. Ele é professor assistente em anestesiologia, e possui habilitação em exercício profissional em anestesia e em controle da dor.

STEPHEN T. WEGENER, Ph.D., é professor associado e também chefe de Psicologia na Departamento de Medicina Física e Reabilitação na Escola de Medicina da Universidade John Hopkins.

WILLIAM STEWART, Ph.D., trabalha nos Serviços de Medicina Comportamental no Centro Médico Dean, em Madison, Wisconsin.

Leia também

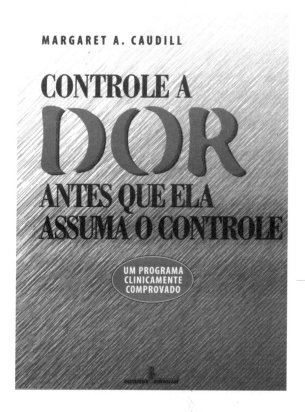

CONTROLE A DOR ANTES QUE ELA ASSUMA O CONTROLE
Margaret A. Caudill

A dra. Margaret Caudill, médica especialista em tratamento da dor, elaborou um programa clinicamente comprovado cuja meta é: controlar a dor antes que ela assuma o controle. O método foi desenvolvido cuidadosamente a partir de muitos anos de trabalho com pacientes sofrendo dos mais diversos tipos de dor. Associando abordagens que relacionam mente e corpo com medicamentos, exercícios trapêuticos e dieta, a dra. Caudill aponta formas de reduzir o desconforto e a ansiedade gerados pelas dores crônicas. Ela sugere como:

- compreender o processo da dor;
- reconhecer os fatores que aumentam ou diminuem a dor;
- reduzir as tensões;
- conhecer medicamentos e seus efeitos;
- utilizar exercícios e técnicas de relaxamento;
- comunicar-se efetivamente acerca da dor;
- estabelecer metas realistas.

Este livro é uma versão do método para uso próprio, sem a pretensão de substituir os cuidados médicos. Com empatia, compreensão e bom humor, Margaret Caudill ajuda a reduzir o número de consultas médicas infrutíferas, bem como as intermináveis horas de aflição e sofrimento.

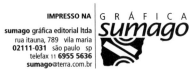

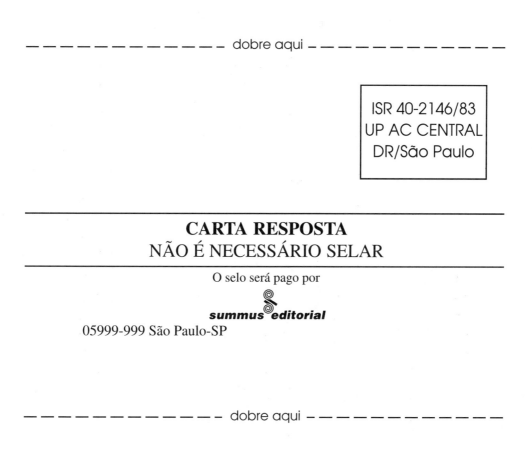

DORES CRÔNICAS

summus editorial

CADASTRO PARA MALA-DIRETA

**Recorte ou reproduza esta ficha de cadastro, envie completamente preenchida por correio ou fax,
e receba informações atualizadas sobre nossos livros**

Nome:_____ Empresa:_____

Endereço: ☐ Res. ☐ Coml. _____ Bairro:_____

CEP: _____-_____ Cidade: _____ Estado: _____ Tel.: ( ) _____

Fax: ( ) _____ E-mail: _____ Data de nascimento: _____

Profissão:_____ Professor? ☐ Sim ☐ Não Disciplina: _____

1. Você compra livros:

☐ Livrarias   ☐ Feiras

☐ Telefone   ☐ Correios

☐ Internet   ☐ Outros. Especificar:_____

2. Onde você comprou este livro?

_____

3. Você busca informações para adquirir livros:

☐ Jornais   ☐ Amigos

☐ Revistas   ☐ Internet

☐ Professores   ☐ Outros. Especificar:_____

4. Áreas de interesse:

☐ Educação   ☐ Administração, RH

☐ Psicologia   ☐ Comunicação

☐ Corpo, Movimento, Saúde   ☐ Literatura, Poesia, Ensaios

☐ Comportamento   ☐ Viagens, Hobby, Lazer

☐ PNL (Programação Neurolingüística)

5. Nestas áreas, alguma sugestão para novos títulos?

_____

6. Gostaria de receber o catálogo da editora? ☐ Sim ☐ Não

7. Gostaria de receber o Informativo Summus? ☐ Sim ☐ Não

Indique um amigo que gostaria de receber a nossa mala-direta

Nome:_____ Empresa:_____

Endereço: ☐ Res. ☐ Coml. _____ Bairro:_____

CEP: _____-_____ Cidade: _____ Estado: _____ Tel.: ( ) _____

Fax: ( ) _____ E-mail: _____ Data de nascimento: _____

Profissão:_____ Professor? ☐ Sim ☐ Não Disciplina: _____

summus editorial

Rua Itapicuru, 613 – 7º andar   05006-000 São Paulo - SP Brasil Tel.: (11) 3872 3322 Fax: (11) 3872 7476
Internet: http://www.summus.com.br   e-mail: summus@summus.com.br